U0189164

OPERATIVE TECHNIQUES IN GYNECOLOGIC SURGERY

Gynecology

妇科手术技巧

妇科学

原 著 [美] Jonathan S. Berek

[美] Tommaso Falcone

[美] M. Jean Uy-Kroh

[美] Linda D. Bradley

主译 乔 杰 梁华茂

中国科学技术出版社

·北 京·

图书在版编目（CIP）数据

妇科手术技巧：妇科学 /（美）乔纳森·S.贝雷克 (Jonathan S. Berek) 等原著；乔杰，梁华茂主译 . —北京：中国科学技术出版社，2020.6

ISBN 978-7-5046-8651-0

Ⅰ . ①妇… Ⅱ . ①乔… ②乔… ③梁… Ⅲ . ①妇科外科手术 Ⅳ . ① R713

中国版本图书馆 CIP 数据核字 (2020) 第 075929 号

著作权合同登记号：01-2020-1016

策划编辑	焦健姿　丁亚红　王久红
责任编辑	丁亚红
装帧设计	佳木水轩
责任印制	李晓霖

出　　版	中国科学技术出版社
发　　行	中国科学技术出版社有限公司发行部
地　　址	北京市海淀区中关村南大街 16 号
邮　　编	100081
发行电话	010-62173865
传　　真	010-62179148
网　　址	http://www.cspbooks.com.cn

开　　本	889mm×1194mm　1/16
字　　数	564 千字
印　　张	23.5
版　　次	2020 年 6 月第 1 版
印　　次	2020 年 6 月第 1 次印刷
印　　刷	天津翔远印刷有限公司
书　　号	ISBN 978-7-5046-8651-0 / R·2537
定　　价	288.00 元

（凡购买本社图书，如有缺页、倒页、脱页者，本社发行部负责调换）

This is translation of *Operative Techniques in Gynecologic Surgery: Gynecology.*

ISBN: 9781496342881

Wolters Kluwer Health did not participate in the translation of this title and therefore it does not take any responsibility for the inaccuracy or errors of this translation.

免责声明：这本书提供药物的准确标识、不良反应和剂量表，但是它们有可能改变。请读者务必查看所提及药物生产商提供的包装信息数据。此书的作者、编辑、出版商、分销商对于应用该著作中的信息而导致错误、疏漏或所产生后果不承担任何责任，并不对此出版物内容做出任何明示或暗指的担保。此书的作者、编辑、出版商、分销商对出版物所引起的人员伤害或财产毁坏不承担任何责任。

Accurate indications, adverse reactions, and dosage schedules for drugs are provided in this book, but it is possible that they may change. The reader is urged to review the package information data of the manufacturers of the medications mentioned. The authors, editors, publishers, or distributors are not responsible for errors or omissions or for any consequences from application of the information in this work, and make no warranty, expressed or implied, with respect to the contents of the publication. The authors, editors, publishers, and distributors do not assume any liability for any injury and / or damage to persons or property arising from this publication.

Published by arrangement with Wolters Kluwer Health Inc., USA.

本翻译版受世界版权公约保护。

Copyright © 2017 Wolters Kluwer

All rights reserved.

译校者名单

主　译　乔　杰　梁华茂

副主译　贺豪杰　李　华　姚　颖

译校者（以姓氏笔画为序）

王　莎　牛子儒　卢　珊

刘东明　刘忠宇　李泽丽

李璐瑶　杨诗源　张　曦

张燕燕　赵红翠　聂禹菲

徐海洋　高　妍　唐天一

常筱晗　蔡雨晗

内容提要　Abstract

本书引进自世界知名的 Wolters Kluwer 出版社，是妇科手术技巧系列丛书之一，是一部实用性极强的妇科学专业图解类手术操作指南。全书共 19 章，全面介绍了妇科学的各种手术治疗方式，基本按照总体原则、影像学检查与其他诊断方法、术前准备、手术治疗、手术步骤与技巧、经验及教训、术后护理、预后、并发症的顺序进行介绍，对每种术式的操作步骤和手术过程中的注意事项都做了细致的阐述，同时配有丰富的高清彩色图片及具体说明。本书内容简洁明晰、配图精美丰富，是妇产科各亚专业及相关专业临床医师日常实践的理想参考书，同时亦是一部不可多得的手术操作技术指导宝典。

主译简介

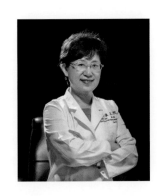

乔杰　中国工程院院士，美国人文与科学院外籍院士，北京大学医学部常务副主任，北京大学第三医院院长。国家妇产疾病临床医学研究中心主任，国家产科医疗质量管理和控制中心主任，中国女医师协会会长，健康中国行动推进委员会专家咨询委员会委员，中国医师协会生殖医学专业委员会主任委员，中华医学会妇产科学分会委员会副主任委员，《BMJ Quality & Safety（中文版）》《Human Reproduction Update（中文版）》主编等。30 余年来一直从事妇产及生殖健康相关临床与基础研究工作，领导团队不断揭示常见生殖障碍疾病病因及诊疗策略、创新生育力保存综合体系并从遗传学、表观遗传学角度对人类早期胚胎发育机制进行深入了研究。同时，开发新的胚胎基因诊断技术，为改善女性生育力、防治遗传性出生缺陷做出了贡献。获国家科技进步二等奖 3 项、省部级一等奖 3 项及何梁何利科学与技术进步奖等。主编我国首套生殖医学专业高等教育国家级规划教材《生殖工程学》《妇产科学》《生殖内分泌疾病诊断与治疗》等 19 种。目前已作为第一作者或责任作者在 *Lancet*、*Science*、*Cell*、*Nature*、*JAMA*、*Nature Medicine* 等国际顶尖知名期刊发表 SCI 论文 200 余篇。

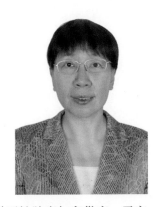

梁华茂　医学博士，主任医师，北京大学第三医院妇产科副主任。中国医药教育协会医疗器械管理妇产分会常委，中国医疗保健国际交流促进会妇产科专业委员会委员、妇科肿瘤分会委员、妇科肿瘤康复委员会委员，中国研究型医院学会妇产科学专业委员会恶性肿瘤化学治疗研究学组委员，国家医师资格考试临床类别试题开发委员会专业委员，北京大学医学部专科医师培训委员会委员，北京大学第三医院教学管理委员会委员。从事妇产科医疗、教学、科研工作 20 余年，对妇科常见病、多发病、疑难危重病例的诊治具有较丰富的经验。专业主攻方向为妇科肿瘤，擅长妇科良性肿瘤、复杂子宫内膜异位症和妇科恶性肿瘤如卵巢癌、子宫内膜癌、宫颈癌、妊娠滋养细胞肿瘤的诊断、微创手术和包括化疗在内的综合治疗。参编本科生及研究生教材 3 种，参编、参译著作 8 部，以第一作者及责任作者发表论文 30 余篇。

序

妇科手术技巧系列丛书分为《妇科手术技巧：妇科学》《妇科手术技巧：生殖内分泌学与不孕症》《妇科手术技巧：泌尿妇科学》《妇科手术技巧：妇科肿瘤学》四个分册。该套丛书旨在通过清晰、简明的手术图解，为各亚专业的医生阐明各类手术的基本操作步骤。

有别于其他妇科学教科书，本书着重于手术图片展示，是图解类手术操作指南。

该套丛书从妇科学、生殖内分泌学与不孕症、泌尿妇科学、妇科肿瘤学等几个方面，分别阐述了该亚临床专业中最常见的临床操作和手术技巧。我们有幸召集了一批杰出的专家著者，并在资深图书编辑的指导下共同完成这套丛书。

《妇科手术技巧：妇科学》，著者 Tommaso Falcone 是 Cleveland Clinic 的妇科主任，以擅长妇科良性疾病的手术治疗而闻名。他与 M. Jean Uy-Kroh 及 Linda D. Bradley 医生用心收集了一系列极具价值的手术图片，着重强调了该领域手术的基本原则。

《妇科手术技巧：生殖内分泌学与不孕症》，著者 Steven Nakajima 是 Stanford 大学医学院妇产科学、生殖与生殖健康组临床教授，擅长生殖医学中的操作与手术。他与同事 Travis W. McCoy 及 Miriam S. Krause 医生一起完成本书，细致总结了该专业领域的必要操作与手术技巧。

《妇科手术技巧：泌尿妇科学》，著者 Christopher Tarnay 是加州大学洛杉矶分校（University of California, Los Angeles；UCLA）David Geffen 医学院副教授、泌尿妇科学与盆底重建组主任。他与同事 Stanford 大学医学院临床助理教授 Lisa Rugo Gupta，为我们理解女性盆底医学和盆底重建手术的重要原则做出了重要贡献。

《妇科手术技巧：妇科肿瘤学》，著者 Kenneth Hatch 是来自 Arizona 大学医学院的著名妇科肿瘤学家。他是妇科恶性肿瘤外科治疗领域的杰出专家之一。Hatch 医生及其他著者对该专科领域的基本手术治疗进行了精细且形象的解析。

我们希望这套丛书可以帮助提高妇科学相关专业人员的继续教育水平，同时也希望将这套丛书献给我们的患者，通过优化医疗技术来改善患者的治疗效果。

Jonathan S. Berek, MD, MMS

Operative Techniques in Gynecologic Surgery 丛书主编

Laurie Kraus Lacob 转化研究基金会教授

Stanford 大学医学院 Stanford 妇女癌症中心主任

Stanford 综合癌症研究所高级科学顾问

Stanford 健康护理交流项目主任

译者前言

普通妇科手术是所有妇科手术的基础。本书作为妇科手术技巧系列丛书中的妇科学分册，汇聚了国际众多专家的临床实践经验，是一本实用性很强的专业参考书。

著者通过生动的注释、权威的手术指导，详尽描述了如何选择最佳手术方式、避免并发症及不同处理可能出现的预期结果。本书内容循序渐进，操作步骤清晰，图文并茂，与时俱进，涵盖了妇科学领域最常见的手术基本操作和入路，同时配有大量精美直观的彩色图片和手绘插图。语言简洁，重点突出，图文清晰，编目清楚，可帮助读者快速查找到所需信息，特别适合术前快速回顾手术步骤，了解每种术式的优缺点和潜在并发症。

在此特别感谢出版社的信任，让我们得到一个系统学习的机会。同时还要感谢各位译者，他们不辞辛苦，在繁忙的临床工作中承担了各章的翻译任务。作为翻译者，我们在忠于原著的基础上尽量采用易于理解的文字表述，以便读者可以更好地理解和参考。希望本书介绍的内容对读者提高业务水平有所帮助。

尽管翻译过程中我们反复斟酌，希望能够准确表述原著者的本意，但由于中外语言表达习惯有所差别，中文翻译版中可能存在一些表述不妥或失当，恳请各位同行和读者批评、指正。衷心希望本书能够开阔各位读者的视野，让更多国内同行从中获益。

原书前言

  我们相信，本书作为一部值得案头常备的指导手册，必将受到广大读者的热烈讨论，最重要的是，它对改进外科手术质量、改善患者预后颇有帮助。书中配有大量精美直观的彩色照片和插图，还兼备详尽入微的细致讲解。按照手术步骤进行分解讲述，让读者又如身临其境，仿佛有一位经验丰富的外科医师带着读者在手术室中进行手把手的精心操作指导。

  本书著者皆为妇科手术领域的翘楚，亦是妇科方面的专家。本书的要义就在于去繁就简、精益求精。我们的目标是为读者提供教授现代妇科学、施行微创手术及识别、治疗并发症的一种参考。

  感谢家人对我们为本书投入精力给予理解及支持。感谢同事们一同完成本书的编撰，并进行了直言不讳的交流评论。最重要的是，感谢我们的患者持续不断地鼓舞和激励我们。感谢接受我们手术的女性患者对我们的信任和信心。

Tommaso Falcone, MD, FRCS(C), FACOG

M. Jean Uy-Kroh, MD, FACOG

Linda D. Bradley, MD, FACOG

目 录

第四篇　宫颈手术
Cervical Surgery

第五篇　附件手术
Adnexal Surgery

第六篇　子宫内膜异位症手术
Surgical Management of Endometriosis

第七篇　外阴及会阴手术
Vulvar and Perineal Surgery

第八篇　宫腔镜检查、宫腔镜手术及子宫内膜消融术
Hysteroscopy, Uterine Sterilization, and Ablation Procedures

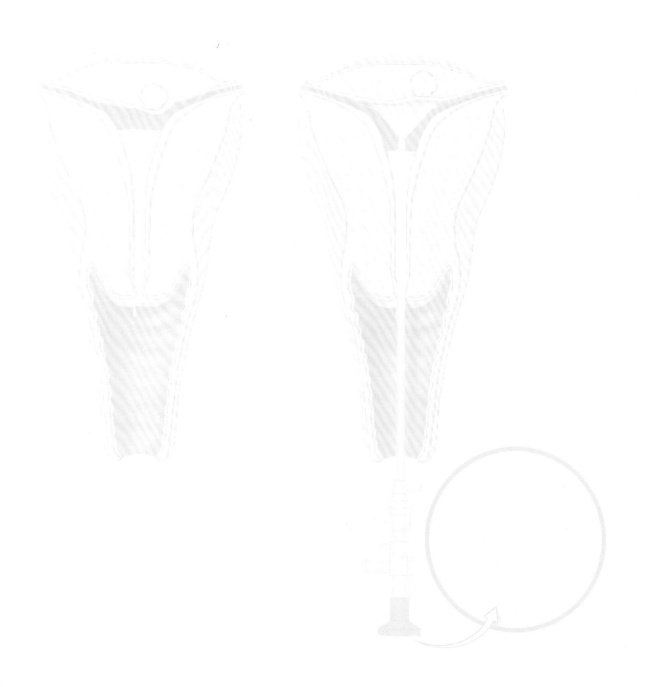

第一篇
基本手术设备
Basic Surgical Setup

第 1 章

腹腔镜手术基本器械与设备
Basic Setup and Equipment for Laparoscopic Surgery

Cynthia Arvizo   M. Jean Uy–Kroh   著

梁华茂   译

徐海洋   校

妇科手术技巧
妇科学

**Operative Techniques in
Gynecologic Surgery**
Gynecology

002

一、手术室设置

手术室（operating room，OR）的设置应方便手术团队成员在整个手术室中的活动、快速使用器械、有利患者安全并能保证手术医师站位舒适。手术台应为电动，以便患者在手术过程中固定体位。手术区域上方应有悬挂照明。光源、监视器和气体管路可固定于移动吊塔上，或悬挂于天花板。监视器应置于每位外科医师前方，以利于符合人体工程学的手术操作。如果只有一个监视器可用，则应将其放置在患者双腿之间。腹部和经阴道器械应分别放置于两个独立的无菌手术区。器械护士的位置可在患者的两腿之间，或者尽可能靠近手术区域。

二、成像系统

成像系统由七部分设备组成：光源、光缆、腹腔镜、摄像头、摄像机控制单元、数据线和监视器。任何部分的故障都会导致图像质量不理想和手术过程的中断。外科手术期间的故障处理常常不可避免，但对成像系统的了解有助于节省时间。

1. 光源和光缆

良好的图像质量取决于良好的照明。最广泛使用的光源包括氙气、卤素灯或 LED 灯泡。LED 灯泡被认为更加经济实用，因为它比氙气灯泡散发热量更少，应用时间更长。光通过导光电缆从光源传输出去。有两种电缆可供选择：导光纤维束和液体导光束。大多数手术室都配有光缆。

2. 腹腔镜

市场上有几种类型的腹腔镜。最常见的两种腹腔镜是由中空的镜体、一系列的镜头连接到腹腔镜末端的摄像机（镜杆-镜头系统）或数字系统与电荷耦合器（CCD）。数字腹腔镜将视频和光源连接起来。腹腔镜有多种直径可以选择，最小直径可只有 1mm，但大多数妇科手术采用 5mm 或 10mm 零度腹腔镜。可调角度的或者有角度的腹腔镜可以显著地改善视野，尤其在处理巨大子宫时。

3. 摄像机、摄像机控制单元和监视器

腹腔镜连接到摄像头，摄像头通过数字电缆连接到摄像头控制单元（CCU）。摄像机有单感光芯片和三感光芯片两种。由于三芯片相机提供的分辨率比单芯片设备更高，因此目前最常用的是三芯片的相机。图像通过摄像机上的镜头时，摄像机镜头内的棱镜将光线分成三种原色（红色、蓝色和绿色），每种原色都有相应的 CCD。CCD 将图像转换成电信号，传输到 CCU。然后，CCU 可以将图像作为模拟或数字视频输出，用于观看和记录。

4. 气腹机

没有充分的气腹，手术不可能安全进行。气腹机将二氧化碳气体送入腹腔，并保持设定的压力和流入速率。腹腔内压力为 12～15mmHg 时可满足大多数腹腔镜手术要求。有些气腹系统具有额外功能，如加热、加湿二氧化碳，同时排烟雾及过滤等。密封垫泄漏、破裂、连接不良或管道扭结，以及气罐空虚是导致充气不佳或不充气的常见原因。

三、器械设备

适当的、性能良好的器械有利于手术顺利进行。在妇科腹腔镜手术中，通常使用两套器械，即阴道器械和腹腔镜器械。

1. 阴道器械

一般来说，阴道器械是用于辅助放置举宫器的。最基本的一套阴道器械应包括一个侧方开放式的阴道窥器或 Auvard 重锤窥器、Sims 阴道牵开器、单齿宫颈钳、卵圆钳、Hulka 举宫器和宫颈扩棒。

常用的举宫器有几种。最好的举宫器要质优价廉，可操作性强，能满足特定手术的需要。最基本的举宫器是可重复使用的 Hulka 举宫器。其他举宫器具有额外功能，如有注射亚甲蓝液体插管口、不同大小的举宫杯、内置阴道封堵器、前/后屈功能，以及带角度、可滑动以利于进入宫腔

等。不同的举宫器有不同的作用，如做大子宫时用于长时间举宫的或可固定的举宫器等。

2. 腹腔镜器械

(1) Trocar：Trocar 的范围在 2～15mm，用于插入腹腔镜和器械。它们在材料、可重复使用、尖端类型、阀门瓣膜和特殊特性（如腹腔充气机制）方面有所不同。

(2) 抓持钳和剪刀：大多数腹腔镜器械的直径为 3mm、5mm 或 10mm。此外，还有供超重或肥胖患者使用的特殊器械。

每一种抓持钳都有不同的专门用途。如无创抓持钳用于轻柔操作；Maryland 分离钳用于精细组织操作和电凝；Allis 钳可紧密抓持，用于牵拉组织，保持张力；腹腔镜下子宫固定器可以提拉子宫，在子宫肌瘤切除术中有助于牵引；无损伤肠钳组织接触面光滑，牵拉肠管时可防止损伤；具有电凝功能的剪刀，可以在使用和不使用电凝的情况下切割组织（图 1-1）。

(3) 其他基本器械：外科医师的偏好决定了用于体外打结的持针器和推结器的类型。在妇科手术中，需使用不同器械通过腹腔镜小切口安全取出标本。勺状的活检钳可收集小样本，如血块或组织碎片。取物袋是一次性的或可重复使用的塑料袋，可最大限度地减少取出过程中的内容物污染。较小的标本装袋后可直接通过 Trocar 取出，大的标本被装袋后，拉出腹部切口外，打开

袋口，取出其内标本。筋膜闭合器是在直视下，通过在切口两侧穿刺带线，拉紧，打结，闭合大于 10mm 的筋膜缺损。

3. 冲洗装置

吸引和冲洗有助于保持清晰的术野。最基本的装置是一个注射器连接到一个空心探针。当手术要求更为严格时，可采用手持式电池供电的吸引器装置，将其连接到标准手术室负压装置上。此外，进水管连接 1L 的乳酸林格液或生理盐水袋。

四、能量器械

想要广泛应用能量器械，要求操作者对这些能量及其设备有基本的了解。射频（RF）电能、超声波、激光和等离子能都会产生热量，但它们的机制相差甚远。下面简要介绍最常用的两种能量，即射频电能和超声波能。

1. 射频电能

射频电外科手术通过两个电极传导电流产生热量。单极器械依赖于一个小的"活性"电极和一个大的"分散"或回路电极（图 1-2）。根据定义，患者是电回路的一部分。当外科医师应用单极器械时，电流通过组织并产生热量。除了电流类型外，组织表面接触时间、接触面积共同决定了对靶组织和周围组织的热效应。

手术室通常使用 3 种操作模式，即切割、凝

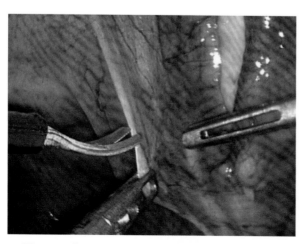

▲ 图 1-1　剪刀（上左）、无损伤肠钳（上右）和 Allis 钳（下）

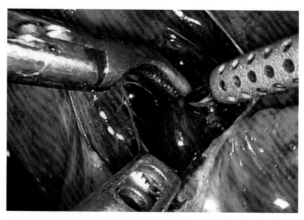

▲ 图 1-2　Maryland 分离钳（上左），钳尖精细，有利于分离组织，并可连接单极使用；冲洗吸引器（上右）、Allis 钳（下）

固和混合。切割电流是一种高频、低电压的连续波形，可导致组织快速加热，几乎没有止血作用。电极与组织接近导致汽化（间接接触组织而产生空气间隙）或脱水（与组织直接接触）。凝固电流通常会快速中断切割模式下的连续波形，从而产生低频高压模式。凝固电流的高电压增加了热量深入组织的可能性，从而导致"热扩散"。混合电流是一个中频，是真正的"混合"形式的切割电流。

与单极器械不同，双极电凝依靠两个电极之间的组织形成电回路。例如传统的双极 Kleppinger 钳，用于止血或组织脱水（图 1-3）。传统双极器械引起的热扩散是临床不需要的。随着时间的推移，"先进的双极钳"已经出现，它结合了各种能量形成，并依赖于新型自适应电外科单元（ESU），感知和计算电极钳尖端的组织电阻。ESU 处理这些信息以调节输出功率来匹配临床实际需要。

其他融合能源的新技术包括集成了先进双极和单极能量的 Ligasure Advance（Valleylab）（图 1-4）。Thunderbeat 设备（Olympus）结合了超声波和先进的双极技术。除了上述设备，还有新型能量传输系统问世。如 Valleylab 波形，它调节电凝电流而不是连续电切电流。理论上讲，与标准的凝固电流相比，其作用可以减少组织阻力；而与切断电流相比，它的止血作用更强。

2. 超声波能

超声波能施加机械能产生摩擦加热。超声刀能量叶每秒振动约 55 500 次，导致组织低温变性，而非能量叶将组织固定到位。与电能量类似，能量叶的频度决定了应用能量的模式。快循环模式切割同时止血效果稍差，而慢循环模式切割不太精确，但会产生更多的能量分散。

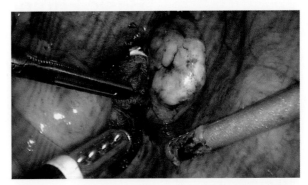

▲ 图 1-3 **Kleppinger** 双极（下左），有电池供应的吸引器（下右）和无创抓持钳（上左）

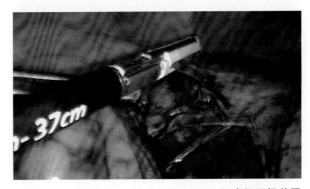

▲ 图 1-4 **Ligasure Advance**（**Valleylab**）高级双极装置

参考文献

[1] Bittner JG, Awad MM, Varela JE. Laparoscopic hemostasis: energy sources. In: Soper NJ, Scott-Connor CEH, eds. *The SAGES Manual: Basic Laparoscopy and Endoscopy.* Vol. 1. 3rd ed. New York: Springer; 2012:105–120.

[2] Law KS, Lyons SD. Comparative studies of energy sources in gynecologic laparoscopy. *J Minim Invasive Gynecol.* 2013;20(3):308–318.

[3] Munro MG, Abbott JA, Vilos GA, Brill AI. Radiofrequency electrical energy guidelines for authors: what's in a name? *J Minim Invasive Gynecol.* 2015;22(1):1–2.

[4] Schwaitzberg SD. Imaging systems in minimally invasive surgery. In: Swanstrom LL, Soper NJ, eds. *Mastery of Endoscopic and Laparoscopic Surgery.* Philadelphia, PA: Lippincott Williams & Wilkins; 2014:47–61.

第 2 章

达·芬奇机器人辅助腹腔镜手术系统常规器械配置及使用

Basic Equipment and Setup for Robot-Assisted Laparoscopic Surgery Using the Intuitive Da Vinci Si Robot

Tommaso Falcone　Henry F. Kraft　**著**

刘东明　刘忠宇　**译**

梁华茂　**校**

妇科手术技巧
妇科学

**Operative Techniques in
Gynecologic Surgery**
Gynecology

006

一、总体原则

高效使用机器人辅助腹腔镜手术系统包括以下几点。

1. 正确选择合适的手术器械。

2. 为适合盆腔手术操作，正确选择机器人辅助腹腔镜手术系统通道位置。

3. 正确安装机器人辅助腹腔镜手术系统机械臂，使机械臂操作范围最大化。

本章将介绍多通道机器人辅助腹腔镜手术系统的使用。

二、器械设备

（一）选择合适的手术器械

- 选择合适的手术器械非常重要。术中频繁更换手术器械将增加手术成本。所以术前需要详细计划手术步骤，选择合适的手术器械，减少术中更换器械的次数以降低手术成本。每种手术操作都有匹配的手术器械，如手术抓钳用于钳夹组织、能量器械用于止血、剪刀用于剪切等。
- 图 2-1 展示一些机器人手术常规器械。

（二）正确选择机器人手术系统 Port 穿刺点

- 患者取膀胱截石位，消毒铺巾后，切开皮肤，放置机器人手术系统 Port。
- 根据手术方式、肿瘤性质的不同，机器人手术系统 Port 的穿刺位置也不同。镜头 Port 通常经脐部切口穿刺放置，辅助孔通常位于腹部左上象限或右上象限。
- 若子宫体积较大，Port 孔取脐上切口。
- 镜头孔一般位于脐上 2～4cm，以保持镜头前端与宫底有 10cm 的工作距离。
- 其他 8mm 操作孔随着镜头孔的上移而上移。
- 镜头前端务必远离周围组织，以免因局部过热造成热损伤。

1. 示例 1

- 标准的四操作臂 Port 布局图。镜头孔置于脐部，

8mm 操作臂孔分别置于镜头孔两侧 8～10cm 处（图 2-2）。

2. 示例 2

- 三操作臂布局图，镜头孔位于脐部，有 2 个操作孔，分别置于镜头孔两侧 8～10cm 处（图 2-3A）。

3. 示例 3

- 另一种四操作臂的 Port 孔位置选择，操作臂孔位置更高（靠近肋缘），对于体型偏小的患者更有优势（图 2-3B）。

4. 示例 4

- 辅助操作孔通常位于腹部左上象限或右上象限，很少选择在下腹部。但在输卵管吻合术中，采用如图 2-3A 所示的三操作臂，需在下腹象限另设一个 12mm 的辅助操作孔，以便直视下小针的进出。

（三）对接机器人操作臂

- 正确放置 Port 后，患者置于头低臀高位，将手术台调至最低。
- 移动腿架将患者的双腿尽量靠拢，使机器人底座更靠近手术台，以获得最大的操作空间及视野。
- 将床旁机器臂系统朝向患者，距离腿架 0.6～0.9m，方向调整为与患者纵轴成 45°，指向患者脐部（图 2-4）。
- 如果手术室空间较小，调整机器底座困难，可以先将手术台水平向一侧旋转 15°，使得机器底座与患者纵轴成 45°。
- 放置镜头臂，使消毒的适配器、离合器按钮及机器底座中心柱对齐，处于机器底座的正中垂线上。
- 机器人镜头臂连接器（靠近于机械底座，用于连接机械镜头）应与 1 号机械臂置于同一侧，连接镜头臂时无须考虑镜头臂是否处在最佳位置（图 2-5）。
- 依次对接 1、2、3 号机械臂，使它们对称地置于两侧，并与镜头臂成 45°（图 2-6）。

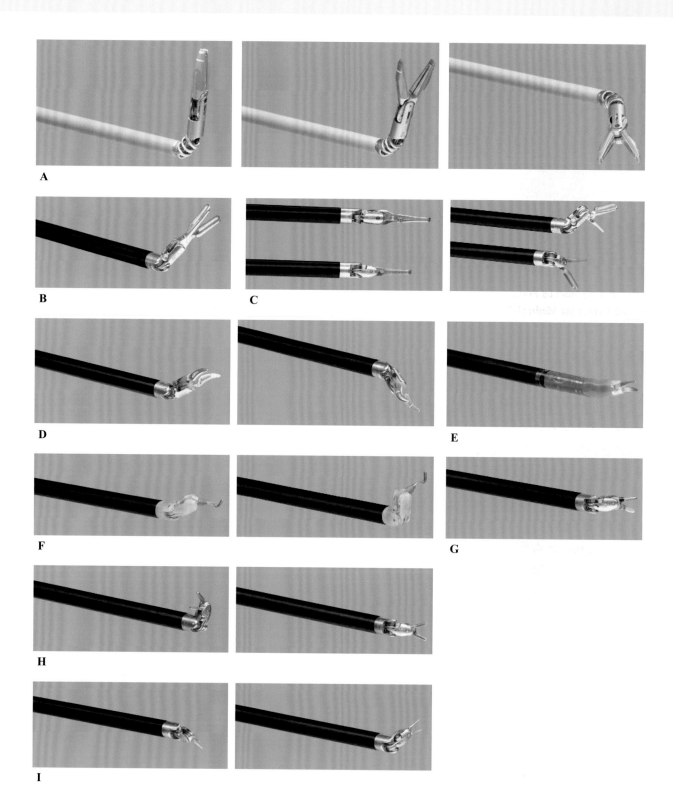

▲ 图 2-1　**A.** 机器人血管闭合器 - 以能量形式止血或烧灼；**B. ProGrasp** 抓钳 - 钳夹组织；**C. ProGrasp** 抓钳，与 **Cadiere** 抓钳并排对比，钳夹组织；**D. Maryland** 双极钳 - 双极能量止血或钳夹组织；**E.** 单极剪刀，以单极能量形式切割和烧灼组织；**F.** 永久电钩 - 单极能源形式，分离和烧灼组织；**G.** 超大持针器 - 两种功能，持针缝合及切断缝线；**H.** 大针持 - 持针缝合，更适合较小的针；**I.** 黑钻针持 - 持针缝合，尖端关节灵活，适合非常小的针

（经许可转载，引自 Cleveland Clinic Center for Medical Art & Photography© 2015 . 版权所有）

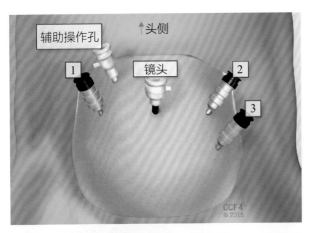

▲ 图 2-2　标准的达·芬奇机器人四操作臂 **Port** 对接位置

1、2 和 3 是 8mm 的 Port 孔（经许可转载，引自 Cleveland Clinic Center for Medical Art & Photography © 2015. 版权所有）

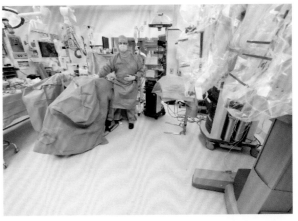

▲ 图 2-4　床旁机器臂系统中心柱正前方与手术台成 **45°**，在医师指示下调整床旁机器臂系统

（经许可转载，引自 Cleveland Clinic Center for Medical Art & Photography © 2015. 版权所有）

■ 在床旁机器臂系统底座靠近手术台前，将机械镜头臂轻微前倾与无菌接头成 45°，当机器底座靠近手术台时，可以作为停止床旁机器臂系统底座的指示点（图 2-7A）。

■ 手术台底座可以作为一个与患者脐部及长轴成 45° 的标志，有利于对接时的参照（图 2-7B）。

■ 如果使用手术台底座作为参照，由于手术台底座尺寸和形状的不同，必要时需进行轻微调整。

■ 床旁机器臂系统底座与手术台距离也需要根据患者体形来调整。

（四）机械臂与 Trocar 的连接

■ 首先应连接机器人镜头臂，调整到 45° 倾斜角以保证床旁机器臂系统底座与患者距离合适。

■ 脐部镜头 Port、髂前上棘、机器人镜头臂及床旁机器臂系统底座中心柱直线对齐（图 2-8）。

■ 若方向有误，及时调整。

■ 当连接机器人镜头臂时，请确保患者的皮肤不会被夹在套管和安装座之间。

■ 将镜头端口（12mm 套管）对接至机器人镜头臂后，请确保将 12mm 套管侧面上的套锁旋转到患者的左侧或右侧，以免对患者的腹部造成

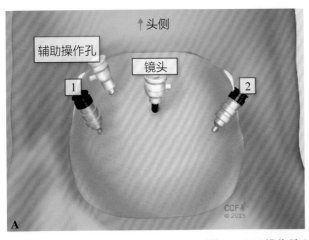

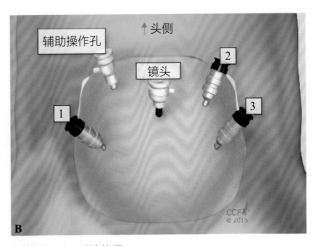

▲ 图 2-3　三操作臂和四操作臂 **Port** 对接位置

A. 三操作臂 Port 对接位置，1、2 是 8mm 的 Port 孔；B. 四操作臂 Port 对接位置，1、2 和 3 是 8mm 的 Port 孔（经许可转载，引自 Cleveland Clinic Center for Medical Art & Photography © 2015．版权所有）

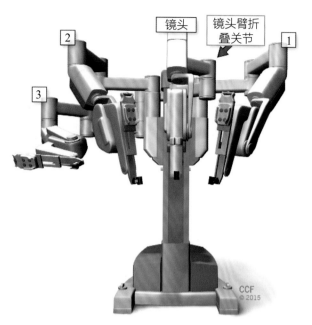

▲ 图 2-5　机器臂在床旁机器臂系统的标准位置，镜头臂折叠角度与 3 号臂相反

（经许可转载，引自 Cleveland Clinic Center for Medical Art & Photography © 2015. 版权所有）

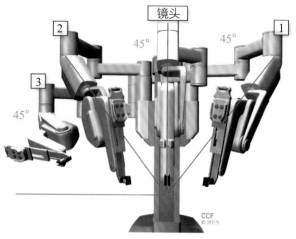

▲ 图 2-6　机器人操作臂互成 45°，镜头臂与无菌适配器及中心柱对齐

（经许可转载，引自 Cleveland Clinic Center for Medical Art & Photography © 2015. 版权所有）

钝性损伤。

■ 对于 BMI 较低的患者，一种防止机械臂与镜头臂碰撞的方法是在脐部使用超长的 12mm 的镜头套管。

■ 将套管插入腹部，使其仅在腹腔中可见套管远端 2cm。这将使机器人镜头臂与 12mm 内镜套管的连接点升高，从而使机器臂在术中具有更大的操作范围。

■ 接下来，将机器臂对接对应的 8mm 套管。如果在对接时两人同时刷手上台，则可同时执行此操作。

■ 根据经验，输卵管吻合术仅使用 1 号和 3 号机械臂时，可获得更大的操作空间。

■ 值得注意的是，通过将无菌机器臂套正确安装在一次性套管座上并用拇指将其固定，可以大

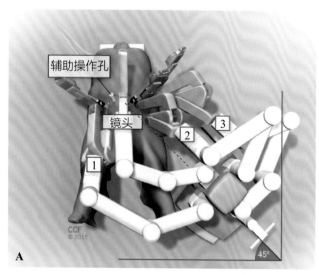

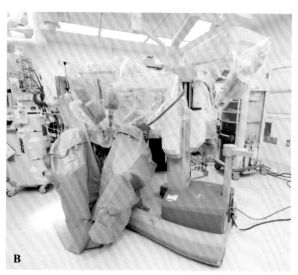

▲ 图 2-7　A. 床旁机器臂系统中心柱正前方与手术台成 45°；B. 床旁机器臂系统中心柱正前方与手术台成 45°，底座上的黄色标记线尽可能靠近，患者调整到预期的头低臀高位，手术台降至最低

（经许可转载，引自 Cleveland Clinic Center for Medical Art & Photography © 2015. 版权所有）

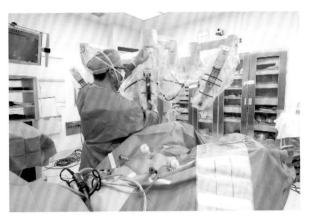

▲ 图 2-8　脐部镜头 Port、髂前上棘、机器人镜头臂及床旁机器臂系统底座中心柱直线对齐

（经许可转载，引自 Cleveland Clinic Center for Medical Art & Photography © 2015. 版权所有）

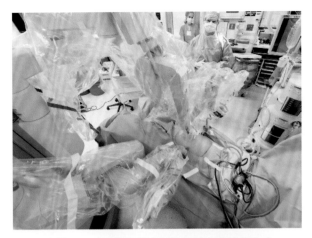

▲ 图 2-9　安装机器人操作臂并明确操作中心

（经许可转载，引自 Cleveland Clinic Center for Medical Art & Photography © 2015. 版权所有）

大降低对接 8mm 机器臂端口的难度。

■ 一只手握住 8mm 机器臂端口，使其垂直于腹部，同时按下端口离合器按钮，并用另一只手将机器臂以相同的垂直角度插入。这将使整个安装过程清晰明了。

■ 当一次性套管座与 8mm 套管连接时，一手挤压一次性套管座的前部，另一只手按住套管座的两侧有助于连接完成。

■ 应用此技术可以轻松快速地将机械臂对接至套管。

■ 最后，通过按下机械臂端口离合器按钮来启动每个机械臂。这是重要的最后一步，每个端口与机器人控制中心建立联系（图 2-9）。

（五）连接内镜

■ 将机器人镜头连接到机器人内镜。

■ 将机器人镜头和电源线带到无菌区域时，需确保无菌治疗巾覆盖的光纤线不会掉落。

■ 将机器人内镜的末端小心地插入内镜套管的开口，同时将镜头主体朝着无菌适配器的方向提起。

■ 确保将内镜摄像机外壳上的按钮旋转好方向，使其面向机器人内镜的无菌适配器。

■ 将两根手指放在无菌适配器下，并在插入内镜时轻轻提起，这将有助于将内镜锁定到位。

■ 准备要使用的机械臂内镜的最后一步是将黄色橡胶内镜摄像机电缆线固定在机械臂内镜臂夹中（位于机械臂内镜臂的右侧，位于无菌适配器的侧面）。

■ 按下机械手内镜臂离合器按钮，然后将内镜推入腹腔内部。

■ 在启动内镜离合器按钮的同时，旋转内镜，以显示机器操作臂套管的远端，然后再将其中一个机器操作臂推入腹腔内。

（六）连接机器人器械

■ 将机器人器械插入机械臂套管时，请小心地将器械的工作端插入套管，然后将器械外壳的平坦侧垂直安装在无菌适配器上。

■ 轻轻向前滑动仪器，直至其到位出现"嘀嗒"声。

■ 等待机器人循环并识别仪器，这将通过连续的3 个"哔"声来确认。

■ 一旦机器人识别并确认了器械，请按下器械臂的离合器按钮并缓慢推进器械，观察腹腔镜头中机器人器械的远端，以便观察确认通过套管远端伸出的机器人器械长度及位置。

■ 在内镜下继续推进器械，直到器械到达目标解剖位置。

■ 在此例（机器人辅助输卵管吻合术），我们对 1 号、3 号机械臂完成了此操作。

（七）拆卸仪器及更换器械

- 要从机械臂上卸下仪器，请确保机器人器械的末端处于笔直而自然的状态，且尖端张开。

- 按压位于仪器外壳侧面的释放按钮，然后将仪器向后拉（图 2-10）。

- 初次拉动后，机器人会助力器械缩回到器械臂套管中。

- 按压释放杆，然后再次拉动以释放仪器与机械手无菌器械适配器的接口。

- 如果重新插入另一个机器人器械以进行器械更换，则当机器人识别出该器械后（会发出 3 个"哔"声），同时，机械臂无菌适配器近端的指示灯将会有绿色和白色交替闪现。这表明机器人记住了插入该器械套管中的先前器械的位置。

- 此时，将两个手指直接放在闪烁的灯光上，然后慢慢前进。

- 如果按下器械臂离合器按钮（位于器械臂无菌适配器的近端），它将清除该机械臂器械先前位置的记忆内存。

- 在这种情况下，必须先通过内镜观察机器人器械套管的远端，然后再将器械推进到目标解剖结构。

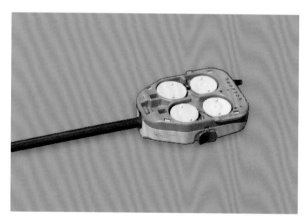

▲ 图 2-10　器械外壳平侧 - 用于和操作臂无菌适配器连接，器械解锁按钮在外壳两侧

（经许可转载，引自 Cleveland Clinic Center for Medical Art & Photography © 2015. 版权所有）

- 一旦机器人器械到达体内的先前位置，闪烁的绿色和白色指示灯将变为常亮的蓝色指示灯（指示控制台上的外科医生现在可以控制器械臂了）。

- 如果在推进新的机器人器械时感觉到阻力，请立即停止推动！

- 此时，或者是因为器械套管的远端向后拉，现在不再处于正确的位置，或者是盆腔组织进入了机器人器械的尖端与目标解剖结构之间。

- 在上述任何一种情况下，请勿推进机器人器械！必须使用内镜明确阻力的来源。

- 对于该手术（机器人辅助腹腔镜输卵管吻合术），将机器人双极钳插入机器人的 3 号机械臂，将机器人单极剪刀插入 1 号机械臂。

- 为行输卵管吻合，将机器人黑钻持针器插入两个机械手臂中。

（八）拆卸机械臂

- 要拆卸机械臂，至关重要的是，必须先从机械臂套管上完全取下机器人器械，然后再从机械臂套管上拆卸机械臂！

- 卸下机器人器械后，按一下机械臂离合器按钮，然后将机械臂移至与其连接的端口位置垂直的位置。

- 展开一次性套管座的侧翼，这将使 8mm 机器人套管脱离一次性套管座。

- 可以在任何位置上使用机械臂来完成此操作，但是当机械臂垂直于端口位置时最容易。

- 必要时可将拇指放在 8mm 机器人套管的顶部，这有助于机械臂与套管的分离。

- 从 8mm 机器人套管中释放机械臂之后，请按下机械臂端口离合器，然后将机械臂轻轻抬离患者的身体。

- 为了既方便又安全地将机器人底座从手术台旁移开，请将机器臂聚集在床旁机器臂系统中心柱附近。

三、经验与教训

○ 如果由于手术室的空间限制而难以操纵床旁机器臂系统，则可以先将手术台水平向一侧或另一侧旋转15°，以利于将床旁机器臂系统与手术台成 45° 推进。

○ 在将床旁机器臂系统推向手术台之前，将机器人镜头臂稍微向前方延伸，并使无菌适配器向前倾斜45°，这在接近手术台时是一个指示停止的有用标志点。

○ 将镜头端口（12mm 套管）对接至机器人镜头臂之后，请确保将 12mm 套管侧面上的套锁旋转到患者的左侧或右侧，以免对患者的腹部造成钝性损伤。

○ 对于 BMI 较低的患者，一种防止机械臂与机器镜头臂碰撞的方法是在脐部使用超长的 12mm 内镜套管。

    ● 将其插入腹部，使其在腹腔中仅可见套管远端 2cm。这将提高机器人镜头臂与 12mm 内镜套管的连接点，从而使机械臂在术中具有更大的操作范围。

○ 当一次性套管座与 8mm 套管正确连接时，用一只手挤压一次性套管座的前部，另一只手按压套管座的两侧。

第3章

诊断性宫腔镜的基本设备
Basic Equipment for Diagnostic Hysteroscopy

Linda D. Bradley　著

高　妍　译

梁华茂　校

妇科手术技巧
妇科学

**Operative Techniques in
Gynecologic Surgery**
Gynecology

014

一、总体原则

定义

- 宫腔镜检查是一种经宫颈的微创操作，可以对阴道、宫颈管、宫腔及输卵管开口进行全面检查。

二、成像系统与器械设备

- 基本的宫腔镜镜体可为软镜（可以弯曲）或为直镜，并与光源连接。有进水/气通道，以膨宫液或 CO_2 膨宫。摄像头与镜头连接。如果有显示器，患者和助手亦可观看手术操作。
- 除了进水管道外，部分宫腔镜还具备出水管道。
- 宫腔镜包括 0°、12°、15°、30°、70° 镜。
- 诊断性宫腔镜的直径为 2.9 ～ 10 mm（图 3-1）。
  - 门诊最常用的检查镜的直径为 4mm 或更小，通常只需要稍扩张或不需要扩张宫颈即可进入宫腔。
- 硬镜的镜头呈杆状，视野更加清晰。
- 软镜操作灵活，配合远端操作杆，灵活移动范围可达 120° ～ 160°（图 3-2）。采用光纤可视或数字增强成像系统。
  - 与硬镜相比，软镜直径最小，且为 0° 镜。
  - 软镜有如下优点。
    - 较长的镜身更适用于阴道较长的肥胖患者。
    - 与硬镜相比，软镜更灵活，因而更易于绕过迂曲的宫颈管并探查宫腔病变。

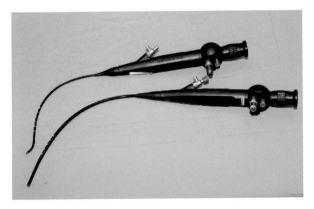

▲ 图 3-1　两种尺寸的软镜比较

上为 3.1mm 软镜；下为 5mm 软镜

- 宫腔镜可用于诊断或治疗。
- 小直径宫腔检查镜可在诊室应用。当然，亦可于门诊或手术室使用。
- 门诊环境下，小直径、便携的软镜或硬镜可以减轻患者的不适感，减少扩张宫颈及其他辅助器械的应用。
- 某些诊断性宫腔镜有辅助端口，可通过操作通道插入小手术器械辅助操作（图 3-3 和图 3-4），包括以下几种。
  - 抓取钳：钳取宫颈管或宫腔内遗留的宫内节育器（IUD）及异物（缝线、移位的宫内节育器）（图 3-5）。
  - 活检钳：钳取组织标本（图 3-6）。
  - 剪刀：剪开薄的粘连带(宫颈管或子宫内膜)，切除息肉，切开小纵隔（图 3-7）。

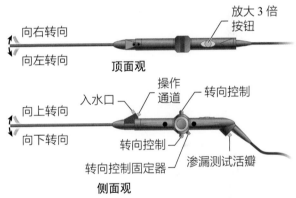

▲ 图 3-2　宫腔镜远端的操作图示

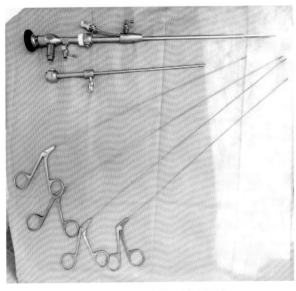

▲ 图 3-3　宫腔镜和辅助器械

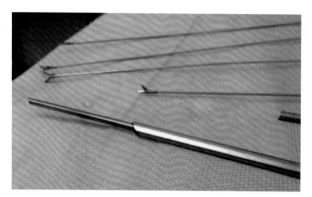

▲ 图 3-4　宫腔镜和辅助器械的近观图

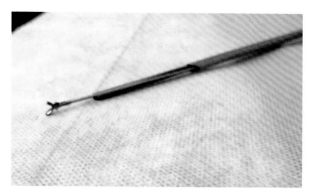

▲ 图 3-6　宫腔镜抓取钳

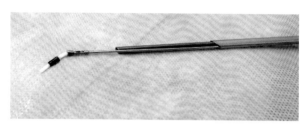

▲ 图 3-5　宫腔镜抓取钳钳取宫内节育器碎片

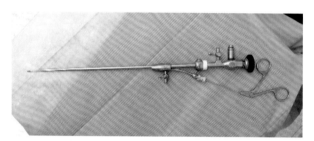

▲ 图 3-7　通过辅助插口插入剪刀

开腹手术基本器械

Basic Surgical Equipment for Abdominal Surgery

Bianca Falcone　M. Jean Uy-Kroh 著

高　妍 译

徐海洋　梁华茂 校

妇科手术技巧

妇科学

Operative Techniques in
Gynecologic Surgery
Gynecology

一、总体原则

开腹手术需要一套基础的手术器械，包括手术刀、牵开器、手术钳、持针器、剪刀和外科海绵。常用设备还包括电外科器械和吸引装置。特殊的手术操作可能需要额外的手术器械。本章旨在展示盆腹腔手术的主要器械，以及常用器械的使用目的，并未详尽地列出所有开腹手术器械。

二、器械设备

（一）牵开器

理想的腹部牵开器占用空间小，安装快捷简便，在保护腹部重要器官的同时，能最大限度地显露手术部位。牵开器种类繁多，其选择取决于外科医生的偏好和手术需求。带框的椭圆形或圆形 Bookwalter 牵开器通过钢柱固定在手术台上，并悬架于切口上方。钢架上的可调节棘轮结构可固定各种自持拉钩，用于充分暴露术野。它的优点是极少占用腹腔空间，但设置过程相对烦琐（图 4-1，技术图 8-12）。相比之下，Balfour 牵开器是一种可自持、可伸展的牵开器。它将两个拉钩置于腹部切口内，向两侧拉开暴露手术野。最常见的是膀胱拉钩，固定在牵开器的最下方。为了增加暴露，可以使用额外的手持式牵开器，包括直角拉钩（图 4-2）。Dever 牵开器以及可伸缩牵开器有不同的大小和宽度。顾名思义，可伸缩牵开器可以弯曲和调节，以满足特定的手术需

要，因此最具应用价值。需要注意的是，无论是手持式，还是作为牵开器组的一部分，使用正确大小的牵开器拉钩尤为重要。应用大小不合适的牵开器不但可能会造成损伤，而且不能充分暴露术野。比如，过大的横向拉钩可使过高的压力作用于股神经和腰大肌，从而导致医源性股神经损伤。相比之下，肥胖患者可能需要相对较长的、特殊的肥胖患者专用牵开器。

（二）手术钳

用来抓持组织的手术钳种类较多，一般可分为无损伤性与有损伤性。止血钳是其中单独的亚类，但由于其可以用来精细解剖分离，也可以认为是无损伤性的。

1. 无损伤手术钳

- Babcock 钳：Babcock 钳的尖端呈光滑的圆柱形，可以轻柔地夹住输卵管或肠管而不造成损伤。

- Kelly 钳：Kelly 钳是最常用的止血钳，用于钳夹出血的血管。在开腹子宫切除手术中，常用于分离骨盆漏斗韧带。

- Tonsil 钳：细长弯钳（扁桃体止血钳）扁桃体钳是一种止血钳，常被用来钳夹血管或分离周围组织，亦可用来传递缝线及打结。

2. 有损伤手术钳

- Allis 钳（鼠齿钳）：这种微创的夹钳的特征在于两侧钳尖各有一排细锯齿。

- Kocher 钳（有齿血管钳）：这种具有中度损伤性的夹钳的尖端是可互锁的镊齿，手术钳夹持

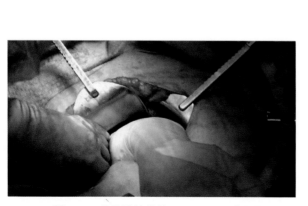

▲ 图 4-1 带伸缩拉钩的 Bookwalter 牵开器

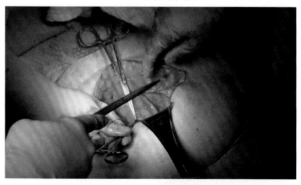

▲ 图 4-2 手持式直角拉钩，扁桃体止血钳钳夹腹膜，应用 Metzenbaum 剪

面有垂直走行的大锯齿。通常用于钳夹筋膜（图4-3）。

- Heaney钳：Heaney钳有直和弯两种，它有互锁的镊齿及凹槽，防止组织滑脱。基于这一特性，在子宫切除术中，它常被用来夹持厚的子宫旁或宫颈旁组织以便进一步切断（技术图8-38）。

（三）组织镊

1. 无齿镊

- DeBakey镊：Debakey直镊的长度使其可以牢固地夹持腹腔深处的组织。其尖端细长带有凹槽，适合精确的无创操作（图4-4）。

2. 有齿镊

- Adson镊：Adson镊常在关闭手术切口时使用，用来提起和对合皮肤切口而不造成损伤。传统Adson镊的末端有两个小齿，因而又名鼠齿镊或齿镊。
- Russian镊：宽而圆的尖端有锯齿，通过增加抓持表面积来增加抓持力。
- Bonney镊：Bonney镊具有最强韧的齿形尖端和

带纹理的抓握镊身，有助于筋膜闭合。

（四）剪刀

一般来说，剪刀分为直剪和弯剪。剪刀的弧度可以扩大视野，实现深处组织光滑而水平地剪开。线剪的尖端是钝圆的，防止意外偏离损伤或撕裂周围组织和血管。线剪只用于剪断缝合线，不用于剪开组织。常用的组织剪有以下几种。

- Metzenbaum剪用于精细组织的分离和剪开。
- Mayo剪是一种较重的剪刀，用于剪断韧带、筋膜和大皮瓣（图4-5）。
  - Jorgensen剪是一种大剪刀，前端角度较大。常用于子宫切除术中切断主韧带（技术图8-38）。

（五）持针器

- 弯型：Heaney持针器有弧度，特别适用于阴道内缝合。持针器的弧度便于进针。
- 直型：Bulldog持针器是盆腔手术中最常用的持针器。用途广泛，可以用于多种型号的针和各个解剖位置。Ryder持针器是另一种直持针器，小细针时使用。
- 直型、弯型持针器都可分为长、短两种，可根据针的尺寸及缝合部位供术者选择。如较长的持针器适用于深部缝合。

三、能量器械

射频电能

- 电能以单极或双极能量的形式，可用于气化、

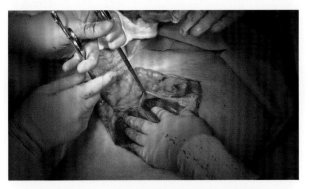

▲ 图4-3 **Kocher钳钳夹筋膜切口最下侧**

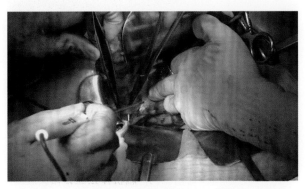

▲ 图4-4 **DeBakey钳，单极器械，扁桃体止血钳**

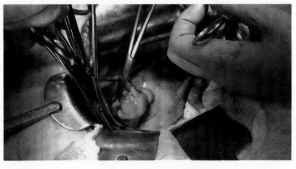

▲ 图4-5 **两把Heaney长弯钳钳夹韧带，Mayo弯剪刀**置于两钳之间剪开韧带

线性气化（切割）、凝固、干燥或电灼组织。

■ 单极能量需要在患者身体上粘贴负极贴板，以形成闭合电路。有各种操作尖端（如可扩展尖端），可安装在通用的手持电刀部件中。

■ 双极电能比单极传递热能更少。

参考文献

[1] Baggish MS, Karram MM. *Atlas of Pelvic Anatomy and Gynecologic Surgery.*2nd ed. St Louis, MO: Elsevier Saunders; 2006.

[2] Malt RA. *The Practice of Surgery.* Philadelphia, PA: WB Saunders; 1993.

[3] Nemitz R. *Surgical Instrumentation: An Interactive Approach.* 2nd ed. StLouis, MO: Elsevier Saunders; 2014.

[4] Nichols DH. Instruments and sutures. In: Nichols DH, ed. *Gynecologic and Obstetric Surgery.* St Louis, MO: Mosby-Yearbook; 1993, p.120.

[5] Sutton PA, Awad S, Perkins AC, Lobo DN. Comparison of lateral thermal spread using monopolar and bipolar diathermy, the Harmonic Scalpel™and the Ligasure™. *Br J Surg.* 2010;97:428–433.

[6] Wells MP. *Surgical Instruments.* 3rd ed. St. Louis, MO: Elsevier Saunders; 2006.

第二篇

诊断性腹腔镜
Diagnostic Laparoscopy

第 5 章

诊断性腹腔镜
Diagnostic Laparoscopy

Rachel Barron 著

高 妍 译

徐海洋 梁华茂 校

妇科手术技巧
妇科学

**Operative Techniques in
Gynecologic Surgery**
Gynecology

一、总体原则

诊断性腹腔镜是用于诊断盆腹腔各种病变的手术检查。

（一）鉴别诊断

- 异位妊娠破裂。
- 良恶性附件区包块。
- 附件扭转。
- 子宫内膜异位症。

（二）解剖学因素

1. 主动脉

- 在非肥胖的仰卧位患者中，90% 的主动脉分叉位于脐孔的头侧。
- 在体重指数（BMI）< 25kg/m² 的患者中，腹壁厚为 2～3cm。当以 90°穿刺时，距分叉的距离在 6～8cm，其距离直接与患者的 BMI 相关。因此，推荐以 45°穿刺以避免血管损伤。
- 在 BMI > 25kg/m² 和 > 30kg/m² 的患者中，脐孔到主动脉分叉的距离分别为 10cm 和 13cm。

2. 腹壁下血管（图 5-1）

- 腹壁下深血管起源于髂外血管，沿腹侧前腹壁穿行于腹直肌下。
  - 其走行起自圆韧带内侧，进入腹股沟深环。
  - 在耻骨联合平面，血管位于腹直肌外侧。
  - 在髂前上棘（ASIS）水平，血管平均距中线 3.5cm（2.6～5.5cm）。

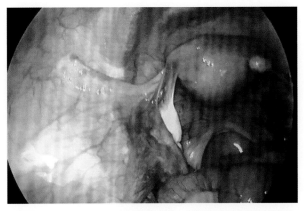

▲ 图 5-1　腹腔镜下前腹壁视图，腹壁下血管走行于脐圆韧带外侧

- 腹腔镜下，双侧脐圆韧带外侧是识别腹壁下深血管的解剖标志。

3. 髂腹下和髂腹股沟神经

- 髂腹下神经支配腹壁斜肌和耻骨上皮肤的感觉。
- 髂腹股沟神经支配腹横肌、内斜肌、大腿内侧皮肤及外阴的感觉。
- 典型的情况下，当神经受到损伤时，患者主诉切口附近烧灼感并向腹股沟放射。
- 两条神经均起源于 L_1 椎体，于腰大肌外侧发出。它们环绕髂嵴穿过腹横肌和腹内斜肌。
  - 髂腹股沟神经于 ASIS 内侧 3.1cm 和下方 3.7cm 处走行，髂腹下神经于 ASIS 内侧 2.1cm 和下方 1cm 处走行。
  - 两条神经走行均紧靠外侧 Trocar 置入点。

二、影像学检查与其他检查方法

- 经阴道盆腔超声是首选的影像学检查。
  - 超声可以提示第一穿刺点下方的盆腔肿块、增大的子宫或可疑粘连。
  - 对于高危患者，术前进行超声下内脏滑动试验可识别脐部下方的致密粘连。超声下可见脐附近肠管或网膜的回声区。患者用力深吸气和深呼气时，该区域纵向移动范围大于 1cm 提示脐下方粘连风险低。
- 对有子宫且未行绝育术的绝经前患者推荐进行尿妊娠试验。
  - 妊娠试验阳性并非腹腔镜探查手术禁忌，但不应同时施行宫腔内手术。

三、术前准备

- 了解患者既往手术史。既往开腹手术及多次手术史是腹腔镜并发症的重要危险因素。
- 了解既往病史，特别是心血管和肺部疾病病史。
  - 心肺功能差或极度肥胖的患者无法耐受头低足高位。因此，对这些患者进行术前评估，了解腹腔镜探查所受限制和中转开腹手术可能性是非常重要的。

四、手术治疗

（一）体位

- 正确的体位摆放是确保患者安全的关键。
- 使用可调节腿架将患者摆至低膀胱截石位。腿架有助于方便快捷地调整体位，并分担患者腿部的重量（图 5-2）。
- 理想的低膀胱截石位如下。
  - 臀部屈曲，轻微内或外旋。髋关节屈曲应≥60°，最好在 80°～90° 的高截石位，以避免股神经受压。在低截石位的情况下，髋关节亦不能超过 170°，以免压迫腰椎。
  - 同样，避免腿部过度外展。大腿之间的角度应限制在 90°。
  - 膝关节应弯曲并垫上泡沫垫，避免侧压导致腓神经损伤。膝关节屈曲应在 90°～120°。膝关节过度屈曲可使股神经张力加大，并导致下肢静脉淤滞。
  - 将蛋架型凝胶垫置于手术台上，并直接接触患者的背部，以防止患者在头低足高体位时

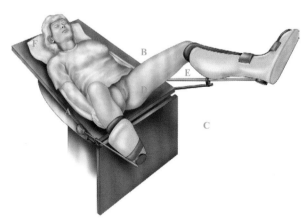

▲ 图 5-2 采用腿架摆放正确的膀胱截石位

A. 将患者的上肢固定于患者的身侧，手放于中线位置。泡沫垫放于肘部及手的最外侧以固定或"掖住"手臂；B. 髋关节屈曲，角度可因腹腔镜和阴道手术需要而调整，但最大限度应在 60°～170°，在高截石时屈曲最好在 80°～90°；C. 髋关节外展，大腿之间的角度应小于 90°；D. 髋关节旋转，保持最小的旋转角度；E. 膝关节屈曲，大腿至小腿角度应在 90°～120°，附加的泡沫垫提前放置在膝盖外侧，以保护腓神经；F. 注意放置蛋架型或额外的凝胶垫，以减少患者滑脱

滑动。避免使用肩托固定患者，以免造成臂丛神经损伤。为防止肥胖患者的滑动，可采用胸带或大尼龙搭扣带环绕病人的胸部，并固定在手术床架上，但要注意不能影响患者最大通气量。

- 使用一次性体位固定系统、床单、泡沫垫或上述组合，将患者手臂收拢到患者体侧。将手腕放在中线位置，拇指朝前。将衬垫放在手腕和肘部下方，以避免尺神经受压。小心不要压迫外周静脉通路，防止患者手指接触手术台接缝处。在肥胖患者中，使用调低的手术滑板或床延展板来提供额外的支持和空间，以适应患者的体态。
  - 这个体位使外科医生更接近患者并保护患者的手、腕和关节。
- 确保手术台水平位，患者平躺。
  - 避免手术开始时采取头低足高位，因此体位会使主动脉分叉更靠近脐部，增加了主动脉损伤的风险。
- 在手术开始时，确认胃管和尿管已置入，防止脏器扩张增加损伤的风险。
- 放置举宫器，以利控制子宫的方向。
  - 复杂的举宫器主要用于较为复杂的手术。对于诊断性腹腔镜，可考虑应用可重复使用的低成本的举宫方式，如简易举宫器等。

（二）方法

- 进入腹腔和建立气腹是所有腹腔镜手术中必不可少的第一步，也是风险最高的一步。
- 第一穿刺点通常位于脐部或 Palmer 点。
  - Palmer 点位于锁骨中线处肋下缘下方 3cm 处。此部位脂肪组织明显少于脐周区域，皮肤到腹膜的距离更小，尤其适用于肥胖患者。
    - Palmer 点可用于前次开腹手术（包括剖宫产）术后粘连、大子宫肌瘤、盆腔肿块或既往脐疝补片修补后的患者。
    - 胃和肝是最接近穿刺点的脏器，损伤风险增加。
    - Palmer 点穿刺的相对禁忌证包括脾大、肝大

和已知的腹部左上象限包块。既往上腹部手术后粘连的患者也应慎重考虑。

➤ 脐上方穿刺点也可用于具有相同术前风险的患者，该部位位于腹中线脐上方 3～5cm 处。

➤ 脐部下方粘连的发生率在下腹横切口开腹手术史患者中达 50%，而在既往正中开腹手术史患者中高达 90%。

■ 腹腔镜手术中的入路通常分为闭合式和开放式。开放式入路指一种开腹式小切口或 Hasson 入路。闭合入路是将器械盲穿入腹腔。下面将描述这两种技术的最常用方法。

➤ 多项研究证实，超过 50% 的主要并发症，特别是肠管和血管损伤，发生在初次穿刺进腹时。

➤ 尚无确切方法能更有效地避免损伤。因此建议先熟练掌握一种入腹技术，再掌握其他技术。

➤ 无论采用何种入腹方法，经验和良好的技术是确保安全入腹的关键。

五、手术步骤与技巧

（一）气腹针

气腹针是一种细长的穿刺针，尖端附有带弹簧的钝头，用于闭合穿刺。一旦气腹针进入腹腔，即可用来在 Trocar 穿刺之前将气体注入腹腔。

■ 穿刺气腹针前，需抓持提起腹壁，可以做一个小的皮肤切口。

■ 打开气腹针阀门，气腹针以 45° 适当向内用力将针头穿过腹壁。

■ 当气腹针穿过腹壁筋膜及腹膜时，可感到两次突破感。

■ 在开始充气前确认气腹针进入腹腔。

➤ 负压抽吸试验：将一支含生理盐水的 5ml 注射器连接到气腹针针头上，抽吸以确保无血液或粪便回流。

➤ 悬滴试验：于气腹针进气连接口处滴注生理盐水，移除注射器，打开气腹针阀门，生理盐水顺流入针头，证明气腹针已置于压力相对低的腹腔中。

➤ 初始气腹压力应 ≤ 9mmHg（肥胖患者可达 10mmHg）。

➤ 一项关于 348 例患者的前瞻性研究评估了上述四种方法，发现所有试验的敏感性及阳性预测值均较低。但研究指出，初始压力是用来判断是否位于腹膜外的最佳方法。抽吸试验虽然不敏感，但仍有其优点，因为任何粪便或血液的发现均有助于快速识别损伤。

■ 气腹针穿刺成功后，腹腔内注入气体，压力达到 15～20mmHg。进气后可穿刺首个 Trocar。

（二）首个 Trocar 的直接置入

■ 与气腹针的闭合穿刺相似，穿刺 Trocar 可在不建立气腹的条件下直接进入腹腔。

■ 在穿刺入口处做一个小切口。抓持并提高腹壁，将 Trocar 以 45° 刺入。

■ 通过同时施加向内压力与扭转力来推进 Trocar。当感到两层突破感时，说明已穿透筋膜和腹膜层。

■ 取出闭塞器，置入腹腔镜，直视下确认进入腹腔。

■ 多项研究表明，与气腹针穿刺相比，直接穿刺 Trocar 的损伤和并发症的发生率相同或者相对低，是一种安全的选择。

■ 可视化 Trocar 也可用于直接穿刺。

➤ 可视化 Trocar 尖端由透明的、疏水性塑料制成，可全方位显示腹壁层次，而不是仅靠触觉确认。

➤ 盲穿与可视性穿刺损伤的发生率是相等的。

➤ 但是，可视性穿刺可以更快地识别穿透性损伤。

（三）闭合入路的穿刺角度

■ 穿刺芯必须插入 Trocar 内并沿穿刺方向引导 Trocar 进入一个安全的解剖位置，以避免穿刺损伤，但进入腹腔也不宜过深，仅穿透腹膜即可。

- 在脐部沿 45° 穿刺的目的是将 Trocar 朝向腰部和骶骨的中空部位。该区域血管损伤的风险最小。沿这一角度，非肥胖患者腹膜穿刺失败并不常见。
- 然而，肥胖增加了入腹的距离，更常见的并发症是腹膜外气肿。Hurd 等利用腹部 CT 及 MRI 扫描进行解剖分析，测量从脐到前腹膜和大血管的距离。基于研究结果提出，针对肥胖患者应以 90° 置入穿刺 Trocar。其研究发现，由于腹壁厚度的显著增加，Trocar 以 90° 置入时距离腹膜后血管是安全的，这个角度同时避免了将 Trocar 置入腹膜外。
- 以上为多年来传统的教学方式，然而近来受到了 Stanhiser 等研究的挑战。他们使用 CT 扫描进行测量，认为使用标准 Trocar（10cm）和标准气腹针（12cm），可以采用 45° 置入的患者，其 BMI 上限为 $65kg/m^2$。在非常肥胖的人群中，这个角度可以提高血管穿刺的安全性，因为紧急开腹手术会增加手术的难度和风险。

（四）开放式进入（Hasson 技术）

- 在脐部做垂直或水平的适合 Trocar 直径的小切口。
- 用 Kocher 钳夹脐部筋膜的底部。
  - 从筋膜上钝性分离皮下脂肪，然后用第二把 Kocher 钳再次钳夹更多的筋膜组织。
  - 提起 Kocher 钳，将腹壁提高，使腹壁与腹腔脏器分开。
- 手术刀水平切开筋膜，切口长度为 10 ～ 12mm。
- 将两条可吸收缝线分别穿过筋膜切口的头侧和足侧。
- 使用 S 拉钩牵开腹膜外脂肪组织，暴露腹膜，使用止血钳和组织剪钝性或锐性切开腹膜。
- 肉眼确认进入腹腔后，评估是否有意外损伤，并触诊周围是否有粘连。
- 最后，置入带钝性闭塞器的 Trocar，将两根筋膜缝合线打结，将 Trocar 固定在筋膜上。

（五）放置辅助 Trocar（技术图 5-1）

- 辅助 Trocar 的数量和位置取决于手术需要。对于诊断性腹腔镜探查，单个辅助 Trocar 可能足以分离脏器并充分暴露所有结构。
- 用手术刀将皮肤切开，至 Trocar 直径，术者的优势手握住 Trocar，垂直筋膜。
  - 将 Trocar 向下旋转，使其进入腹膜腔，同时始终保持 Trocar 尖端在镜下可见，以防意外损伤。穿刺入筋膜后，将 Trocar 对准骨盆进一步置入。
  - 髂前上棘是常用的参考点。在气腹条件下，髂前上棘上内侧约 3cm 处放置辅助 Trocar，可减少对髂腹股沟神经、髂腹下神经及腹壁下血管的损伤。
  - Whiteside 和 Rahn 进行的两项解剖研究描述了气腹形成前后这些神经的走行。两项研究均建议在耻骨联合上方或髂前上棘上方 6cm 处放置 Trocar。
- 透光实验可以帮助避开腹壁浅表血管，但肥胖可能会限制上述结构的暴露。
- 通过腹腔镜识别脐外侧韧带观察腹壁下血管。如果血管被脂肪组织遮盖，识别位于圆韧带入腹股沟韧带处内侧的血管，并追踪其头侧的路径。
- 放置 Trocar 时，应确保所有器械在骨盆中至少有 60° 的相交角。
  - Trocar 位置应至少相距 5cm，即一拳的宽度。可以将器械放置在拟定的 Trocar 进口上，并对准骨盆，以协助进行最佳部位选择，从而防止器械在手术时发生碰撞。

（六）盆腔探查

- 系统探查盆腔。无论进入方法如何，探查均应从穿刺区域及其下方开始。评估该处是否有损伤征象。
- 探查上腹部，如肝脏、胆囊、横膈、胃和肠管。特别注意肝周粘连、包块或增大的组织器官。
- 将患者置于头低位，以最大限度地暴露盆腔。

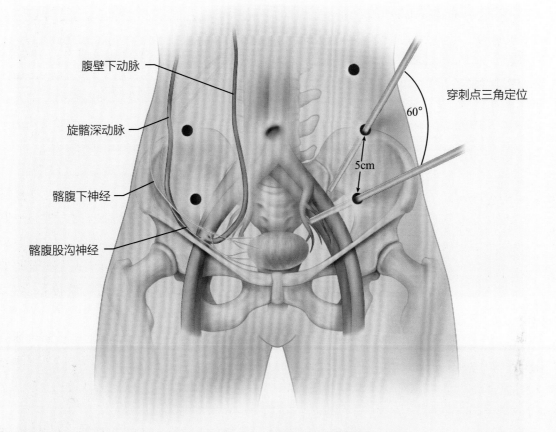

腹壁下动脉

旋髂深动脉

髂腹下神经

髂腹股沟神经

穿刺点三角定位

60°

5cm

▲ 技术图 5-1　辅助 Trocar 的放置

左侧为与 Trocar 位置相关的骨盆血管、髂腹股沟神经和髂腹下神经的解剖；右侧为 Trocar 必须在腹壁上至少相距 5cm，以保证每种器械在盆腔中的活动范围

- 全面探查盆腔，以评估异常病变或粘连。
  - ➤ 如果存在粘连，仅处理那些需要进行分离的粘连以完成盆腔探查。
- 对所有盆腔结构进行系统检查，包括盆壁和腹壁。盆腔根据解剖学边界分为多个区域，按区域探查，以防遗漏重要结构（技术图 5-2 和技术图 5-3）。
  - ➤ 系统探查盆腔各区域，应在手术报告中描述每一部位的发现。
- 1 区：前盆腔和腹腔脏器，以子宫圆韧带为界。
  - ➤ 评估宫底和子宫前表面、阔韧带前叶、膀胱底、腹股沟管内环及腹壁下血管。
  - ➤ 了解子宫的大小和病变，如肌瘤或子宫内膜异位。
  - ➤ 使子宫后屈可使上述结构更容易暴露。

- 2 区：位于宫骶韧带之间的中线后部结构。
  - ➤ 举宫器举宫，使子宫前倾，观察子宫后壁、子宫直肠窝、直肠阴道隔、乙状结肠和骶前腹膜。应检查子宫直肠窝是否有子宫内膜异位病灶和腹膜窗。
  - ➤ 应评估整个子宫直肠窝的深度和宽度，应放大、近距离地检查粘连和子宫内膜异位症的病灶。
- 3 区：子宫骶韧带与侧盆壁之间的区域，包括卵巢、输卵管和骨盆漏斗韧带。
  - ➤ 评估输卵管、阔韧带后叶、卵巢、附件血管及输尿管。
  - ➤ 应该从各个角度了解卵巢的异常或粘连。将组织钳置于骨盆漏斗韧带下方，使卵巢翻转，了解其下部外观。

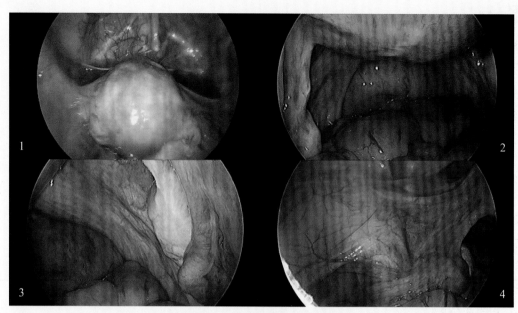

▲ 技术图 5-2　盆腔各区域

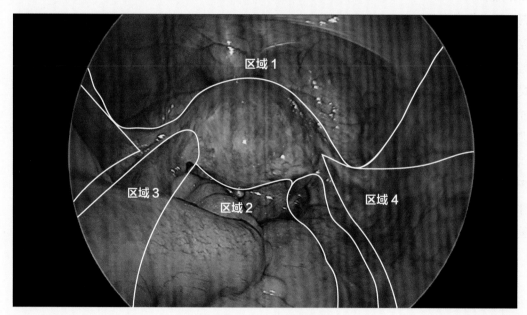

▲ 技术图 5-3　盆腔各区域

> 探查输卵管是否存在肿物或硬化。不要钳夹上述脆弱的组织，建议使用钝性器械操作。如果绝对必要，需使用 Babcock 钳钳夹输卵管系膜并小心避免损伤。

- 4 区：附件区以上的盆腔。

> 寻找并探查阑尾，特别是当患者有病因不明的盆腔痛时更应如此。

> 由于操作会引起出血并干扰视野，因此应在开始手术前完成探查。

（七）Trocar 拔除和关腹

- 大于 8mm 的 Trocar 需要使用缝合装置（如 Carter Thomason 装置）缝合筋膜，或者使用 S 拉钩、Kocher 钳和可吸收缝线直接缝合。始终从较大的 Trocar 穿刺部位缝合开始，并切记将注气管连接到较小的 Trocar 以维持气腹。

- 完成腹腔镜探查后，在直视下取下 Trocar，以确保不会无意损伤组织。
- 为了更好地排空气腹，先关闭气腹机，然后既可以用吸引器在内脏上方抽吸残余的腹腔内

气体，也可以请麻醉医师在压迫腹壁的同时让患者深呼吸几次。将腹腔镜放入最后剩下的 Trocar 内，并将腹腔镜和 Trocar 同时拔除，以确保肠管没有卷入腹壁。

- 用皮钉、可吸收缝线或皮胶对合皮肤。

六、经验与教训

○ 每次手术前，应用 Foley 导尿管导尿，并用鼻胃管抽吸胃内容物。通过术前对内脏减压，以减少穿刺时发生损伤的可能性。

✕ 正确摆体位，以避免神经损伤和挤压伤。了解光缆接触可能引起烧伤和火灾，以上均为腹腔镜手术的重要部分。

○ Palmer 点是极好的替代穿刺点，当脐部穿刺失败、肥胖患者或怀疑有致密的脐周粘连时，请考虑使用 Palmer 点。

✕ 穿刺前不宜将患者置于头低卧位，这样会增加患者初次穿刺时血管损伤的风险

○ 腹腔镜和可视 Trocar 一起直接进入是最快的方法，不会增加穿刺风险。

○ 提高对腹壁解剖的认识，尤其是对于脂肪层较厚的腹壁。

○ 在腹腔镜手术中，通常可更快地识别出穿刺损伤，但并不能改善组织损伤的漏诊率。

✕ 当进入腹腔困难时，请立即将进气阀转到"关闭"位置或断开针头或 Trocar 的气体。腹膜前间隙的意外进气会改变正常的解剖层次，并增加手术并发症的发生率。

○ 增加手术并发症的因素包括：①进腹的操作次数；②疾病的复杂程度；③既往腹部手术史，特别是既往开腹手术史。

✕ 各种进腹技术各有优点，但很好地掌握一种技术而不是同时浅显地掌握多种操作技术，才是最安全、最重要的。

七、术后护理

- 简单的腹腔镜探查术可作为门诊手术进行。
- 术后几天至 1 周内，残留的气腹会引起右上腹疼痛。可以使用非甾体类抗炎药和麻醉药进行切口镇痛。视穿刺口的大小，术后的活动不会受到明显限制，可以告知患者酌情恢复正常活动。

  如患者无改善，则应由医师亲自评估。

八、并发症

- 诊断性腹腔镜并发症多数发生在首次进腹时。
  - ➢ 进腹并发症占所有腹腔镜检查并发症的 50%，但其发生率 0.3% ~ 1%，仍然是少见的。
  - ➢ 损伤脏器主要为血管和肠管，但也包括气体栓塞、膀胱损伤、皮下气肿和进腹失败。
- 开放式进腹避免了盲目穿刺，因此曾被认为是防止意外损伤的理想方法。但文献并不支持这种说法。许多研究表明，开放式技术血管损伤的发生率较低，且几乎不存在气体栓塞，但肠

管损伤发生率与盲穿相近或增加，但这可能是由于选择偏倚所致。因为调查显示，在预期有粘连的情况下，手术医生更倾向对既往有手术史的患者采用开放进入技术。

➤ 一项 Cochrane 系统综述得出的结论是，没有证据证实哪种方法是最安全的进腹方式。

➤ 经验减少了并发症的发生率；因此，当前的建议是使用经验最丰富且操作最为方便的技术。

■ 穿刺损伤大血管的死亡率最高。

➤ 75%的血管损伤是动脉，其中25%是主动脉，20%是右侧髂总动脉损伤。

➤ 进腹过程中，器械必须保持在中线，因为轻微的偏离会导致腹膜侧向进入数厘米，并增加髂血管损伤的风险。

■ 肠管损伤比血管损伤更为常见，约占腹腔镜手术的0.4%。

➤ 无论采用哪种进入方法，文献估计在手术过程中肠道损伤的30%～50%未能被发现，因此导致的腹膜炎和败血症的死亡率分别为2.5%～5%。

➤ 带光纤的 Trocar 并未降低这种风险，且漏诊肠管损伤的发生率也相似。

■ 肥胖患者进腹失败的风险增加。

➤ 由于腹壁，腹膜前脂肪组织和腹膜层的厚度增加，开放式技术可能更具挑战性。

➤ 带光纤的 Trocar 直接进腹及自左上腹进腹均可能有帮助。

➤ 由于通气困难，肥胖患者的头低卧位可能会受限。

■ 与并发症发生率增加相关的危险因素如下。

➤ 最终成功置入 Trocar 前所需尝试的次数与增加穿刺意外发生有关。

➤ 病例复杂度是主要并发症、轻微并发症以及中转开腹手术的重要危险因素。

➤ 既往腹部手术史是增加主要并发症（如内脏穿刺伤、严重出血、死亡）发生风险的唯一因素。

➤ 研究显示，肥胖并非总是危险因素，但的确会增加穿刺失败的比例。

参考文献

[1] Ahmad G, O'Flynn H, Duffy JM, Phillips K, Watson A. Laparoscopic entry techniques. *Cochrane Database Syst Rev.* 2012;2:CD006583.

[2] Bedaiwy MA, Pope R, Henry D, et al. Standardization of laparoscopic pelvic examination: a prosal of a novel system. *Minim Invasive Surg.* 2013;2013:153–235.

[3] la Chapelle CF, Bemelman WA, Rademaker BM, van Barneveld TA, Jansen FW; on behalf of the Dutch Multidisciplinary Guideline Development Group Minimally Invasive Surgery. A multidisciplinary evidence-based guideline for minimally invasive surgery. Part 1: entry techniques and the pneumoperitoneum. *Gynecol Surg.* 2012;9:271–282.

[4] Fuentes MN, Rodríguez-Oliver A, Naveiro Rilo JC, Paredes AG, Aguilar Romero MT, Parra JF. Complications of laparoscopic gynecologic surgery. *JSLS.* 2014;18(3):e2014.00058.

[5] Hurd WH, Bude RO, DeLancey JO, Gauvin JM, Aisen AM. Abdominal wall characterization with magnetic resonance imaging and computed tomography. The effect of obesity on the laparoscopic approach. *J Reprod Med.* 1991;36(7):473–376.

[6] Pickett SD, Rodewald KJ, Billow MR, Giannios NM, Hurd WW. Avoiding major vessel injury during laparoscopic instrument insertion. *Obstet Gynecol Clin N Am.* 2010;37:387–397.

[7] Rahn DD, Phelan JN, Roshanravan SM, White AB, Corton MM. Anterior abdominal wall nerve and vessel anatomy: clinical implications for gynecologic surgery. *Am J Obstet Gynecol.* 2010;202:234.e1–e5.

[8] Stanhiser J, Goodman L, Soto E, et al. Supraumbilical primary trocar insertion for laparoscopic access: the relationship between points of entry and retroperitoneal vital vasculature by imaging. *Am J Obstet Gynecol.* 2015;213:506.e1–e5.

[9] Teoh B, Sen R, Abbott J. An evaluation of four tests used to ascertain veres needle placement at closed laparoscopy. *J Minim Invasive Gynecol.* 2005;12:153–158.

[10] Tulikangas PK, Nicklas A, Falcone T, Price LL. Anatomy of the left upper quadrant for cannula insertion. *J Am Assoc Gynecol Laparosc.* 2000;7(2): 211–214.

[11] Vilos GA, Ternamian A, Dempster J, Laberge PY. The Society of Obstetricians and Gynaecologists of Canada. Laparoscopic entry: a review of technique, technologies, and complications. *J Obstet Gynaecol Can.* 2007;29:433–465.

[12] Whiteside JL, Barber MD, Walters MD, Falcone T. Anatomy of ilioinguinal and iliohypogastric nerves in relations to trocar placement and low transverse incision. *Am J Obstet Gynecol.* 2003;189:1574–1578; discussion 1578.

第三篇
子宫手术
Uterine Surgery

非妊娠子宫的诊刮术

Dilatation and Curettage of the Nonpregnant Uterus

Rhoda Y. Goldschmidt　著

张燕燕　译

贺豪杰　校

一、总体原则

（一）定义

■ 诊刮术（dilatation and curettage，D&C）是子宫内膜或宫腔内容物的一种取样方法。扩张（dilatation，dilation）是指扩张宫颈管这一进入宫腔的门户；刮除术（curettage）是指刮出宫腔内的子宫内膜。

（二）鉴别诊断

■ 异常子宫出血、围绝经期出血、绝经后出血、子宫肌瘤、宫颈或子宫内膜息肉、宫颈癌、子宫内膜增生、子宫恶性肿瘤、宫腔积脓、宫腔积血、宫腔内残留的妊娠组织。

（三）解剖学因素

■ 在存在苗勒管缺陷（如双子宫、双角子宫、纵隔子宫）的情况下，D&C需在超声监测下进行。

（四）非手术治疗

■ IPAS是一种双阀手动真空吸引注射器，可以在诊室而非手术室的环境下操作。世界卫生组织（WHO）已批准将其用于异常子宫出血的子宫内膜取样。

二、影像学检查与其他诊断方法

■ 盆腔超声和（或）盐水灌注超声可显示出子宫轮廓、子宫内膜、宫腔内息肉和肌瘤（包括肌壁间、浆膜下和黏膜下肌瘤）。此外，还能够识别出子宫腺肌症典型的异常结构。

■ MRI可用于检测是否存在苗勒管畸形，如单角子宫、双子宫、双角子宫或纵隔子宫。

三、术前准备

■ 详尽的病史和体格检查是排除妊娠、确定进入子宫的难易程度、避免任何可能影响麻醉的并发症并确定凝血风险的必要条件。

■ 宫颈狭窄是指2.5mm的Pratt扩宫棒无法通过宫颈管。既往有关于宫颈或子宫操作的病史，如LEEP或宫颈锥切、常规活检、冷冻治疗、激光手术或子宫内膜消融，均有可能造成宫颈狭窄。另外，经阴道分娩、感染或雌激素缺乏亦可导致宫颈狭窄。

■ 许多方案已被推荐用以促进扩张宫颈管。宫颈狭窄可在D&C前12h口服或舌下含服米索前列醇400μg进行处理。此外，海藻棒是渗透性扩张剂，可以软化和扩张宫颈，防止在扩张宫颈的过程中子宫穿孔。在D&C术前放置至少12～24h，并在手术中取出。

四、手术治疗

（一）体位

■ 患者取膀胱截石位，双腿放置在拐杖形或马镫形腿架上。避免过度屈曲髋部或过度外展膝部（图6-1）。

（二）方法

术前应先行盆腔检查，为避免子宫穿孔，应先确定子宫是前屈位还是后屈位。确定子宫的屈曲程度也很重要。Pratt或Hank扩宫棒的优点是前端逐渐变细，可以适应子宫的弯曲，避免严重后屈或前屈的子宫发生穿孔。

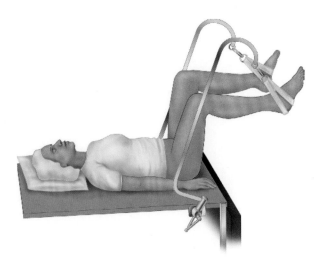

▲ 图6-1 膀胱截石位

避免髋部的过度屈曲和膝部的过度外展，防止股神经和腰骶干的损伤

术中，仔细探查宫腔，逐号扩张宫颈，系统地刮取子宫内膜。如果高度怀疑存在子宫内膜息肉，在刮宫前应先行息肉切除。如高度怀疑子宫内膜癌，应行分段诊刮。应先刮取宫颈管内膜组织，然后再行宫腔内膜组织取样，以避免不同部位组织的相互污染。

五、手术步骤与技巧

（一）暴露宫颈

■ 患者摆好体位、消毒并铺好无菌单后，在宫颈后方放置重锤拉钩，使用直角或单叶拉钩拉开阴道前壁以暴露宫颈（技术图 6-1）。

（二）固定宫颈

■ 单齿宫颈钳钳夹宫颈前唇。

（三）探查宫腔

■ 使用带有刻度的 Sims 钝头探针轻柔地探查宫腔。

（四）扩张宫颈

■ 以扩宫棒逐号扩张宫颈。

（五）子宫内膜息肉切除

■ 为了避免子宫内膜息肉漏刮，用取物钳系统地、全面地夹取子宫内膜。

（六）刮宫术

■ 使用 Heaney 锯齿状刮匙进行全面地刮宫。如子宫为前屈位，从 12 点钟的位置开始，沿子宫前壁从宫底部刮向宫颈，并按顺时针方向重复操作。诊刮的方向最好从宫底部开始往术者方向进行，而不是由后向前推刮。当组织从宫颈管内排出时，将其收集，或者直接置于后穹窿的 Telfa 敷料上（技术图 6-2）。

■ 如果怀疑有恶性肿瘤，在刮取宫腔组织前先使用 Duncan 矩形刮匙进行宫颈管诊刮。宫颈管诊刮需从宫颈内口至外口方向刮取整个长度的宫颈管。最后将宫颈管及宫腔组织标本分别送病理检查。

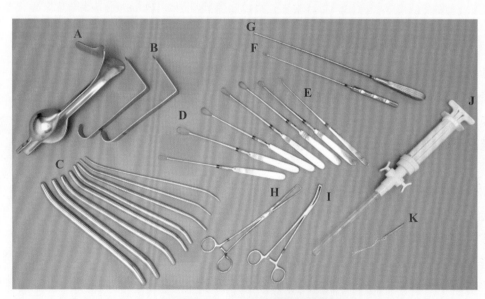

▲ 技术图 6-1　**D&C 所需手术器械**

A. 重锤拉钩；B. 侧壁拉钩；C.Pratt 扩宫棒；D. 锐口刮匙；E. 锯齿状刮匙；F. 矩形刮匙；G. 宫腔探针；H. 单齿宫颈钳；I.Jacobs 双齿宫颈钳；J.IPAS；K. 海藻棒

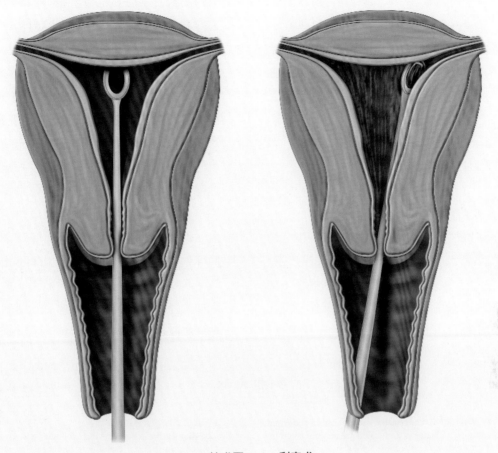

▲ 技术图 6-2　刮宫术

将刮匙轻轻推至宫底。从 12 点钟方向开始，将刮匙锋利的边缘向宫颈内口方向顺时针全面刮取

六、经验与教训

○ 宫颈管狭窄：除了操作前常规使用的米索前列醇和海藻棒，也可在术中使用稀释的血管加压素 10ml 宫颈间质注射。

✗ 避免过度扩张宫颈：将宫颈扩张至刚好可容纳操作所需器械即可。如进行宫腔镜检查，过度扩张可致膨宫液漏出，最终造成膨宫不良。如发生这种情况，可使用卵圆钳或宫颈钳夹紧宫颈，或使用缝线收紧宫颈。

○ 宫颈裂伤：单齿宫颈钳可致宫颈撕裂，导致宫颈出血，并且不能提供足够的牵引力。可使用较钝的 Jacobs 双齿宫颈钳，钳夹宫颈前唇时需注意避免膀胱边缘的损伤。

✗ 避免造成假道：从最大的刮匙开始，它很容易通过宫颈。避免使用非常小的扩张器，如泪道扩张器，因为这些器械易穿透任何组织，以致我们误认为准确进入了宫腔。

○ 避免子宫穿孔：当进行宫颈扩张时，不要用力过大。用指尖抓持扩宫棒而不是用手掌抵住扩宫棒。探宫腔时，缓慢推进探针直至遇到宫底部的阻力停止。

✗ Asherman 综合征：避免对近期妊娠过或感染的子宫进行过度的刮宫。可在宫腔内放置 Foley 球囊以防止子宫壁粘连，术后 10 天取出。多西环素，每日 2 次，连续 10 天，用以防止感染。

七、术后护理

- 在麻醉后监护室（PACU）监测患者的出血、疼痛和麻醉并发症等情况。轻度腹痛和点滴出血可能会持续数天。为了避免感染，在月经恢复或经医生检查之前，阴道内不应放置任何物品。并告知患者在术后 14d 内避免盆浴、游泳、性交和使用卫生棉条。

八、并发症

- D&C 的总并发症低于 2%。发生 D&C 并发症的独立危险因素包括子宫后倾、绝经后和未产妇。
- 可能的并发症包括子宫穿孔、内脏的损伤（如肠道、膀胱、输尿管）、主要血管的损伤、子宫内膜炎、出血、阴道裂伤、宫颈裂伤、盆腔痛、假道形成、Asherman 综合征。如果怀疑发生子宫穿孔，术者需仔细评估盆腔内情况以确定有无其他损伤。如果患者血流动力学稳定，且手术医生精通腹腔镜操作，则诊断性腹腔镜是首选方法。需检查穿孔部位，评估损伤／裂伤范围。气腹的压力降至 5mmHg，并观察数分钟。对于血流动力学稳定的子宫穿孔无须进一步手术干预。应将并发症告知患者，并建议患者关注需及时就医的症状和体征。如果发生穿孔部位出血，可采取缝合、电凝或电灼的方法来止血。彻底的盆腔评估需包括血管及全面的肠道的评估。如果患者的血流动力学不稳定，则实施手术探查，术者和麻醉医师团队需直接进行术前沟通及讨论，讨论内容应包括剖腹探查术与剖腹探查术前先用药物稳定生命体征的利弊。

参考文献

[1] Lukman HY, DikranP. Trends in the evaluation of abnormal uterine bleedings with the introduction of manual vacuum aspiration. *East Afr Med J.* 1995;72(9):599–604.
[2] Ghosh A, Chaudhuri P. Misoprostol for cervical ripening prior to gynecological transcervical procedures. *Arch Gynecol Obstet.* 2013;287(5): 967–673.
[3] Temel M, Goynumer FG, Wetherilt L, Durukan B. Which route of misoprostol application is more advantageous prior to fractional curettage in postmenopausal patients? *Arch Gynecol Obstet.* 2009;279(5):637–642.
[4] Christianson MS, Barker MA, Lindheim SR. Overcoming the challenging cervix: techniques to access the uterine cavity. *American Society for Colposcopy and Cervical Pathology.* 2008;12(1):24–31.
[5] Hefler L, Lemach A, Seebacher V, Polterauer S, Tempfer C, Reinthaller A. The intraoperative complication rate of nonobstetric dilation and curettage. *Obstet Gynecol.* 2009; 113(6):1268–1271.

子宫肌瘤切除术
Myomectomy

妇科手术技巧
妇科学

Operative Techniques in
Gynecologic Surgery
Gynecology

第一节　开腹子宫肌瘤切除术

Linda D. Bradley　**著**

杨诗源　**译**

贺豪杰　**校**

一、总体原则

（一）定义

- 开腹子宫肌瘤切除术是通过开腹手术切口进行的，也称为开放性肌瘤切除术。手术切除子宫平滑肌瘤并保证子宫的完整性。开腹切除子宫肌瘤后育龄女性仍可保持月经周期，且理论上可以妊娠。
- 子宫平滑肌瘤亦称子宫纤维瘤、肌瘤或纤维肌瘤，是单一细胞的良性增生，是一种边界清楚，由假包膜包裹的平滑肌和纤维结缔组织的良性生长，是子宫最常见的良性增生。
- 子宫肌瘤的发病机制尚不清楚，但多种致病理论认为，与遗传易感性、表观遗传、雌激素、孕激素、生长激素、细胞因子、趋化因子和细胞外基质等因素相关。

（二）鉴别诊断

- 子宫腺肌症。
- 子宫腺肌瘤。
- 平滑肌肉瘤。
- 弥漫性平滑肌瘤病。
- 子宫外盆腔肿瘤。
- 卵巢肿物。
- 妊娠。

（三）解剖注意事项

- 子宫肌瘤有其特性，症状因人而异。子宫肌瘤的发病率高达60%～80%，但多数患者无症状。
- 无症状患者无须焦虑，临床随访即可。
- 30%的患者有明显症状。
- 子宫肌瘤的大小从数毫米至20cm不等。

- 子宫肌瘤的数量不定，多数患者数量在10个以下，但也有开腹剔除子宫肌瘤个数在100个以上的病例。
- 每个子宫肌瘤的重量不定，有报道的最大子宫肌瘤重量为65kg。
- 子宫肌瘤可通过以下几种机制影响生育能力。
  - ➢ 机械作用造成输卵管阻塞。
  - ➢ 子宫异常血管形成。
  - ➢ 子宫内膜异常生长。
  - ➢ 慢性子宫腔炎症。
  - ➢ 加强子宫收缩。
  - ➢ 宫腔变形。
- FIGO分类系统根据子宫肌瘤的解剖位置进行分类。
  - ➢ 这些良性增生可能位于子宫和子宫颈内的不同区域，包括宫颈、子宫腔内、黏膜下、肌壁间、透壁型、浆膜下外生型、带蒂浆膜下、附着于其他组织的寄生肌瘤，以及通过子宫颈脱入阴道的子宫肌瘤。
  - ➢ 肌壁间肌瘤是最常见的肌瘤类型，此类子宫肌瘤位于肌层，大小和数量可能不同。子宫肌瘤的增长可能导致宫腔或浆膜面的变形。
  - ➢ 黏膜下肌瘤通常是指宫腔内肌瘤，此类子宫肌瘤位于子宫腔内。
    - • 若其增大可以使宫颈展平，并可在宫颈口看到。
    - • 肌瘤可以自宫颈口完全脱出，查体可看到宫颈外口扩张，肌瘤脱出到阴道内。经阴道肌瘤切除术是这种"脱出型"黏膜下肌瘤的理想治疗方式。
  - ➢ 宫腔内肌瘤可能与剧烈盆腔痉挛性疼痛、白带异常、阴道分泌物异味或异常月经出血有关。

- 可采用宫腔镜切除或宫腔镜肌瘤粉碎术。
- 浆膜下肌瘤向子宫外生长，导致子宫表面轮廓不规则。
  - 可能带有不同宽度的蒂。
  - 带蒂子宫肌瘤活动度好，可能发生扭转，造成急性或间歇性腹痛，若完全扭转或肌瘤坏死会导致发热。
  - 大部分无症状，且不会造成不良妊娠结局。
- 外生肌瘤也可能附着在其他腹腔器官上，形成侧支循环，称为寄生肌瘤。
  - 常见的寄生肌瘤附着在肠表面、大网膜和肠系膜，并且不固定，可与附件肿物或不明原因的腹部肿物相混淆。
  - 如果累及阔韧带，则称为阔韧带肌瘤，这种解剖变异可能造成输尿管位置改变。当开腹切除阔韧带肌瘤时，须谨慎操作，以避免输尿管损伤。
- 肌瘤的大小、数量和位置因人而异，可能与多种临床症状有关，包括月经异常、包块相关症状、盆腔疼痛、腹围增大、不孕或妊娠相关并发症。
- 月经异常可能包括月经过多、月经过多引起的贫血和异食癖、不规则出血、性交后出血、痛经、白带异常、慢性或急性贫血。
- 包块相关症状可能包括腹围增大、背痛、腹胀、便秘、尿频、尿急、尿潴留、单侧或双侧输尿管梗阻和不同程度的肾积水。
- 盆腔疼痛包括痛经和性交疼痛。
- 增大的子宫也可能造成无法暴露宫颈，使宫颈刮片、生理盐水灌注超声和子宫内膜活检操作困难。
- 生殖相关症状包括不孕症、复发性流产、早产和怀孕期间因子宫肌瘤变性引起的腹痛。
- 子宫肌瘤变性包括以下几种。
  - 玻璃样变性，为最常见的子宫肌瘤变性，由纤维细胞过度增生引起。
  - 囊性变，可由玻璃样变性发展而来，而后在子宫肌瘤内产生多个囊性空腔，发生黏液样变。
  - 红色变性或坏死，子宫肌瘤血供不足会导致坏死，在孕期较为常见。由于局部溶血相关的无菌性改变，当切开大体标本时呈微红色外观。
  - 黏液样变性，好发于8cm以上的子宫肌瘤，与动脉供血不足有关。
  - 感染性变性，好发于有蒂子宫肌瘤。
  - 钙化，常见于绝经后女性。
  - 肉瘤样变，较为罕见，手术患者的发生率约为1/300。
- 对于有生育要求且有手术指征的女性，应由技术娴熟的医生采用创伤最小的保留子宫的方式进行手术。
- 子宫肌瘤的大小、数量和位置决定了对手术方式的选择和对手术技巧的要求。
  - 这些因素决定手术入路。经阴道手术、宫腔镜手术、经腹手术、开腹小切口手术、腹腔镜手术或机器人手术都是可行的。
  - 不同子宫肌瘤的具体特征也影响手术时间、手术风险、术中术后失血量、感染病率、并发症和复发风险。
- 手术指征如下。
  - 药物治疗失败的有症状的子宫肌瘤。
  - 宫腔形态改变导致不孕或复发性流产。
  - 由急性子宫肌瘤扭转、变性或自阴道脱出导致持续腹痛不缓解。
  - 难治的或严重的月经不调药物治疗失败。
  - 肌瘤造成重度输尿管阻塞、肾功能不全、显著肾盂积水或急性尿潴留的患者首选手术，此类情况不常见。
  - 考虑平滑肌肉瘤。

（四）非手术治疗

1. 非手术治疗指征

子宫切除术是治疗子宫肌瘤的传统治疗方

式，但越来越多的女性倾向于无创的治疗方式。建议症状不明显的子宫肌瘤女性考虑期待治疗，包括采用定期查体、影像学检查、症状记录等方式进行监测，应根据症状确定检查的频率。非手术和替代子宫切除的方法包括子宫肌瘤栓塞术（UFE）和子宫内膜消融术，这些方法只适用于保留子宫但无生育要求的女性。药物治疗包括激素治疗、左炔诺孕酮宫内节育器、氨甲环酸、非甾体抗炎药和 GnRHa，药物治疗适合需要保留生育功能的患者。

但在决定采取非手术治疗、期待治疗或手术时，应征询患者意见，并考虑以下影响患者生活质量（QOL）的因素。

- 对个人健康状况的忧虑。
- 对其人际关系的影响。
- 情感。
- 性功能。
- 身材。
- 失控感。
- 无望感。

一项对 968 位孕期女性的近期调查结果如下。

- 患者在治疗前平均等待 3.6 年。
- 41% 的患者在诊断过程中会寻求 2 位以上专业人士建议。
- 28% 的患者因子宫肌瘤症状失去工作。
- 24% 的患者认为症状影响自身职业发展。
- 79% 的患者表达了尽可能避免开刀手术的意愿。
- 51% 的患者表达了保留子宫的意愿。
- 43% 的 40 岁以下患者希望保留生育能力。

对于希望保留生育能力的女性，应考虑不切除子宫的手术方案，非裔女性子宫肌瘤发病率最高，心理负担最为严重。

- 此外，与其他民族相比，非裔女性症状更重，发病年龄更年轻，肌瘤更大且数量更多。
- 引起这种种族差异的病因和遗传易感性原因尚不清楚。
- 在美国的某些区域，非裔女性中子宫肌瘤的发病率是白人女性的 3～4 倍。

2. 非手术治疗方法

(1) 子宫肌瘤栓塞术是一种由介入放射科医生实施的门诊微创手术，适用于不需要保留生育能力，但仍希望保留子宫的女性。治疗在局部麻醉情况下进行，不需要腹部切口，栓塞减少子宫血供并使子宫肌瘤缺血梗死，但正常子宫肌层不受损伤。

在 4～6 个月内子宫肌瘤变小，发生玻璃样变性，子宫的体积也随之减小。栓塞后 1 年内子宫可能持续缩小。肌瘤梗死率＞ 90% 的患者与低梗死率的患者相比，症状缓解较多，后续治疗更少。

(2) 磁共振引导的聚焦超声（magnetic resonance-guided focused ultrasound，MRgFUS）治疗是一种可在门诊进行的对有症状子宫肌瘤的无创治疗方案。2004 年被 FDA 批准用于治疗子宫肌瘤，其应用范围包括有生育要求的女性。MRgFUS 治疗一般需要 2～4h，在有意识情况下进行，无须开腹手术。

MRgFUS 治疗的目的是使用高能超声波聚焦子宫肌瘤，使目标组织热凝固。患者取仰卧位，超声波通过透镜或反光镜聚焦后透过皮肤和非目标组织，在目标肌瘤组织上释放热量，可以类比阳光透过放大镜可在纸上烧灼成洞。

决定患者是否适合 MRgFUS 治疗，术前需行磁共振成像。最适用于 MRgFUS 治疗的子宫肌瘤在 T_2 加权像上呈现均质的高信号。此检查非常重要，因为变性或梗死的子宫肌瘤失去了供血，不会对治疗有反应。

MRgFUS 治疗的禁忌证如下。

- 体内有起搏器。
- 既往曾行子宫肌瘤栓塞治疗。
- 对磁共振造影剂过敏。
- 患有重度幽闭恐惧症。
- 患者个人因素超过了磁共振扫描仪允许的范围。
- 带蒂子宫肌瘤。
- 子宫腺肌症。
- 肠管与腹壁瘢痕粘连且位于超声经过路径。

- 宫内节育器（术前需取出）。
- 过度肥胖，因皮下脂肪过多，导致子宫肌瘤处于超声聚焦的有效范围外。
  - 标准超声焦距上限为 12cm，增强超声焦距上限为 7cm。
  - 如因肥胖，子宫肌瘤位置超出了超声聚焦范围，MRgFUS 治疗将不会成功。
- 相对于子宫肌瘤栓塞，更多的女性不适于 MRgFUS 治疗。一项注册研究报道，只有 14% 的女性符合 MRgFUS 治疗标准。主要的受限原因包括腹部多处瘢痕，多个瘢痕导致治疗时难以找到安全的通路以避开肠管、膀胱和其他部位的盆腔粘连。如单个肌瘤大于 8 ～ 10cm 将耗费很长时间。

尽管风险很低，但也有腹部皮肤灼伤、子宫肌瘤附近组织损伤、神经刺激导致暂时性背部或腿部疼痛以及静脉血栓形成的报道。

已有报道的 MRgFUS 治疗效果如下。

- 大部分盆腔疼痛和压迫症状迅速消失。
- 膀胱压迫症状减轻。
- 4 ～ 6 个月后月经出血症状改善。
- 生活质量指标改善（月经量过多、非月经症状及其他对生活质量的影响）。
- 术前子宫肌瘤信号强度越弱，术后症状缓解越明显，手术成功率越高。

(3) 氨甲环酸是一种口服、非激素类、抗纤维蛋白溶解的药物，仅用于有排卵性月经过多的患者。据报道，月经过多的女性由于子宫内膜纤溶酶和纤溶酶原激活物水平升高而具有较高的纤溶活性。氨甲环酸通过可逆地阻断赖氨酸在纤溶酶原上的结合位点，从而阻止纤溶酶与赖氨酸残基在纤维蛋白聚合物上相互作用，导致纤维蛋白降解。

氨甲环酸用于临床已超过 40 年，并经常在许多国家用作非处方药，但在美国购买仍需处方。推荐剂量：氨甲环酸 650mg，每 8h 口服 2 片，从月经出血开始服用，最多可用 5d。其起效迅速，但由于半衰期短至 2 ～ 3h，仍需每 8h 服用一次，代谢后经肾脏排出。

氨甲环酸有效减少 26% ～ 60% 的月经失血（MBL）。大量研究表明，它可有效治疗因子宫肌瘤引起的有排卵性月经量过多，且副作用小、安全、耐受性好。

在口服止血药物治疗月经量过多的患者中，迄今尚无血栓栓塞的相关报道。与安慰剂、非甾体抗炎药或周期性口服孕激素相比，氨甲环酸可显著改善患者的生活质量。在临床试验中，左炔诺孕酮宫内缓释系统减少平均失血量的效果优于氨甲环酸。氨甲环酸禁用于有栓塞疾病史、活动性血栓栓塞及有患血栓栓塞疾病风险的或正在应用激素治疗的女性。

(4) 有症状的子宫肌瘤患者可以短期应用 GnRHa，作为手术前的辅助治疗。GnRHa 通过降低雌激素和孕激素至绝经期水平，以缩小子宫和减少肌瘤体积。其可诱导子宫肌瘤变性，导致玻璃变性、减少细胞质基质及减少血供。大多数女性在 6 个月内短期使用过程中会暂时性闭经、血红蛋白增加，且子宫体积会减少 40% ～ 60%。

GnRHa 对 50 岁及以上女性较为有效，治疗 6 个月可使包块相关症状改善及闭经。此时，停止 GnRHa 后，患者进入自然绝经状态。如果症状复发，患者尚未进入绝经期，可再开始 6 个月的 GnRHa 治疗。通常，这些患者会进入自然绝经期，而无须手术干预。

(5) 目前美国境内尚未批准使用口服乌利司他（Ulipristal），但已经处于临床试验阶段。在欧洲进行的实验已证明了口服乌利司他的有效性。乌利司他是从 19- 去甲羟孕酮中提取的合成类固醇，是一种选择性孕激素受体调节药，能与孕激素受体相结合，对平滑肌细胞发挥抗细胞增殖、支持细胞凋亡和抗纤维化的作用。其与糖皮质激素受体的结合力和拮抗作用较米非司酮弱。

- 最近一项 RCT 比较了口服乌利司他和安慰剂及 Lupron 治疗子宫肌瘤，结果显示口服乌利司他组子宫肌瘤大小、患者生活质量指标均显著改善，子宫肌瘤及子宫体积均显著缩小。

> 13 周后，口服乌利司他 5mg/d 的 96 位女性患者中，91% 的患者子宫出血得到控制，并且子宫体积缩小 21%。

> 98 位女性应用 Lupron 10mg/d，91% 患者子宫出血得以控制并且子宫体积缩小 12%。

> 口服安慰剂的 48 位女性中，19% 的患者子宫出血情况好转，子宫体积增加 3%。

（6）左炔诺孕酮宫内节育系统：越来越多的子宫肌瘤患者接受行左炔诺酮治疗的严格评估，前提是子宫肌瘤不改变宫腔形态、子宫体积小于 12 ～ 14 孕周且月经量多。此类接受治疗的患者在实际问题、社交生活、家庭生活、工作和日常生活、心理健康和身体健康方面都有所改善。使用左炔诺孕酮宫内缓释系统的女性痛经情况也有所改善。经血量减少，20% ～ 40% 的女性出现闭经。与常规药物治疗相比，更多使用左炔诺孕酮宫内缓释系统的患者接受继续治疗且手术干预率低。

二、影像学检查与其他诊断方法

■ 主要影像学检查包括经阴道超声、盐水灌注超声和 MRI，较少使用 CT 扫描。

■ 大多数患者开始行经阴道超声能够分辨盆腔肿物、妊娠、附件肿物或子宫肌瘤，但对于某些患者结果可能不明确。单独使用经阴道超声可能会使 1/6 的具有宫腔内病灶的育龄患者漏诊；因此，当患者主诉月经量多、经间期点滴出血、白带异常或反复妊娠丢失等症状时，应使用盐水灌注超声，因其对宫内检测更敏感。

■ 经阴道超声与 MRI 之间的费用差额在下降，更多患者和医生在诊断子宫肌瘤时也更能接受 MRI 检查。

■ 增强 MRI（含钆对比剂）检查是开腹子宫肌瘤切除术前更佳的成像方式，在确定子宫肌瘤的同时，MRI 对骨盆侧面和后面的区分也优于经阴道超声。

> 当宫腔肌瘤大于 3 ～ 4cm 时，生理盐水灌注超声亦难以与子宫腔区分，建议 MRI 检查。

> MRI 更易辨别附件肿物与浆膜下肌瘤。

> MRI 能更好显示宫颈肌瘤。

> 盆腔 MRI 能区分钙化、坏死和可能的肉瘤变。

三、术前准备

■ 患者应行血常规检查，包括血小板、血型和其他筛查，且手术当日应确认妊娠试验为阴性。

■ 若预计失血量超过 500ml，应考虑术中自体血回输、围术期自体血储备及纠正贫血。

■ 对于有贫血、激素治疗无效或有激素治疗禁忌证的患者，术前可短期使用 GnRHa 治疗。

> 短期使用 GnRHa 治疗可有效地暂停月经周期，改善贫血。贫血一旦纠正，就可以安排手术。

> 可以在贫血和拒绝血液制品的患者中短期使用 GnRHa。贫血问题解决后安排手术。

■ 轻度贫血可以通过口服、静脉注射铁剂、进食富含铁的食物和补充维生素 C 来改善。

> 若患者不能耐受口服铁剂治疗，请血液科会诊将对患者有所帮助。

> 静脉输注铁剂可迅速补充体内铁储备。

■ 术前签署知情同意是非常必要的。术前谈话时应有患者伴侣或其他家庭成员在场，并得到患者本人的许可。以下内容必须讨论和记录。

> 术中转为子宫切除术的风险如下。

● 如为弥漫性子宫肌瘤，术中转为子宫切除术的风险。

● 术中或术后大量失血。

● 无法缝合瘤腔。

● 如果术中发现大的宫颈肌瘤，转为子宫切除术的风险。子宫下段肌瘤切除术可能造成宫颈从宫体分离或离断宫颈。

● 术中冰冻切片显示平滑肌肉瘤。

■ 需要在术中或术后输血或血液制品。

■ 术后感染和住院时间延长的风险。

■ 阔韧带或宫颈肌瘤造成输尿管解剖位置变异时，存在输尿管损伤的风险。

- 知情同意还应记录复发风险、继发不孕、需要剖宫产、妊娠期子宫破裂或部分破裂、术后粘连形成、肠梗阻以及术后粘连导致的腹部手术难度增加的风险。
- 其他的术前计划要点如下。
  - 如果肌瘤变形，紧贴或进入宫腔，必须谨慎切除。注意避免切除邻近肌瘤的子宫内膜。子宫内膜切除可能导致月经减少、继发闭经、宫腔粘连和不孕。
    - 可在宫腔内置入 Foley 导管，球囊内注入亚甲蓝染料或放置举宫器以帮助识别是否进入宫腔。
    - 如果进入宫腔，必须分别缝合子宫内膜及子宫肌层。
    - 术后可考虑用宫腔镜评估子宫内膜，除外宫腔粘连。
  - 必须在开腹肌瘤切除术前确定是否存在黏膜下子宫肌瘤，尤其是大的肌壁间或浆膜下肌瘤的患者。
    - 如果术前超声评估子宫内膜性质不能确定、不可见，或者不能完全显示，术前应行宫腔镜检查以排除黏膜下肌瘤。
    - 如果没有门诊行宫腔镜检查，那么在进行开腹肌瘤切除术之前（手术当天）应进行术中诊断性宫腔镜检查。
  - 术前是否行子宫输卵管造影（HSG）以判断输卵管通畅性尚存争议。一些患者术前诊断输卵管梗阻，但子宫肌瘤剔除术后行 HSG 检查发现梗阻已解除。
    - 作者认为术前行 HSG 检查是无用的，并不会改变开腹肌瘤切除术的建议。
    - 辅助生殖技术可用于输卵管梗阻的患者。
- 子宫内膜活检应在子宫肌瘤切除术前进行。
  - 除外平滑肌肉瘤。
  - 子宫肌瘤患者子宫内膜增生的风险增加。
    - 在平滑肌瘤被覆的子宫内膜上发现了雌二醇和雌二醇硫酸酯酶的高表达。
    - 囊性、单纯性和复杂性子宫内膜增生在子宫

肌瘤患者中均有报道。
- 虽然门诊子宫内膜活检有所裨益，但在子宫大、宫腔深、内膜范围大的患者中不易刮出病理阳性的内膜组织，对宫腔深度大于 12cm 的患者来说尤其如此。

四、手术治疗

- 开腹子宫肌瘤切除术适用于有症状的子宫肌瘤患者。通常，不能用腹腔镜或机器人手术治疗的肌壁间和浆膜下肌瘤选择开腹子宫肌瘤切除术。
  - 一些黏膜下和肌壁间向宫腔内突出的肌瘤可行开腹肌瘤切除术。
  - 对于无法通过一次宫腔镜手术（通常＞5cm）切除黏膜下肌瘤的患者，可以采取开腹肌瘤切除术。
- 子宫肌瘤的手术方式取决于肌瘤的大小、数量、生长方向、位置、患者倾向于保守还是有创治疗，以及术者的临床经验。
- 近年来，子宫肌瘤中平滑肌肉瘤样变的潜能越来越受到关注。
  - 除了术前子宫内膜活检显示恶性肿瘤外，目前尚无发现肉瘤的高敏感性检测方法。然而，盆腔平扫或增强 MRI、LDH 同工酶和肿瘤外观有助于对恶变的判断。
    - 平滑肌瘤肉瘤变通过核分裂象来定义（＞10 个核分裂象 /10 个高倍视野、核深染、核异型性、巨细胞和其他异常的细胞形态改变）。
- 对于何种患者应考虑开腹子宫肌瘤切除术方面，国内外尚未达成共识。然而，基于临床实践，推荐具有以下情况者选择开腹子宫肌瘤切除术。
  - 有盆腔包块、异常出血症状及因子宫增大而影响美观的患者。
  - 不符合腹腔镜或机器人肌瘤切除术等微创治疗条件的患者。
  - 无法就诊于行微创肌瘤切除术医生的患者。
  - 超过 5 个子宫肌瘤的患者。

➤ 对于有生育要求的患者，采用腹腔镜或机器人手术难以重建子宫者。

➤ 大的阔韧带肌瘤改变输尿管位置。

➤ MRI 高度提示子宫肌瘤玻璃样变性，伴有广泛液化或凝胶状物质，难以用微创技术取出。

➤ 广泛钙化的平滑肌瘤，多数存在于带蒂浆膜下肌瘤。肌壁间肌瘤的广泛变性可能造成"子宫结石"，更容易发生在老年女性和非裔女性。

➤ 开腹子宫肌瘤切除术的禁忌证如下。

• 伴有子宫内膜癌、宫颈癌或已明确为平滑肌肉瘤。

• 绝经后肌瘤体积增大及出现症状。

■ 控制术中出血是开腹子宫肌瘤切除术的关键。

熟悉子宫解剖和找到子宫动脉尤为关键。

■ 开腹肌瘤切除术平均出血量为 200～800ml。输血风险为 2%～28%。减少术中出血的方法如下。

➤ 围术期及术中静脉注射氨甲环酸。

➤ 肌壁间注射稀释的血管加压素。

➤ 用 Satinsky 钳暂时阻断骨盆漏斗韧带血管（图 7-1 和图 7-2）。

➤ 可在子宫动脉周围放置止血带（图 7-3 和图 7-4）。

➤ 贫血患者术前使用 GnRHa。一些作者认为应避免常规使用 GnRHa，因其可能改变肌瘤与肌层界限，使剔除子宫肌瘤更加困难。

➤ 围术期子宫动脉栓塞术。

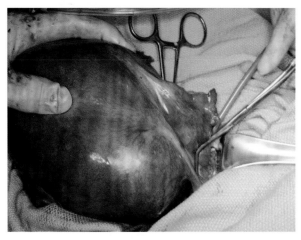

▲ 图 7-1　**Satinsky** 钳钳夹卵巢血管

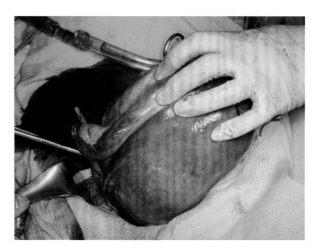

▲ 图 7-2　**Satinsky** 阻断骨盆漏斗韧带

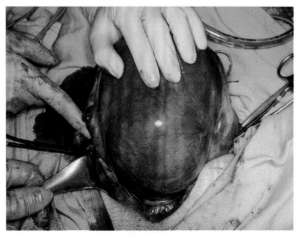

▲ 图 7-3　红色橡胶管，环绕子宫下段的止血带

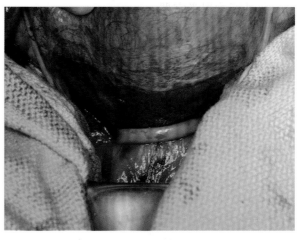

▲ 图 7-4　红色橡胶管，止血带近观

（一）体位

- 患者取膀胱截石位，两腿置于 Allen 腿架上。
- 膝部垫棉垫。
- 在麻醉诱导前应穿好弹力袜。
- 手臂应水平放置于手架上。

（二）方法

- 开腹子宫肌瘤切除术预防性使用抗生素方面，尚无确定指南或高质量的数据。尽管缺乏指南，为了避免盆腔感染，建议术前使用抗生素，如果手术超过 4h、失血量 > 1.5L，建议追加抗生素。这对有生育要求者尤为重要，因为盆腔感染可能会影响未来受孕。
- 讨论手术方案的团队成员包括患者、护理人员、整个手术团队和麻醉师。
  - ▷ 团队应该预测预期的手术时间、出血量、是否需要预防性使用抗生素，并回答以患者为中心关注的问题。
  - ▷ 确认所有需要的仪器可正常使用。
  - ▷ 如果采用自体血回输，则血库团队也应参与讨论。
- 麻醉诱导及架腿后，进行腹部双合诊和经直肠查体。
- 应检查子宫活动度，有助于确定腹部切口位置。
- 建议子宫内放置 Foley 尿管，球囊注射稀释亚甲蓝溶液 10～30ml。术中可以靠触诊和视诊判断是否进入宫腔。
  - ▷ 此外可放置举宫器，通过举宫器导管注入亚甲蓝溶液，以确定是否进入宫腔。

- ▷ 如果肌瘤数目众多，行子宫肌瘤切除术时，有时很难确定宫腔的界限。
  - • 通过触诊宫腔内 Foley 尿管可证实尚未进入宫腔。
  - • 如果看到 Foley 尿管，可以稍微缩小球囊后缝合关闭子宫内膜腔，注意不要缝到 Foley 尿管。只要 Foley 导管液体球囊接触面尚保持完整，术者就可以确信子宫内膜没有被损伤。
- ▷ 重要的是不要将宫腔与子宫肌层缝合在一起；否则，可能出现月经异常如继发闭经、积血或继发不孕。
- ▷ 术中行上、下腹腔探查以确定子宫的活动度，除外寄生性肌瘤、粘连、子宫内膜异位症、附件包块或其他病变。
- ▷ 如果可能，将子宫从腹腔移出，确定子宫肌瘤的数目和位置。
- ▷ 需要尽量将子宫移出腹腔，因此不常规使用腹腔牵开器来暴露术野。
- ▷ 术中可个体化采取止血措施，如子宫动脉止血带，放置 Satinsky 夹，或子宫肌层注射血管加压素。
- ▷ 尽量在腹腔内少用纱布以降低术后粘连的风险。
- ▷ 应避免在浆膜层使用带有锯齿的外科器械，如 Kocher 钳和镊子。可使用无齿钳，减少浆膜损伤。
- ▷ 手术结束时应彻底止血。
- ▷ 在关腹前可考虑使用防粘连材料以减少术后粘连。

五、手术步骤与技巧

（一）手术前核查，穿弹力袜以预防血栓形成

（二）对于预计失血 > 500ml 的患者预防性静脉给予氨甲环酸

- 氨甲环酸每次 10mg/kg，溶于 100ml 0.9% 的氯化钠中。
  - ▷ 在切皮前 15min 予静脉注射负荷剂量。最大输液速度为 100mg/min。
  - ▷ 术中维持剂量，氨甲环酸 1000mg，溶于 100ml 0.9% 的氯化钠溶液中。输注速度为 1mg/(kg·h)，最大剂量为 1g，术中持续使用，术后停止。

➢ 氨甲环酸不能用于血栓病史或目前正在接受抗凝治疗的患者。

➢ 术前 1h，米索前列醇（400μg）经阴道或直肠给药。

（三）麻醉诱导时给予抗生素

（四）以 Allen 腿架架腿

（五）麻醉下查体

（六）手术消毒

消毒的范围取决于下腹部是低位横切口还是纵切口，抑或延至脐上的切口。

■ 在腹部消毒前，在手术室进行阴阜部位备皮。

■ 广泛的术前消毒，包括腹部、阴阜、外阴、阴道、子宫颈、大腿中上部和臀部。

（七）无菌铺巾及其他

■ 无菌铺巾需覆盖腹部和会阴。

（八）留置尿管

■ 膀胱内留置 Foley 尿管，持续导尿，监测尿量。

（九）诊断性宫腔镜（如果需要实施）

■ 理想情况下，应在子宫肌瘤切除术前评估子宫内膜。然而，如果术前评估显示为子宫内膜界限不清、显示不清或不能得出明确影像学结论，且未行门诊宫腔镜检查者，应在术中先行诊断性宫腔镜检查。

➢ 诊断宫腔镜如发现同时存在宫腔内肌瘤或息肉，应在手术中同时切除。

■ 偶尔，子宫增大或宫颈形态改变会影响门诊宫腔镜对子宫内膜的评估。

■ 术中可使用小号硬镜或软镜宫腔镜对子宫内膜进行评估。将无菌静脉输液管连接到宫腔镜上，并通过 60ml 注射器手动注入生理盐水来进行膨宫。

➢ 如果发现黏膜下肌瘤，建议在开腹肌瘤切除术时打开宫腔切除肌瘤，而不推荐在开腹肌瘤剔除术中行宫腔镜下黏膜下肌瘤切除术。

宫腔与肌层交界处，使用 3-0 可吸收缝线（PDS 线）连续或间断缝合子宫内膜，避免缝线出现在宫腔内。

➢ 如果发现子宫内膜息肉，那么在子宫肌瘤切除术时，打开宫腔，切除息肉后关闭宫腔（缝合宫腔如前所述）。

■ 如果门诊子宫内膜评估为阴性或内膜病理结果呈阴性，则无须进行此步骤。

（十）宫腔内放置 Foley 导管

■ 以阴道重锤拉钩或窥器暴露宫颈。

■ 单齿宫颈钳钳夹宫颈，依次用 4～6 号 Hegar 扩宫棒扩张宫颈管，使其可通过 12～16 号 Foley 导管。

➢ 使用球囊可膨胀至 10～30ml 的 Foley 尿管，如果宫腔大于 12cm，可使用 Foley 尿管导丝进行无创引导，将其置入宫底部。

➢ 将 1 安瓿亚甲蓝与 50ml 生理盐水混合。放置宫腔内 Foley 导管后，用亚甲蓝溶液扩充球囊，直至可感到阻力。

➢ 由于子宫肌层广泛切开和多处切除，有时很难判断是否进入宫腔。宫腔内放置膨胀的球囊有助于识别宫腔。著者推荐这项技术，因为一旦进入宫腔，极易识别。

● 在子宫肌瘤切除术中，可通过触诊膨胀的球囊，以提醒术者接近宫腔。如果术者不能确定宫腔的位置，球囊可以进一步扩张或缩小，通过触觉来帮助确定子宫内膜的位置。

● 如果看到蓝色球囊，即证实手术过程中已进入宫腔。

● 如果在缝合内膜，关闭宫腔过程中，缝针穿过宫腔，会戳破宫腔内的球囊，亚甲蓝会溢入术野，提示此时已进入宫腔，须确保在关闭子宫肌层的过程中不破坏宫腔。

● 在手术结束时，轻轻牵拉宫腔内 Foley 导管。如其完好无损，将不会滑出子宫颈，并证实术中没有进入宫腔。

- 如果 Foley 球囊破裂，则缝合肌层后行诊断性宫腔镜检查以除外宫腔内存在缝线。

（十一）手术切口

- 根据子宫肌瘤的大小、子宫的活动度，或先前的腹部手术切口，可以做 Pfannenstiel 切口、Maylard 切口或纵行腹部切口。当子宫体积大于妊娠 15 周，麻醉下子宫活动受限时，著者更倾向于 Maylard 切口。这种横断腹直肌的切口可以提供良好的侧方视野。
- 如果患者之前手术为纵向切口，则可使用原切口。
- 采用传统的入路和安全措施进入腹腔。

（十二）探查腹腔

- 进入腹腔后，术者应探查子宫活动度，是否存在腹膜粘连、附件肿物、子宫内膜异位症或其他未预计到的术中所见。
- 如果子宫可活动，应将其移出腹腔外。
- 当子宫被移出腹腔时应告知麻醉师，尤其是超过妊娠 20 周大的子宫更应如此，因为此时腹腔大血管的压力会改变，导致血流动力学状态有时会发生变化。

- 如果子宫活动度差，那么在盆腔内尽可能多地切除子宫肌瘤，直到子宫可移至腹腔外，然后再切除剩余肌瘤。

（十三）评估并触诊所有肌瘤的位置

- 选择一个可切除大多数肌瘤的切口，但有时这并不现实，因为安全切除肌瘤，可能需要多个切口。
- 浆膜面可采用横向或纵向的切口。
- 避免切口延伸到输卵管、宫角和子宫动脉。
- 在整个手术过程中需反复触诊肌层，因为在切除较大的肌瘤后可能会触及更多较小的肌瘤。
- 前壁切口术后粘连的风险较低。然而，后壁肌瘤仍建议选择后壁切口，而不是通过前壁切口打隧道切除。

（十四）缓慢注射稀释的血管加压素

- 在注射稀释的血管加压素之前，须向麻醉师确认患者生命体征平稳（技术图 7-1）。
  ➤ 血管加压素收缩毛细血管、小动脉和小静脉的平滑肌，有助于减少失血。
  ➤ 将稀释的血管加压素溶液（1 安瓿为 20U，混合在 200ml 生理盐水中）缓慢地注射到子

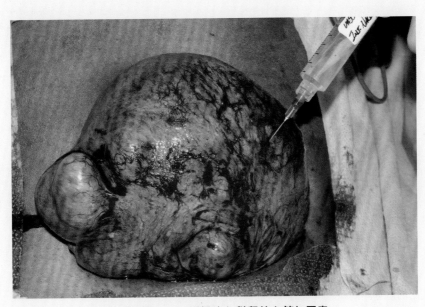

▲ 技术图 7-1　缓慢注入稀释的血管加压素

宫多个部位，包括子宫浆膜、肌层内或带蒂平滑肌瘤的蒂根部，直至其变白。

➤ 注射时建议使用 10ml 注射器和 20 ～ 22G 针头。

➤ 每注射 10ml 这种比例的溶液，相当于注射 1U 血管加压素。

➤ 告知麻醉师使用的总药量。

➤ 血管加压素可以缓慢地注射到计划切开的子宫浆膜及肌层，直到其变白。在其周围多点注射。在注射血管加压素前一定要回抽。在切开子宫前等待 3 ～ 5min 使血管收缩。

● 本文著者一次注射一个肌瘤。

● 记录注射时间。血管加压素的半衰期为 10 ～ 30min，作用时间为 2 ～ 8h。手术期间可间歇注射。

● 冠心病、血管或肾脏疾病患者禁用血管加压素，因报道有血压降低、心动过缓、心律失常及死亡发生的可能。

（十五）其他止血方法（如止血带和止血夹）

■ 造成失血增加的因素包括肌瘤的大小、数量和位置。对于子宫多发肌瘤，可采用止血带来减少出血。

➤ 打开膀胱腹膜。

➤ 通过触诊宫颈内口上方的阔韧带来确定阔韧带无血管区。确定输尿管和子宫动脉。电刀在此无血管区切开 1cm 的切口。

➤ 用止血带或红色橡胶引流管穿过，并在后方束紧，用 Kelly 钳固定。

➤ 肌瘤切除术后，取下止血带。

■ 骨盆漏斗韧带的卵巢动静脉可以用 Satinsky 钳暂时夹闭。肌瘤切除术后将其移除。

（十六）切除肌瘤

■ 最容易切除的肌瘤是带蒂肌瘤。在带蒂肌瘤的根部注射稀释的血管加压素。切开肌瘤表面的浆膜，到达假包膜。用巾钳或单齿钳，钝性将肌瘤自其蒂部分离。避免从肌瘤蒂部横断切除肌瘤，因为可能会造成快速出血，需要多次缝合止血。

■ 单极电刀设置在 30 ～ 40W 的切割电流，可垂直或水平切开浆膜，继续切至假包膜（技术图 7-2 和技术图 7-3）。切口的长度应接近肌瘤的直径。

➤ 用巾钳钳夹牵拉肌瘤。用纱布或刀柄钝性分离肌瘤与假包膜（技术图 7-4 至技术图 7-6）。如找准间隙，将很容易将肌瘤从假包膜及肌

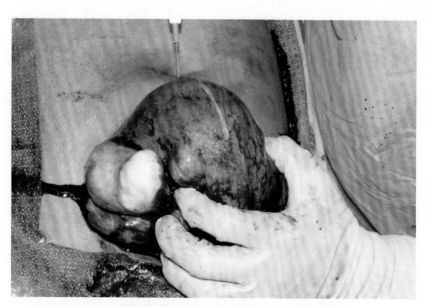

▲ 技术图 7-2　术者以手固定子宫肌瘤保持张力以利于单极电刀切开

层分离。

➤ 避免用手指直接钝性分离出肌瘤，因为肌瘤周围和底部的血管会撕裂，导致出血更多。

➤ 将周围的组织自肌瘤表面推开。而后，用巾钳钳夹牵拉肌瘤，使肌瘤与肌层分离。

➤ 术者可以挤压肌瘤，使其从肌层瘤腔脱离。

➤ 对于 6 ～ 8cm 的大肌瘤，可使用肌瘤螺旋器牵拉肌瘤，帮助剔除肌瘤。可切开包裹肌瘤的假包膜，使肌瘤容易被牵拉出来。

➤ 小血管可用双极电凝止血。在整个手术过程中应优先止血。

➤ 如果平滑肌瘤突入宫腔，将子宫内膜与肌瘤分开，目的是在切除肌瘤的同时不损伤任何子宫内膜。

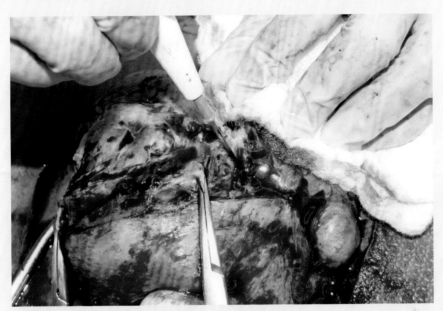

▲ 技术图 7-3 切开假包膜

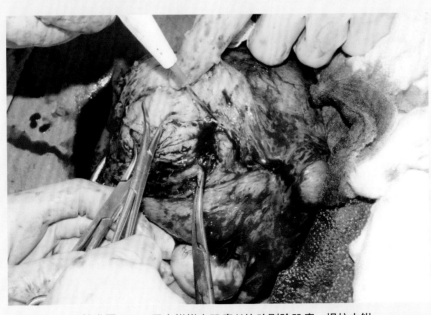

▲ 技术图 7-4 用巾钳钳夹肌瘤以协助剔除肌瘤，提拉巾钳

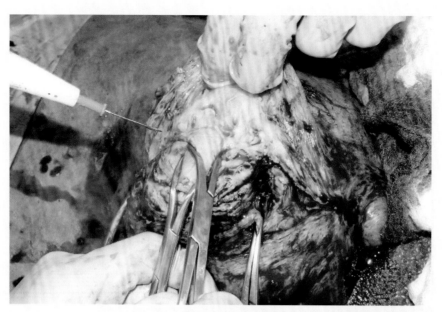

▲ 技术图 7-5　用巾钳钳夹肌瘤以协助剔除肌瘤，切除肌瘤

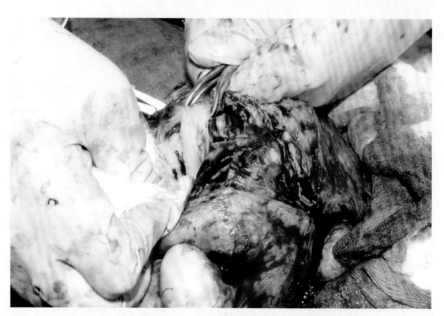

▲ 技术图 7-6　用纱布分离肌瘤，暴露界限

➢ 如果进入宫腔，首先缝合子宫内膜（技术图 7-7）。然后在接近内膜的肌层处再次缝合，避免缝合过深关闭宫腔（技术图 7-8 和技术图 7-9）。

■ 切除主要肌瘤后，仔细触诊肌层，以便发现其他病变。由出血量的多少决定立即缝合瘤腔还是剔除所有肌瘤后再缝合。

（十七）关闭瘤腔

如有小的无效腔，可以使用 Arista ™（Bard）、Floseal（Baxter International Inc.）或 Surgiflo（Ethicon，San Angelo，TX）等含有凝血酶的明胶产品，放置在肌层创面或无效腔内止血（技术图 7-10）。

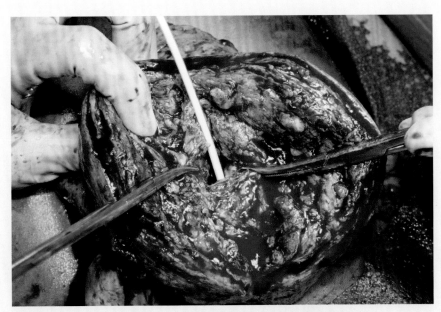

▲ 技术图 7-7　穿透子宫内膜，用白色探针确认

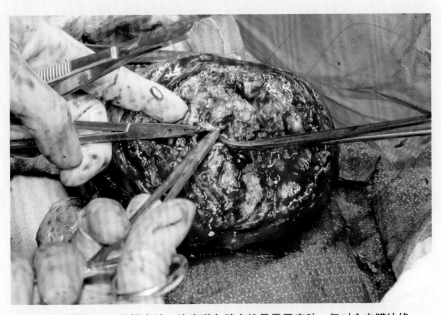

▲ 技术图 7-8　关闭宫腔，注意避免缝合线暴露于宫腔，仅对合内膜边缘

- 深层肌壁间肌瘤剔除后，尽可能行三层缝合以关闭瘤腔。从基底部开始采用 0 号延迟可吸收缝线连续缝合或间断的 8 字缝合（技术图 7-11 和技术图 7-12）。在缝合时，助手应将子宫壁挤压在一起，以帮助术者有效地关闭子宫肌层。继续关闭肌壁深层，直到浆膜边缘。

➤ 浆膜用"棒球法"连续缝合。可以使用 3-0 可吸收缝合线包括薇乔线、PDS 线或 Maxon 缝线，这些缝线可延迟吸收，且炎症反应小（技术图 7-13）。

➤ 尽量包埋所有的手术结，以减少粘连的形成。

➤ 如果条件允许，在冲洗腹腔并彻底止血后，在缝合线上放置预防粘连材料，如 Interceed™。

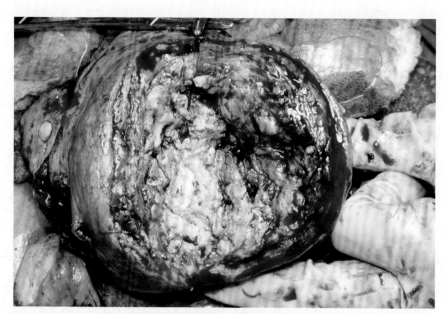

▲ 技术图 7-9　关闭后的宫腔

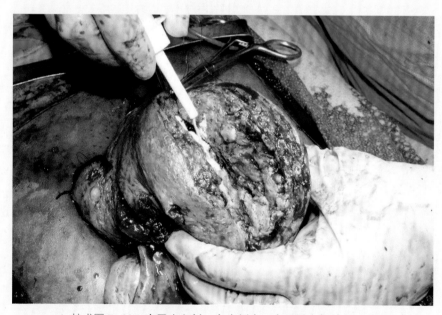

▲ 技术图 7-10　应用止血剂，在本例中，在肌层之间使用 Arista

- 所有肌瘤均送病理检查。列表显示肌瘤的数量、大小和总重量。
- 肌层应分层仔细缝合。如果患者有生育要求，术者必须避免仅仅贯穿缝合 2～3 针。对开腹肌瘤切除术后分层严密缝合的患者妊娠后进行有限的随访发现，与周围肌层相比，大部分瘢

痕呈对称性，且厚度均匀。
- 注意输卵管的位置，避免子宫肌层关闭时结扎到输卵管。
- 术后用大量生理盐水或乳酸林格溶液冲洗腹腔。
- 确认止血后，建议应用防粘连材料。目前有 2 种预防粘连材料可用于开腹肌瘤切除术，如

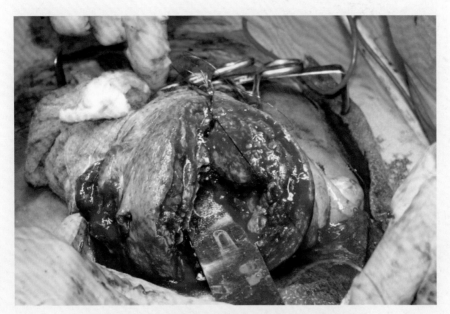

▲ 技术图 7-11 用可延迟吸收缝线缝合肌层的第一层

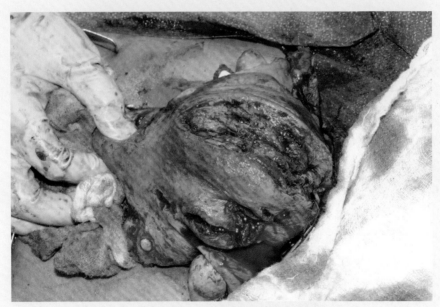

▲ 技术图 7-12 最后多层关闭子宫肌层

Seprafilm（一种生物可吸收膜）和 Interceed（氧化纤维素）。上述措施已被证实可减少术后粘连形成。

（十八）关腹

■ 关腹完成时，护士应进行器械、针、纱布和耗材的最后清点。

■ 缝合筋膜及皮肤。

（十九）阴道检查

■ 手术结束后，取出宫腔内 Foley 导管。

■ 进行阴道检查，确保阴道内无异物残留。

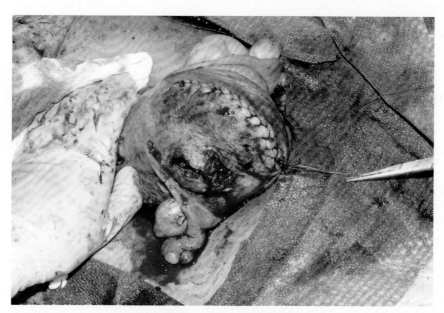

▲ 技术图 7-13　关闭浆膜层

六、经验与教训

○ 确定开腹肌瘤切除术的指征。

✘ 对临床症状轻微或不能通过手术减轻症状者行手术，会增加不必要的手术并发症风险。

○ 即使患者有多个肌壁间和浆膜下肌瘤，也仍需除外宫腔内肌瘤。

✘ 未切除宫腔内肌瘤可能导致月经失调、不孕或术后肌瘤脱出。

○ 如果肌瘤位于阔韧带和子宫颈，要确认输尿管。

✘ 避免损伤或横断输尿管。

○ 肌层和浆膜层需充分缝合止血。

✘ 术中及术后出血量增加以及术后粘连风险增加。

○ 放置宫腔内 Foley 导管，以确定是否穿透宫腔。

✘ 宫腔的意外缝合关闭可导致继发不孕、Asherman 综合征和宫腔形态失常。

七、术后护理

■ 患者术后住院 1 ~ 3d，直到达到出院标准。

　➢ 可下床活动。

　➢ 进流食。

　➢ 疼痛得以控制。

　➢ 无发热、生命体征平稳。

■ 连续检查全血细胞计数和血小板计数，直到恢复正常。如果患者有其他疾病，如肾脏、肝脏疾病、糖尿病，需随访其他术后实验室检查。

■ 如果发生大量失血，评估该患者是否有凝血功能障碍。

■ 应尽早下地活动及早进食。这样有助于减少肺不张性肺炎、术后栓塞（深静脉血栓形成和肺栓塞）和减少术后肠梗阻。

■ 鼓励术后深呼吸，扩张肺活量。

- 有 12% ～ 67% 的女性在子宫肌瘤切除 48h 后出现不能准确定位的发热。一般来说，虽不能准确定位，仍然推荐执行标准的发热处理流程和临床检查。
- 如果术中出现中度或大量出血，不建议应用非甾体镇痛药。
- 术中如出现大量失血，应连续行全血细胞计数及凝血检查。如果患者术后继续出血，需评估患者的弥漫性血管内凝血情况。
- 使用患者自控镇痛泵（PCA）治疗术后疼痛，常受到患者和护理人员的青睐。一般情况下，术后 24h 后可停用镇痛泵，开始口服镇痛药和非甾体抗炎药。
- 病情稳定后，术后第一天早晨拔除尿管。
- 患者出院的标准为无发热、生命体征平稳、化验指标稳定、可进流食并可下床活动。
- 与术者一起制定出院指导。此外，需提供书面的出院指导。
- 出院前必须与患者沟通以下注意事项。
  - ➢ 如果体温持续超过 100℉（37.8℃）应给医师打电话。
  - ➢ 恶心、呕吐、腿痛、突发焦虑或呼吸急促。
- 提醒保持切口干燥。如果出现发红、分泌物、伤口裂开、异味、颜色变化（暗色或黑色）或压痛加重，应给医师打电话。
- 4 周内避免性生活。
- 遮盖好伤口可淋浴。
- 负重不得超过 5kg。
- 术后 4 周可恢复激素避孕。
- 术后 4 周随访。
  - ➢ 回顾病理结果。
  - ➢ 根据开腹肌瘤切除术的复杂性，探讨分娩方式。
- 大多数患者术后 4 ～ 6 周可以回到工作岗位并进行全职工作。
- 建议根据肌瘤深度决定避孕时间，最早 3 ～ 6 个月后再尝试妊娠。

八、预后

- 发病率及死亡率与开腹子宫切除术相当。然而，与开腹子宫切除术相比，开腹子宫肌瘤切除术患者的阴道穹窿脱垂、膀胱和输尿管损伤等并发症发生率较低。
- 当肌瘤完全切除后，80% 接受开腹肌瘤切除术的患者盆腔包块和月经量多的症状得以缓解。
- 约 36% 的患者术后会发生粘连。
- 盆腔疼痛和痛经总体改善，但如果同时存在子宫腺肌症或子宫内膜异位症，可能无法完全缓解。
- 关于开腹肌瘤切除术对生育的影响，目前缺乏前瞻性的随机对照研究。子宫肌瘤会改变输卵管的解剖关系和子宫腔形态。男性因素也影响生育结果。小样本量的研究显示开腹肌瘤切除术后的妊娠率为 57%。
- 开腹肌瘤切除术后希望妊娠的患者数量不确定，因此生育结果亦难以统计。
- 在反复流产或不孕的患者中，开腹肌瘤切除术后有可能成功妊娠。
- 子宫肌瘤的复发率取决于术后随访时间的长短。
  - ➢ 在术后随访 7 ～ 10 年的患者中，21% ～ 34% 的患者因肌瘤相关症状需要再次手术。
  - ➢ 影响肌瘤复发的其他因素包括初次手术年龄、子宫肌瘤切除术与妊娠间隔时间、患者年龄、种族和切除肌瘤的数量。
- 尽管有上述局限性，但对于无生育需求，但有保留子宫意愿的患者仍可采用这一术式。

九、并发症

开腹肌瘤切除术并发症如下。

1. 感染

- 呼吸系统，如肺不张、肺炎。
- 尿路感染。
- 伤口感染。
- 子宫肌层内小脓肿。
- 子宫内膜炎。

2. 血栓

- 深静脉血栓形成。

- 肺栓塞。

3. 术中及术后出血

- 急性出血。

- 延迟出血。

- 凝血功能障碍。

4. 不孕

- 输卵管阻塞。

- 医源性关闭子宫内膜导致继发闭经。

- 由于子宫内膜完全或不完全切除引起 Asherman

综合征。被覆在平滑肌瘤上的子宫内膜可能被无意切除。

5. 术后肠粘连

6. 妊娠期子宫破裂或部分子宫破裂

- 如果患者术后妊娠，应告知该患者在妊娠期间如出现腹痛，应立即与其产科医师联系。

- 失去胎儿。

- 产后出血。

- 子宫切除。

7. 死亡

参 考 文 献

[1] American College of Obstetricians and Gynecologists. ACOG practice bulletin: alternative to hysterectomy in the management of leiomyomas. *Obstet Gynecol.* 2008;112:387–400.

[2] Borah BJ, Nicholson WK, Bradley L, Stewart EA. The impact of uterine leiomyomas: a national survey of affected women. *Am J Obstet Gynecol.* 2013;209(4):319.e1–319.e20.

[3] Gupta J, Kai J, Middleton L, Pattison H, Gray R, Daniels J; ECLIPSE Trial Collaborative Group. Levonorgestrel intrauterine system versus medical therapy for menorrhagia. *N Engl J Med.* 2013;368(2):128–137.

[4] Kongnyuy EJ, Wiysonge CS. Interventions to reduce haemorrhage during myomectomy for fibroids. *Cochrane Database Syst Rev.* 2009;(3): CD005355.

[5] Kroencke TJ, Scheurig C, Poellinger A, et al. Uterine artery embolization for leiomyomas: percentage of infarction predicts clinical outcome. *Radiology.* 2010;255:834–841.

[6] Leminen H, Hurskainen R. Tranexamic acid for the treatment of heavy menstrual bleeding: efficacy and safety. *Int J Women's Health.* 2012;(4): 413–421.

[7] Raga F, Sanz-Cortes M, Bonilla F, Casan EM, Bonilla-Musoles F. Reducing blood loss at myomectomy with use of

a gelatin-thrombin matrix hemostatic sealant. *Fertil Steril.* 2009;92(1):356–360.

[8] Roberts A. Magnetic resonance-guided focused ultrasound for uterine fibroids. *Semin Intervent Radiol.* 2008;25(4):394–405.

[9] Spies, JB, Coyne K, Guaou Guaou N, Boyle D, Skyrnarz-Murphy K, Gonzalves SM. The UFS-QOL, a new disease-specific symptom and health-related quality of life questionnaire for leiomyomata. *Obstet Gynecol.* 2002;99:290–300.

[10] Stewart EA. Clinical practice. Uterine fibroids. *N Engl J Med.* 2015;372(17): 1646–1655.

[11] Van der Kooij SM, Ankum WM, Hehenkamp WJ. Review of nonsurgical/ minimally invasive treatments for uterine fibroids. *Curr Opin Obstet Gynecol.* 2012;24:368–375.

[12] Wellington K, Wagstaff AJ. Tranexamic acid: a review of its use in the management of menorrhagia. *Drugs.* 2003;63(13):1417–1433.

[13] Widrich, T, Bradley LD, Mitchinson AR, Collins RL. Comparison of saline infusion sonography with office hysteroscopy for the evaluation of the endometrium. *Am J Obstet Gynecol.* 1996;174(4):1327–1334.

第二节　传统腹腔镜子宫肌瘤切除术

Katrin S. Arnolds　Stephen E. Zimberg　Michael L. Sprague　著

赵红翠　译

贺豪杰　校

一、总体原则

(一) 定义

- 子宫肌瘤是最常见的妇科肿瘤，在18—65岁女

性中的发生率为 20% ~ 25%。子宫肌瘤一般边界清楚，组织学上表现为呈旋涡状的平滑肌束。子宫肌瘤最常见的生长部位是子宫体，但也可发生在子宫韧带、宫颈或腹腔其他部位。单个

肌瘤被认为是单克隆发生的，是由体细胞参与生长调节的基因突变导致的。子宫肌瘤增大导致子宫增大，可能出现异常子宫出血、痛经、性交痛、不孕、下腹坠胀、尿频或排便困难等症状。子宫肌瘤切除术是有症状且有妊娠需求或保留子宫意愿的患者首选的手术治疗方法。腹腔镜下子宫肌瘤切除术是一种可行的微创手术。与开腹手术相比，腹腔镜下子宫肌瘤切除术具有疼痛轻、住院时间短、更美观、出血少、恢复快等优点；与机器人辅助手术效果相似，但成本更低。

（二）鉴别诊断

- 子宫腺肌病。
- 先天性子宫发育异常。
- 子宫内膜息肉。
- 宫腔积血。
- 妊娠。
- 子宫平滑肌肉瘤。
- 子宫癌肉瘤。
- 子宫内膜癌。
- 转移性肿瘤。
- 输卵管卵巢肿瘤。

（三）非手术治疗

- 子宫肌瘤非手术治疗的目的是减轻症状、提高生活质量。为了最大限度地提高患者满意度和依从性，治疗方法必须简便，且副作用小。从手术角度看，子宫肌瘤的保守治疗常用来提高术前血红蛋白水平、缩小子宫体积，以优化患者术前状态。
- 对症状轻微或拒绝治疗的患者，采取保守观察，不立即干预也是合理的。对接近绝经期女性，由于子宫肌瘤通常会随着血中雌二醇和孕激素水平的下降而萎缩，因此，观察等待是一种更切实可行的选择。
- 激素常用于治疗子宫肌瘤引起的症状。复方口服避孕药（oral contraceptive pills，OCP）是治疗异常子宫出血和痛经的一线治疗方法。尽管

口服避孕药治疗症状性子宫肌瘤的疗效尚不确定，亦缺乏科学证据，但口服避孕药可明显减轻某些女性因子宫肌瘤引起的各种症状。左炔诺孕酮宫内缓释系统（Levonorgestrel intra-uterine system，LNG-IUS）是治疗异常子宫出血的另一种选择，可有效减少月经失血、缩小子宫体积、改善血红蛋白水平。但值得注意的是，黏膜下肌瘤明显改变宫腔形态是 LNG-IUS 的相对禁忌证。

- 应用促性腺激素释放激素激动剂（Gonadotrophin-releasing hormone agonists，GnRHa）使下丘脑促性腺激素受体下调，2 周内可导致可逆的性腺功能低下。醋酸亮丙瑞林被美国 FDA 批准用于肌瘤切除术前增加血红蛋白水平和缩小肌瘤体积。应用醋酸亮丙瑞林的女性通常在 3 个月内出现闭经。在开始治疗的 3 个月和 6 个月，子宫体积预期分别平均减少 36% 和 45%。使用 GnRHa 的女性可能出现围绝经期症状，如潮热、阴道干涩、情绪变化和可逆性骨密度下降。激素反向添加治疗可能减轻注射 GnRHa 引起的副作用。值得注意的是，术前注射 GnRHa 并不能改善肌瘤切除术中的失血。
- 促性腺激素释放激素拮抗剂与内源性 GnRH 竞争垂体结合位点，临床具有起效相对快速的优点、并且没有观察到严重的副作用。研究显示，应用促性腺激素释放激素拮抗剂 14d 后肌瘤大约减小 31.3%。促性腺激素释放激素拮抗剂目前在美国可以应用，但需要每日注射，这对许多患者来说可能比较困难。
- 米非司酮具有竞争孕激素受体和非竞争性抗雌激素作用，已被证明能减少月经大出血和改善肌瘤相关症状，提高生活质量。使用米非司酮治疗子宫肌瘤可使子宫体积缩小 26% ～ 74%。目前，米非司酮用于子宫肌瘤的治疗在美国尚未被 FDA 批准。
- 醋酸乌利司他（Ulipristal Acetate，UPA）是一种口服的选择性孕激素受体调节剂，可抑制肌瘤细胞的增殖，但在正常肌层细胞中不起作用。

UPA 可显著减小肌瘤体积、降低腹部压迫症状、缓解肌瘤相关的疼痛。UPA 对子宫内膜有刺激作用，其孕激素拮抗作用可增加子宫内膜增生和子宫内膜癌风险。但有研究表明，UPA 治疗后子宫内膜增生和恶性肿瘤的发生率较低。已有报道，UPA 治疗后妊娠，没有发生子宫肌瘤相关的母体并发症。

■ 磁共振引导聚焦超声手术（magnetic resonance-guided focused ultrasound surgery，MRgFUS）是绝经前女性子宫肌瘤的门诊治疗选择。MRgFUS 是一种无创的热消融技术，利用超声能量波聚集在局部组织，导致热破坏、凝固性坏死，从而缩小肌瘤体积。在 MRgFUS 治疗后的妊娠当中，没有报道有特异性并发症。

■ 子宫肌瘤栓塞术（uterine fibroid embolization，UFE）可减少子宫动脉血流量，导致不可逆性子宫肌瘤梗死。子宫平滑肌瘤最终会体积缩小，并且改善肌瘤相关的症状。最常见的经皮栓塞术是在局部麻醉下经右侧或左侧股动脉行栓塞术。UFE 可使月经量减少 85%，肌瘤体积平均减少 30% ～ 46%。尽管 UFE 治疗后妊娠已有报道，但其妊娠期安全性至今尚未确定。

二、影像学检查与其他诊断方法

■ 多种影像学检查方法可用于对可疑子宫肌瘤进行评估，每种检查方法各有优缺点。除了记录肌瘤的数目和大小外，腹腔镜子宫肌瘤切除术前盆腔影像学检查的主要目的是排除子宫腺肌病和妇科恶性肿瘤等其他疾病。

■ 盆腔超声检查可提供子宫和附件的高质量成像，通常是评估疑似子宫肌瘤患者的基本影像学检查方法（图 7-5）。盆腔超声检查具有成本低、诊断准确率高、无电离辐射等优点，应用广泛。通过联合经腹和经阴道盆腔超声检查，可确保获得最佳解剖学检查结果。值得注意的是，尽管经阴道超声检查能有效地评估子宫内膜总厚度，但对发现宫腔内肿块和确定黏膜下肌瘤类型的敏感性较低。盐水灌注宫腔超声造影（saline-infused sonography，SIS）不同于非强化经阴道超声，生理盐水作为一种造影剂，用于扩张宫腔，可更加清晰地显示子宫内膜或病变边界及轮廓。

■ 子宫磁共振成像是在腹腔镜子宫肌瘤切除术前评估子宫肌瘤的首选影像学检查方法（图 7-6）。MRI 可以对子宫进行有效、全面的评估，

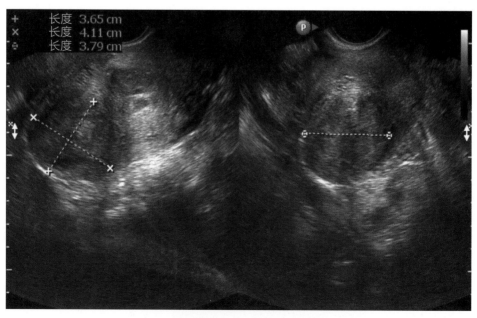

▲ 图 7-5　盆腔超声检查评估宫底部浆膜下肌瘤

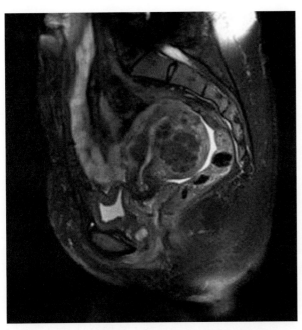

▲ 图 7-6　盆腔 MRI 评估宫底部浆膜下肌瘤

并清楚地显示肌瘤的大小和位置。与 SIS 相比，MRI 能更准确地评估黏膜下肌瘤在宫腔内突出的程度，这对术前计划至关重要，因为外科医生可以选择宫腔镜下切除某些黏膜下肌瘤。磁共振成像可以评估结合带，这对鉴别子宫腺肌病很重要。与 CT 和盆腔超声检查相比，MRI 对鉴别良性子宫平滑肌瘤和平滑肌肉瘤更具优势。

三、术前准备

■ 适当的术前知情同意对确定患者手术目标和腹腔镜子宫肌瘤切除术后预期效果非常重要。通常，子宫肌瘤剔除术的目的是改善，而不一定完全消除肌瘤引起的症状。需强调腹腔镜子宫肌瘤切除术相关风险，包括围术期出血可能需要输血、术后盆腹腔粘连引起疼痛或不孕，以及少数情况下需要切除子宫等情况，如未预料到的病理（恶性）或无法控制的出血。此外，需要告知患者子宫肌瘤复发以及分娩时子宫破裂风险。患者需要了解，腹腔镜手术失败转开腹手术可能。

■ 要取得良好的手术效果，需要在术前纠正患者

的并发症。异常子宫出血患者通常伴有缺铁性贫血，手术前应予以纠正，以减少围术期输血的风险，并最大限度地提高伤口愈合能力。补充铁的方法包括口服铁剂和静脉注射铁剂治疗。通常，需要同时进行药物治疗以减少异常子宫出血，从而实现血红蛋白的净增加。既往的心肺疾病可能导致呼吸困难或对头低臀高体位的耐受性差，应在腹腔镜手术前予以纠正。糖尿病控制不当可能导致伤口愈合不良，增加围术期感染的风险，术前应予以纠正。

四、手术治疗

■ 对于怀疑妇科恶性肿瘤、气腹禁忌或头低臀高体位禁忌的患者，应避免腹腔镜子宫肌瘤切除术。腹腔镜子宫肌瘤切除术的其他限制包括要切除肌瘤的大小和数量以及手术医生腹腔镜下缝合的能力。在多数情况下，切除多发小肌瘤比切除几个大肌瘤更加困难。

体位

■ 患者取膀胱截石位，双腿置于腿架上，双侧手臂收拢于身体两侧。由于头低臀高体位是最终完成手术所必需的，因此在手术准备之前，应谨慎地将患者放置在头低臀高体位，以确保患者不会在手术台上移动。垫上蛋架型防滑泡沫垫是有效的措施，可确保患者的位置在头低臀高体位时不改变。在腹部和阴道消毒之后，铺单、留置尿管和放置举宫器。我们更倾向于用举宫器，可通过其向宫腔注射染色剂。

■ 腹腔镜穿刺口的定位取决于肌瘤的大小和位置。一般来说，穿刺口的位置在脐部、脐水平的左上腹部、右上腹部，以及左下腹，以便于从患者左侧经同侧入路行腹腔镜缝合（图 7-7）。随着宫底高度的增加，穿刺口位置可能要向头侧改变，但穿刺口的整体布局无须改变。每个穿刺口的直径取决于外科医生的偏好、肌瘤大小和腹腔镜手术器械的选择。

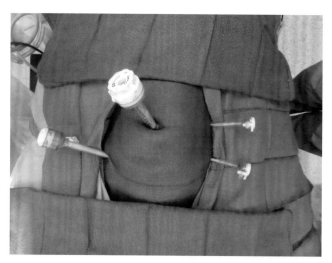

▲ 图 7-7　腹腔镜下子宫肌瘤切除术常规的穿刺口位置

五、手术步骤与技巧

（一）减少围术期出血的技巧

■ 腹腔镜下子宫肌瘤切除术可能术中出血量多，甚至围术期需要输血。掌握腹腔镜子宫肌瘤切除术中减少出血的各种药物和技术对保证患者的安全和手术效果至关重要。一些药物可以减少子宫肌瘤切除术中的失血。术前应用子宫收缩剂，如甲基麦角碱、米索前列醇和前列腺素 E_2 可通过引起子宫肌层收缩而减少术中失血。子宫肌层内注射血管加压素可以通过收缩局部血管，减少术中失血。我们的经验，20U 血管加压素与 100ml 生理盐水混合，在平滑肌瘤表面注射形成隆起。肌内注射的血管加压素的半衰期是 10～20min，术者应知晓血管加压素的最大安全剂量尚未确定。应注意避免注射入血管内，因为在极少数情况下注射血管加压素会引起心力衰竭。静脉注射氨甲环酸（Tranexamic acid，TXA）可竞争性地抑制纤溶酶原向纤溶酶的转化，从而通过发挥抗纤维蛋白溶解作用，最大限度地减少肌瘤剔除术中的失血。值得注意的是，静脉注射催产素和局部注射布比卡因加肾上腺素并没有被证明可以减少子宫肌瘤切除术术中的失血。应用自体血回输装置减少了围术期异体输血的可能。减少子

宫血流的干预措施，如子宫动脉栓塞、宫颈周围止血带的应用、子宫动脉的暂时性夹闭等均有不同程度的效果。

（二）子宫切开

■ 子宫切口选择很重要。计划的切口必须足够长，以便有效地切除肌瘤，但不会对正常的子宫组织造成不必要的损伤。术者必须确保重要结构，如输卵管和子宫血管的上行支不受到损伤（技术图 7-14）。子宫横切口有利于侧方腹腔镜下缝合。然而，子宫下段的一些肌瘤可能需要一个垂直或倾斜的切口，以便于剔除肌瘤和子宫缝合。如果可能的话，尽可能通过一个切口剔除多个肌瘤。

■ 将血管加压素（20U 与 100ml 生理盐水混合）注入肌瘤周围的肌层（技术图 7-15）。根据肌瘤的深度，可以观察到组织变白和表面隆起。以单极电刀或超声刀切开子宫。使用这两类器械时注意手术目的是快速切开组织，应尽量减少不必要的热损伤。当使用单极时，设置为输出低电压、连续（"切割"）波形。子宫组织被线性气化切割，这是一种非接触式技术，射频能量从活性电极的尖端到目标组织，导致组织快速分离，热扩散最小。使用超声刀时，应使用设备的最大刀程设置，并注意尽量减少手术部

位的停留时间（技术图 7-16）。浆膜和肌层的偶然出血可以通过合理使用单极射频或超声刀来止血。一般来说，不建议过度使用能量器械来控制肌层出血，因为可能会导致组织坏死和切口愈合不良。如果出现出血多，可通过缝合结扎或加压止血。继续切开子宫，直到观察到肌瘤包膜（技术图 7-17）。

（三）剥除子宫肌瘤

- 切开肌瘤包膜（技术图 7-18），分离包膜内层

和肌瘤边界（技术图 7-19）。如果界限分离困难，可以浅浅切开瘤体，有助于区分肌瘤和包膜。牵拉肌瘤及在包膜上反向用力可帮助暴露及有利于剥除肌瘤。切除肌瘤后，将其放置在后方子宫直肠陷凹以便后续取出（技术图 7-20）。手术团队对切除肌瘤准确计数非常重要，以确保在手术结束时从腹部取出所有标本。肌瘤包膜无须切除。此外，如果可能的话，应避免切开子宫内膜。然而，在某些黏膜下肌

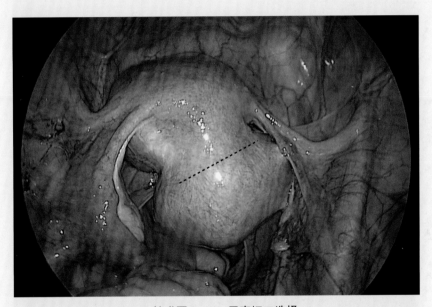

▲ 技术图 7-14　子宫切口选择

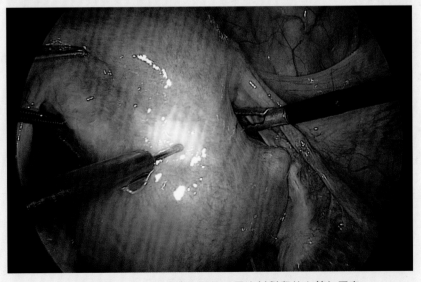

▲ 技术图 7-15　向肌瘤周围的肌层注射稀释的血管加压素

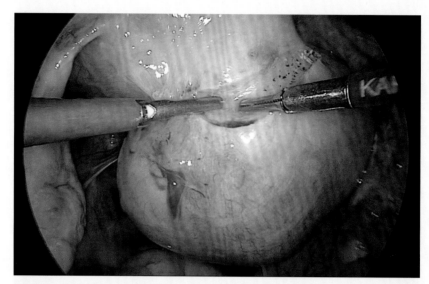

▲ 技术图 7-16　以超声刀切开子宫

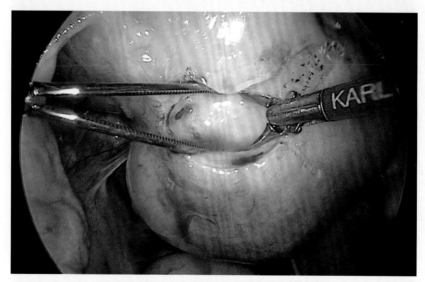

▲ 技术图 7-17　子宫切开后肌瘤假包膜暴露

瘤的病例中，穿透宫腔不可避免。如果不确定是否穿透子宫内膜，可以通过举宫器将亚甲蓝溶液注入宫腔，从而确定内膜是否受损。

（四）子宫缝合

- 采用腹腔镜缝合技术，用 0 号或 2-0 号延迟可吸收缝线连续或 8 字缝合，多层缝合子宫肌层。研究证实，使用倒刺缝合线闭合子宫切口是安全有效的，总体上减少了子宫缝合所需的时间（技术图 7-21）。必须注意的是，需要有效地对

合组织并达到止血的效果，而不要在肌层施加过度的张力，导致组织缺血坏死。浆膜层采用 2-0 号延迟可吸收的传统缝线或倒刺线进行简单的连续缝合或 "棒球法" 缝合。如果剔除黏膜下肌瘤穿透宫腔，子宫内膜应采用 3-0 号延迟可吸收单层连续缝合。如果需要，可以在子宫缝合完成后注入亚甲蓝溶液（技术图 7-22）。

（五）肌瘤取出

- 美国 FDA 已阻止通过腹腔镜子宫肌瘤旋切术

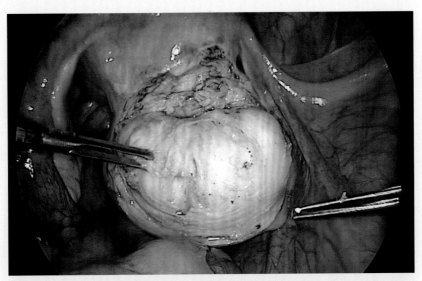

▲ 技术图 7-18　切开肌瘤包膜暴露肌瘤

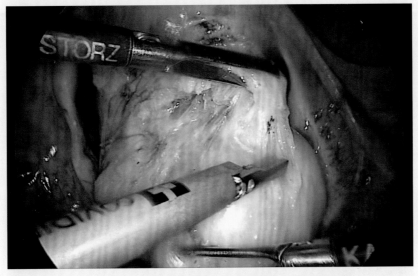

▲ 技术图 7-19　分离肌瘤和假包膜界限，并剔除肌瘤

取出组织，因为这一过程中可能会增加未知肿瘤播散风险。多个研究组正在评估在封闭袋内进行肌瘤旋切的潜在效用，但目前尚缺乏数据。然而，在腹腔镜子宫肌瘤切除术后，也可采用其他方法取出肌瘤。

■ 在大多数情况下，行小切口取出肌瘤是行之有效的方法。子宫缝合后，将肌瘤置于腹腔镜标本袋中（技术图 7-23）。根据患者的具体情况、肌瘤大小和既往手术切口选择小切口位置，可行 Pfannenstiel 横切口或扩大脐部切口。将腹腔

镜标本袋提出切口，在袋内取出肌瘤（技术图 7-24）。同样重要的是，确认切除的肌瘤数量与取出的肌瘤数量一致。对于较大的肌瘤，可在标本袋内进行切割，使用切口自动牵开器更有利于标本取出。

■ 阴道后壁切开术对一些患者来说是一种合理的方法来取出中等大小的肌瘤。再一次强调，需要将所有切下的肌瘤置于腹腔镜标本袋中。采用单极射频或超声刀，从一侧宫骶韧带内侧到对侧宫骶韧带内侧切开阴道后壁。用杯状举宫

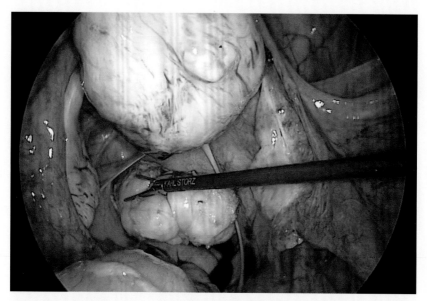

▲ 技术图 7-20　子宫直肠陷凹内放置肌瘤以便后续取出

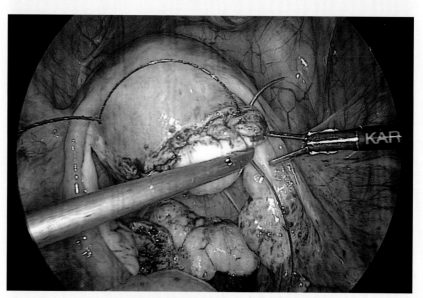

▲ 技术图 7-21　使用延迟可吸收倒刺缝合线缝合子宫

器或者 Breisky 牵开器置于阴道后穹窿抬高阴道后穹窿，可以便于此操作（技术图 7-25）。用卵圆钳经过切开的阴道后壁钳夹腹腔镜标本袋的束口线（技术图 7-26）。对肌瘤进行计数，以确认所有标本均被取出。用 2-0 号延迟可吸收缝线经腹腔镜或经阴道，连续或 8 字缝合阴道后壁切口。

（六）预防粘连

■ 标本取出后，腹腔镜检查盆腔。通过局部加压、电凝、缝合结扎，或止血材料进行彻底止血。在每一个子宫切口表面放置防粘连膜，如氧化纤维素，以减少术后盆腔粘连形成（技术图 7-27）。

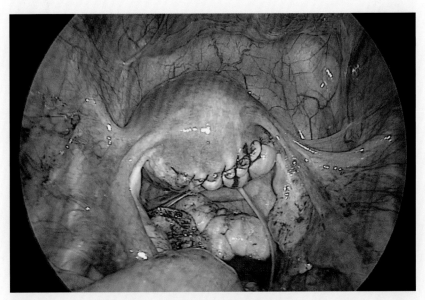

▲ 技术图 7-22　子宫缝合完成

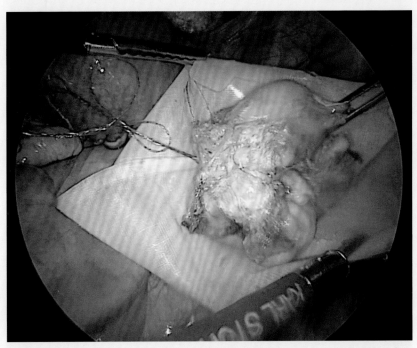

▲ 技术图 7-23　腹腔镜标本袋收集子宫肌瘤准备在袋内经腹取出

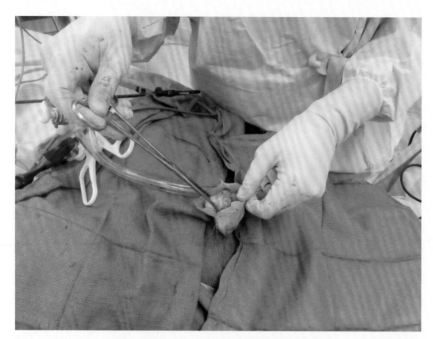

▲ 技术图 7-24　下腹横行小切口取出肌瘤

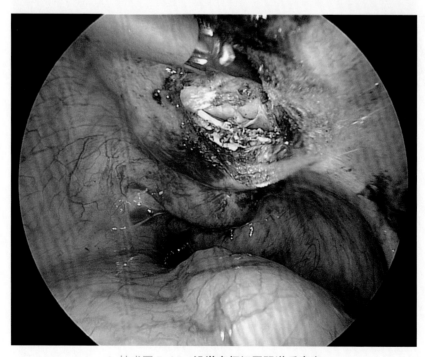

▲ 技术图 7-25　沿举宫杯切开阴道后穹窿

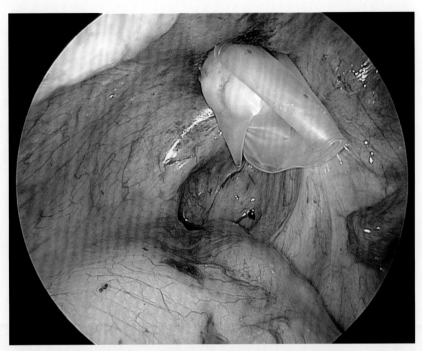

▲ 技术图 7-26 通过阴道后穹窿切口取出肌瘤组织

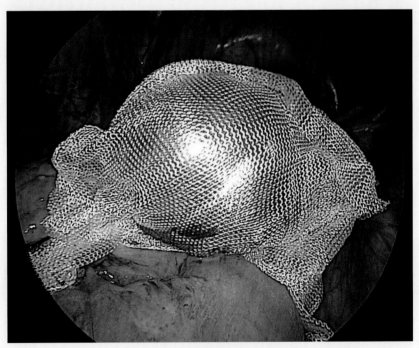

▲ 技术图 7-27 氧化纤维素放置在子宫缝合部位预防粘连

六、经验与教训

（一）病例选择

○ 腹腔镜子宫肌瘤切除术技术与学习曲线相关，围术期结局取决于多种因素。手术医师应根据肌瘤大小、肌瘤数目、个人经验和技术水平等因素，对肌瘤切除术的手术方式进行个体化选择。

（二）倒刺缝合线

○ 使用倒刺缝合线更易于子宫切口缝合，并且在某些情况下可以减少手术时间。

（三）被忽视的子宫病理

○ 与其他影像学方法相比，子宫肌瘤术前用 MRI 评估更易发现子宫腺肌病和肉瘤变等病变的存在，因而是行子宫肌瘤切除术患者的首选评估方法。

七、术后护理

■ 接受腹腔镜子宫肌瘤切除术的患者可以在当天出院。以下情况需要住院治疗：口服止痛药无法控制疼痛、持续性恶心或呕吐、并发症需要围术期治疗。出院带药包括镇痛药、大便软化药、止吐药和非甾体抗炎药。鼓励患者在条件允许的情况下尽早下床活动，但在 2 周内不要剧烈活动。经阴道后壁切开取出标本的患者，应在 6 周内禁止性生活。告知患者轻度子宫痉挛和少量阴道出血是正常现象。如果患者出现顽固性疼痛、持续恶心、发热超过 38.3℃、阴道出血过多、头晕、气短或晕厥，应立即就医。患者通常在术后 6 周复查。我们建议患者在腹腔镜子宫肌瘤切除术后 3～6 个月内不要怀孕。

八、预后

■ 研究显示，腹腔镜子宫肌瘤切除术术后子宫肌瘤的累积复发率逐年增加，术后 1 年、3 年、5 年和 8 年的累积复发率分别为 11%、36%、53% 和 84%。然而，复发并不总是需要进一步治疗。一项对 114 例患者的研究指出，在腹腔镜子宫肌瘤切除术术后的 27 个月时间间隔内，33% 的患者有复发性平滑肌瘤，然而，其中仅 37% 的患者需要再次手术治疗。

九、并发症

■ 腹腔镜子宫肌瘤切除术与开腹子宫肌瘤切除术相比，具有明显的优势，可以避免开腹手术相关的风险。荟萃分析发现，腹腔镜子宫肌瘤切除术组的平均手术时间延长了 13min，但是与开腹子宫肌瘤切除术相比，其住院时间和康复时间明显缩短。一项包括 2050 例患者的多中心研究发现，腹腔镜子宫肌瘤切除术总的并发症发生率为 11.1%，小的并发症占 9.1%，大的并发症占 2.02%。最严重并发症为围术期出血，发生率为 0.68%，术后血肿发生率为 0.48%。已知的子宫肌瘤切除术的并发症是术中和术后出血，腹腔镜子宫肌瘤切除术的出血量明显低于开腹子宫肌瘤切除术。

■ 粘连的形成是肌瘤切除术术后比较常见的并发症。有研究报道，腹腔镜子宫肌瘤切除术术后进行二次探查发现有多达 66% 的女性存在盆腹腔粘连。在子宫肌瘤切除术术中，应优先考虑预防粘连，且多种制剂可降低粘连发生率，如氧化纤维素可显著减少粘连形成，二探手术发现其粘连发生率为 12%，而不使用防粘连制剂的患者粘连发生率为 60%。

■ 产时子宫破裂是子宫肌瘤切除术术后一种罕见且有潜在生命危险的妊娠并发症，表现为阴道出血、胎心监护显示胎儿窘迫、宫缩过强、疼痛和触不清胎位。子宫肌瘤切除术术中穿透子宫内膜可能会增加这种风险，因此，建议行选择性剖宫产术，以减少子宫破裂风险。专家意见认为，多层缝合和避免过度电凝肌层是降低子宫肌瘤切除术术后子宫破裂风险的适当措施。一项研究评估了359例腹腔镜子宫肌瘤切除术后的女性，72例女性共76次妊娠，均未发生子宫破裂或不全破裂。著者认为其良好的结果可以用严密止血、分层子宫缝合和避免过度电凝来解释。子宫肌瘤切除术后子宫破裂的真实发生率，无论是腹腔镜还是开腹手术，尚不清楚。没有数据表明，哪种缝合技术或材料能将

子宫破裂的风险降到最低。

■ 微创子宫肌瘤切除术的一个重要并发症是在剔除和标本取出过程中肌瘤组织的播散。医源性寄生性肌瘤形成是肌瘤切除后行子宫肌瘤取出或旋切所造成的罕见的并发症。对未预料到的子宫肉瘤进行剔除和取出可能导致癌组织在腹腔内扩散，并影响患者的长期生存。目前，FDA发出警示，预计每350例接受子宫切除术或子宫肌瘤切除术治疗子宫肌瘤的女性中就有1人被发现患有未预计到的子宫肉瘤。术前应告知患者这些风险，并在患者知情同意的情况下方可行肌瘤旋切术取出肌瘤组织。

参考文献

[1] Buttram VC Jr, Reiter RC. Uterine leiomyomata: etiology, symptomatology, and management. *Fertil Steril.* 1981;36(4):433–445.

[2] Moroni RM, Martins WP, Dias SV, et al. Combined oral contraceptive for treatment of women with uterine fibroids and abnormal uterine bleeding: a systematic review. *Gynecol Obstet Invest.* 2015;79(3):145–152.

[3] Kriplani A, Awasthi D, Kulshrestha V, Agarwal N. Efficacy of the levonorgestrel-releasing intrauterine system in uterine leiomyoma. *Int J Gynaecol Obstet.* 2012;116(1):35–38.

[4] Felberbaum RE, Germer U, Ludwig M, et al. Treatment of uterine fibroids with a slow-release formulation of the gonadotropin releasing hormone antagonist Cetrorelix. *Hum Reprod.* 1998;13(6):1660–1668.

[5] Steinauer J, Pritts E, Jackson R, Jacoby AF. Systematic review of mifepristone for the treatment of uterine leiomyomata. *Obstet Gynecol.* 2004;103(6):1331–1336.

[6] Trefoux Bourdet A, Luton D, Koskas M. Clinical utility of ulipristal acetate for the treatment if uterine fibroids: current evidence. *Int J Womens Health.* 2015;26(7):321–330.

[7] Smart OC, Hindley JT, Regan L, Gedroyc WG. Gonadotropin-releasing hormone and magnetic-resonance-guided ultrasound surgery for uterine leiomyomata. *Obstet Gynecol.* 2006;108(1):49–54.

[8] Gupta JK, Sinha AS, Lumsden MA, Hickey M. Uterine artery embolization for symptomatic uterine fibroids. *Cochrane Database Syst Rev* 2006;25(1):CD005073.

[9] Pron G, Mocarski E, Bennett J, Vilos G, Common A, Vanderburgh L; Ontario UFE Collaborative Group. Pregnancy after uterine artery embolization for leiomyomata: the Ontario multicenter trial. *Obstet Gynecol.* 2005;105(1):67–76.

[10] Baldoni A, Moscioni P, Colonnelli M, Affronti G, Gilardi G. The possibility of using sulprostone during laparoscopic myomectomy in uterine fibromyomatosis. Preliminary studies. *Minerva Gynecol.* 1995;47(7):341–346.

[11] Peitsidis P, Koukoulomati A. Tranexamic acid for the management of uterine fibroid tumors: A systematic review of the current evidence. *World J Clin Cases.* 2014;2(12):893–898.

[12] Bhave Chittawar P, Franik S, Pouwer AW, Farquhar C. Minimally invasive surgical techniques versus open myomectomy for uterine fibroids. *Cochrane Database Syst Rev.* 2014;(10):CD004638.

[13] Tulandi T, Einarsson JI. The use of barbed suture for laparoscopic hysterectomy and myomectomy: a systematic review and meta-analysis. *J Minim Invasive Gynecol.* 2014;21(2):210–216.

[14] Yoo EH, Lee PI, Huh CY, Kim DH, Lee BS, Lee JK, et al. Predictors of leiomyoma recurrence after laparoscopic myomectomy. *J Minim Invasive Gynecol.* 2007;14(6):690–697.

[15] Nezhat FR, Roemisch M, Nezhat CH, Seidman DS, Nezhat CR. Recurrence rate after laparoscopic myomectomy. *J Am Assoc Gynecol Laparosc.* 1998;5(3):237–240.

[16] Jin C, Hu Y, Chen XC, Zheng FY, Lin F, Zhou K, et al. Laparoscopic versus open myomectomy—a meta-analysis of randomized controlled trials. *Eur J Obstet Gynecol Reprod Biol.* 2009;145(1):14–21.

[17] Sizzi O, Rossetti A, Malzoni M, et al. Italian multicenter study on complications of laparoscopic myomectomy. *J Minim Invasive Gynecol.* 2007;14(4):453–462.

[18] Palomba S, Zupi E, Russo T, et al. A multicenter randomized, controlled study comparing laparoscopic versus minilaparotomic myomectomy: short term outcomes. *Fertil Steril.* 2007;88(4):942–951.

[19] Hasson HM, Rotman C, Rana N, Sistos F, Dmowski WP. Laparoscopic myomectomy. *Obstet Gynecol.* 1992;80(5):884–888.

[20] Mais V, Ajossa S, Piras B, Guerriero S, Marongiu D, Melis GB. Prevention of de-novo adhesion formation after laparoscopic myomectomy: a randomized trial to evaluate the effectiveness of an oxidized regenerated cellulose absorbable barrier. *Hum Reprod.* 1995;10(12):3133–3135.

[21] Hurst BS, Matthews ML, Marshburn PB. Laparoscopic myomectomy for symptomatic uterine myomas. *Fertil Steril.* 2005;83(1):1–23.

[22] Landi S, Fiaccavento A, Zaccoletti R, Barbieri F, Syed R, Minelli L. Pregnancy outcomes and deliveries after laparoscopic myomectomy. *J Am Assoc Gynecol Laparosc.* 2003;10(2):177–181.

[23] Frishman GN, Jurema MW. Myomas and myomectomy. *J Minim Invasive Gynecol.* 2005;12(5):443–456.

第三节 机器人子宫肌瘤切除术

Alexander Kotlyar Rebecca Flyckt 著

王 莎 译

贺豪杰 校

一、总体原则

（一）定义

- 子宫平滑肌瘤是妇产科最常见的疾病之一，70%～80%的育龄期女性会罹患这种良性的平滑肌肿瘤[1, 2]。大多数平滑肌瘤没有症状，多于影像学检查或术后病理中无意发现。然而，随着肌瘤的增大也会引起压迫症状、异常子宫出血及痛经。甚至在少数病例中，特别是黏膜下肌瘤时，会导致不孕及流产[3]。

（二）鉴别诊断

- 子宫腺肌瘤或腺肌症。
- 妊娠。
- 宫腔积血。
- 恶性肿瘤：子宫平滑肌肉瘤或癌肉瘤。
- 子宫内膜癌或其他转移性恶性肿瘤。
- 子宫内膜异位症。

（三）解剖学因素

- 当计划肌瘤剔除手术时，肌瘤的位置、数量及大小是决定最佳手术方式的重要因素。子宫肌瘤目前被分为浆膜下、肌壁间及黏膜下肌瘤。肌瘤完全位于宫腔内，仅少许与肌层相连则称为宫腔内肌瘤。黏膜下肌瘤又可以进一步分为0型（完全位于宫腔）、Ⅰ型（>50%位于宫腔）及Ⅱ型（>50%位于肌层）。对于0型及Ⅰ型黏膜下肌瘤而言，更倾向于宫腔镜手术。然而，对于Ⅱ型黏膜下肌瘤，更适合非宫腔镜手术。

（四）非手术治疗

  子宫平滑肌瘤有多种非手术治疗方式，他们有时会非常有效。这些治疗方法包括期待治疗、药物治疗、子宫动脉栓塞及磁共振引导下高频超声治疗。治疗方式的选择需要全面考虑患者病史、生育要求、恶性风险及基于肌瘤特点的成功率。

  药物治疗主要依赖激素治疗以减少异常子宫出血。虽然许多女性的症状可获得缓解，特别是以月经量多为主要症状的患者，但长期治疗的失败率也相对较高。一线的激素药物是复方雌孕激素口服避孕药。虽然这些药物并不会限制肌瘤增长或缩小子宫体积，但可以有效减少一些患者的月经量。尽管目前仍有争议，但有一些研究认为早期暴露于复方口服避孕药可能会增加远期发生肌瘤的风险[4]。孕激素制剂（如醋酸甲羟孕酮及含有左炔诺孕酮的宫内节育器）也经常用于有症状的子宫肌瘤。虽然左炔诺孕酮宫内节育器被FDA批准用于治疗严重的月经出血，但它的适应证中并无子宫肌瘤，而且，实际上有任何凸向宫腔的肌瘤是放置IUD的相对禁忌证。上述药物通过使内膜及子宫萎缩而达到有效治疗轻度症状并减少严重的经期出血的作用。最近，一种新的口服非激素药物（氨甲环酸，一种抗纤维溶解药物）被成功用于合并子宫肌瘤的女性患者，可以减少其每月30%的失血量。

  GnRHa是一种针对肌瘤相关的异常子宫出血及包块症状的更高效治疗。它们在3个月的治疗期中可以维持低促性腺激素状态以减少每月的阴道出血。应用GnRHa后由于其与垂体相应受体结合，会导致垂体内贮存的FSH及LH释放增加，叫作点火效应。当细胞表面受体减少时，则发生垂体去敏感化，导致LH、FSH分泌减少，从而使性腺激素分泌减少，临床上几周内出现暂时的类绝经期症状。由于雌激素被认为会刺激肌瘤的生长，因此，GnRHa 对肌瘤的局部作用包括抑制芳香化酶 P_{450} 表达以减少雄激素向雌激素的转化。此外，GnRHa 可以抑制肌瘤细胞增殖并促进其凋亡，这可能是其减小肌瘤体积的作用原理。肌瘤体积缩小有利于腹腔镜手术并减少中转开腹的可能。根据 Cochrane 数据库资料提示，GnRHa 也可术前应用于短期内纠正贫血[5]。然而，GnRHa 产生的低雌激素状态会出现明显的副作用，如潮热、骨质减少及骨质疏松，故并不推荐超过 6 个月的长期应用[6]。

正如药物治疗一样，其他的非手术治疗方式仅能提供部分缓解，并具有一定的局限性。例如子宫动脉栓塞或子宫肌瘤栓塞，是将栓塞材料注射至供应肌瘤的双侧血管中[7]。由于该技术对生育及卵巢功能的影响不确定，故不推荐用于有生育要求的女性。另一种治疗肌瘤新方法是 MRI 引导聚焦超声技术（MRgFUS），即在 MRI 引导下将高强度超声波聚焦于局部组织以达到破坏作用。后者对于无法接受手术的肌瘤患者而言是最佳的选择。考虑到 MRgFUS 会引起皮肤灼伤、肌瘤脱落及持续的神经病变等相关的并发症，故其并未广泛应用[8]。

二、影像学检查与其他诊断方法

与许多盆腔病变的评估一样，经阴道超声通常是最先获得的基本的影像资料。盆腔超声可以完成子宫肌瘤的初步诊断及定位（图 7-8）。肌瘤的典型图像为增大的低回声和（或）不均质回声包块，呈分叶状。纤维组织与平滑肌组织的比例决定了低回声的程度。由于包块效应，肌瘤向外侧挤压周围的子宫肌层，形成假包膜及明确的肌瘤分界（图 7-9）。肌瘤变性、坏死及钙化在超声下会引起阴影效应及百叶窗效应。黏膜下及肌壁间肌瘤的特点可以通过 3D 超声以进一步显现，但其效果依赖于超声医师的经验。

为了评估宫腔内情况，可以采用盐水灌注超

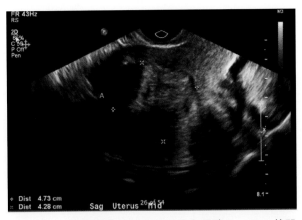

▲ 图 7-8　经阴道盆腔超声显示子宫后壁 4～5cm 的肌瘤向前凸向子宫内膜

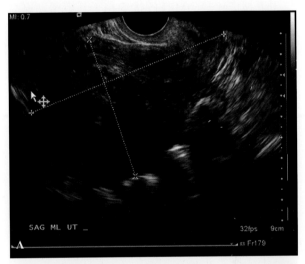

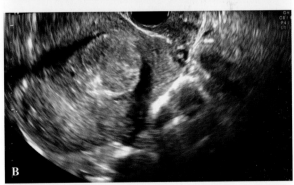

▲ 图 7-9　后壁肌瘤的经阴道盆腔超声图像，边界不清且其内有可疑空腔

声宫腔造影术（SIS）来判断子宫腔被黏膜下肌瘤占据或影响的程度。了解肌瘤与宫腔的关系有助于选择合适的手术方式。SIS 比阴道超声的灵敏度及特异性更高（分别为 85.4% 及 98.2%）[9]。

MRI 是对上述超声技术的一个补充，它多用于肌瘤切除手术的术前评估。MRI 是利用磁场改变组织中氢原子的自旋运动，进而测量其发出的射频波。因此，氢原子的数量决定了信号的强度（如特定组织中的水含量）。组织中水的含量影响其在 T_1 及 T_2 加权图像中的显像，含水量高的组织在 T_2 序列上会更明亮。T_1 序列则更好的显示脂肪及出血区域。肌瘤在 T_2 序列的典型图像为暗的轮廓清晰的区域，而囊性变则会增加其亮度。

MRI 应用于术前评估，特别是对拟行腹腔镜或机器人肌瘤切除术的患者进行评估（图 7-10）。与阴道超声比较，MRI 的优势在于其敏感度更高（分别为 40% 及 80%），尤其存在 4 个及以上的肌瘤时。MRI 的缺点在于可能无法识别非常小的肌瘤（小于 $0.5cm^3$）及较超声的费用高。CT 对软组织的辨识度不如 MRI 及超声，所以通常不用于肌瘤的影像学检查。但当考虑有泌尿系受压时可用于识别是否有输尿管受压[10]。

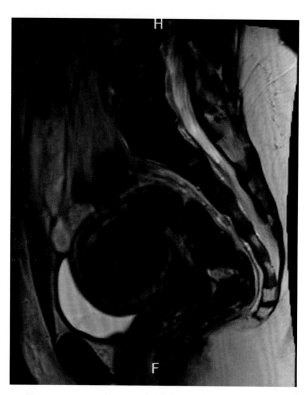

▲ 图 7-10 MRI 的 T_2 加权成像为拟行机器人手术者提供了极好的肌瘤 "图谱"，其可以很好地显示内膜线并更容易避免对以后生育的影响

三、术前准备

进行任何肌瘤切除手术之前，术者必须首先注意以下问题。

- 最常见的术前问题是由月经量多或异常子宫出血所导致的贫血。子宫肌瘤相关异常出血最常引起的是缺铁性贫血。轻度贫血可以通过口服或静脉补铁以纠正。
- 术前准备的第二步，可以考虑应用 3 个月的 GnRHa 如醋酸亮丙瑞林为手术做准备。它可以缩小子宫或肌瘤体积，或减少持续的异常出血及不断加重的贫血。
- 进行任何肌瘤切除手术前除外恶性肿瘤是至关重要的。合并高危因素的女性应除外子宫内膜癌（如大于 6 个月的月经紊乱或不排卵、多囊卵巢综合征、肥胖、胰岛素抵抗或子宫内膜增厚）。通常采用门诊子宫内膜活检以检测任何潜在的内膜增生或内膜癌。
- 选用合适的影像学检查来显示子宫大小、肌瘤的数量、大小、位置及其他盆腔病变也是非常重要的。正如上文所述，MRI 或 SIS 与传统阴道超声相比更具优势。

四、手术治疗

子宫肌瘤的手术指征有以下几点。

- 任何与肌瘤相关的异常子宫出血或月经量多保守治疗无效。
- 绝经后肌瘤持续增长或怀疑恶性。
- 宫腔或输卵管变形导致继发不孕。
- 复发性流产（特别是合并宫腔形态改变）。
- 由于疼痛或压迫症状引起生活质量下降。
- 慢性失血导致持续的缺铁性贫血。

选择机器人肌瘤切除或其他方式需要结合多方面因素综合考虑，如表 7-1 所列。

术前了解肌瘤的位置、大小及其与宫腔的相对关系非常重要。机器人子宫肌瘤切除术最适用于浆膜下、肌壁间、宫底及带蒂的肌瘤，对于单发肌瘤小于 15cm 或不超过 5 个子宫肌瘤也同样

表 7-1　子宫肌瘤切除术术式的比较

术　式	指　征	优　点	缺　点
开腹肌瘤切除术	不经旋切即无法通过腹腔镜取出的大肌瘤，或肌瘤过大影响腹腔镜视野及操作，或肌瘤数量过多	暴露更好止血方便	恢复时间较长（6～8周），术后疼痛，术后粘连形成风险大
腹腔镜肌瘤切除术	浆膜下，带蒂的或肌壁间肌瘤	术后疼痛少，恢复时间短（1～2min），因切口小，因而失血少	操作更复杂，须具备腹腔镜手术技巧，特别是大于 15cm 的肌瘤
腹腔镜辅助肌瘤切除术	无法经常规腹腔镜肌瘤剔除取出的浆膜下、带蒂的或肌壁间肌瘤	恢复时间短（1～2周），应用微创技术的同时避免旋切大肌瘤	小切口引起术后疼痛增加
宫腔镜肌瘤切除术	黏膜下肌瘤，特别是 50% 以上在宫腔内	恢复最快，花费最低	手术指征局限，膨宫相关的液体超负荷及电解质紊乱风险
机器人肌瘤切除术	浆膜下、带蒂及肌壁间肌瘤。可减轻传统腹腔镜手术术者的劳累程度	三维视野，增加器械操作的灵敏度，恢复时间快（1～2周）	费用最高，手术时间增加，麻醉时间长

适合。其主要的优势在于三维手术术野及更便利的器械操作和缝合。对于那些经验并不丰富的手术医师来说，腹腔镜手术可能较困难，若仍然倾向于微创手术时可以选择机器人手术。与其他的微创手术方式一样，机器人肌瘤切除术较开腹手术的患者术后疼痛更轻、肠道功能恢复更快、住院时间缩短且更加美观[11]。

患者一旦选择机器人辅助子宫肌瘤切除术，则术前需考虑应用 GnRHa 治疗。对于腹腔镜、开腹或宫腔镜肌瘤切除手术而言，术前应用 GnRHa 治疗多被用于纠正贫血或缩小肌瘤，但同时也可能造成肌瘤分离难度增加及组织分界不清，从而增加了微创手术的难度。因此，如果未合并贫血的肌瘤患者在接受微创手术前并不常规应用 GnRHa 治疗。手术医师在术前必须告知患者术中有因为出血或其他并发症而导致中转开腹的可能。

（一）体位

机器人子宫肌瘤切除术的准备，除了常规腹腔镜器械外，还需要床旁机械臂系统、成像系统以及操作台。

患者取常规腹腔镜手术的体位，即膀胱截石位，手臂收回至身体两侧，以衬垫保护所有骨性突起。患者身下需垫硅胶垫或其他缓冲装置以防止头低脚高位时滑动。胸部绑带也有利于防止患者术中滑动。虽然一些文献推荐常规取最大程度的头低位（为防止术野欠佳，因为机器人连接后无法再调整手术床），但我们的经验是仅采用手术操作所必需的头低位程度即可。

（二）方法

目前列出了多种机器人的手术方式，包括将机器人平行置于双腿之间或妇科手术时常用的侧方锁定（被认为更有利于子宫操作）。我们更倾向于将其置于侧方。此外，穿刺口的选择也多样化，置摄像头的穿刺口根据子宫的大小及术者偏好可以位于脐部或脐上、脐下。我们倾向将机器人摄像头穿刺口选择在脐部或稍微偏下一点。另外穿刺口的选择也同样取决于术者的偏好和手术操作的便利性。最重要的是在操作前决定好手术方式，因为机器人一旦连接好就很难再进行额外穿刺或改变位置。再次重申，准备上述步骤的关键是影像学检查及查体。

五、手术步骤与技巧

随着达·芬奇机器人手术系统在子宫肌瘤剔除手术中的应用，多种多样的手术技巧也应运而生。在此介绍我们中心的常规使用情况。

（一）放置举宫器

如传统腹腔镜子宫肌瘤切除术一样，患者消毒铺巾后，放置举宫器。举宫器可以更好地为肌瘤切除术暴露视野，同时宫腔内注射染色剂可以在剔除距离接近宫腔的肌瘤时辨别宫腔位置而避免影响宫腔。

我们通常应用 RUMI 举宫器（Cooper Surgical）。放置尿管后，用窥器暴露宫颈，单齿宫颈钳钳夹宫颈上唇后牵拉宫颈置入举宫器。

放置 RUMI 举宫器时，先测量宫腔深度，接着将尖端带有球囊的 RUMI 举宫器经宫颈置入宫腔。当整个球囊都位于宫腔内时，向球囊内注射约 7ml 生理盐水。球囊放好后，检查举宫器是否安全牢固（技术图 7-28）。

（二）Trocar 放置及连接达·芬奇机器人

Trocar 的位置如技术图 7-29 所示。置入 Trocar 前，0.25% 布比卡因皮下注射，于脐下缘用 11 号刀片切开皮肤形成一个能容下脐部 Trocar 的切口，该 Trocar 用于放置机器人摄像头。我们通常先切开 5mm 的穿刺口用于腹腔镜探查以确保其适合机器人手术。做好最开始的脐下缘切口后，用可视 Trocar 如 Xcel Trocar（Ethicon）进腹，探查确定盆腔情况适合机器人手术后，将 5mm 的 Trocar 更换为适合机器人摄像头的 12mm Trocar。

另外，于脐部穿刺口下方 15° 旁开 8～12cm 处穿刺 2～3 个 8mm 的机器人 Trocar。辅助操作孔多位于右下象限内，这样可以在直视下置入或取出缝针（技术图 7-29）。当肌瘤需要旋切才能取出时更常用这种布局。然而，考虑到目前应

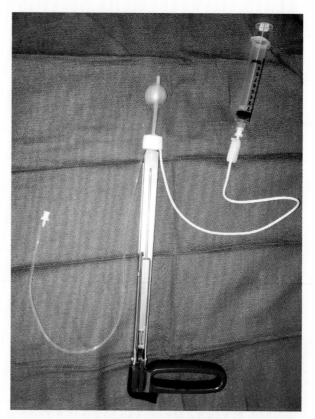

▲ 技术图 7-28　**RUMI 举宫器**

用肌瘤旋切器尚有争议，所以我们现在放弃右下象限的穿刺口而在耻骨上方放置一个单孔多操作平台（GelPOINT），它既可以用于进出缝针也可以在手术结束时取出组织。如果不想做耻骨上切口，那么可以利用右下象限内的 Trocar 进出缝针，而 GelPOINT 则可以在放置在脐部较大切口以便手术结束时取出组织（技术图 7-30）。

放完 Trocar 后开始连接达·芬奇机器人。正如之前所述，患者取可耐受的最大程度的头低足高位，机器人可放置于两腿之间、脚蹬之间或患者一侧。由于机器人是面向患者的，每一条机械臂都在最近的关节处外展远离中心。这为机械臂之间提供了充足的空间以保证独立顺畅的操作。一旦所有的机械臂连接好，将镜头及器械分别插入各自的 Trocar。我们常用的腹腔镜器械包括抓钳、用于电凝的双极钳、超声刀及 2 把持针器。我们的经验中很少会用到第

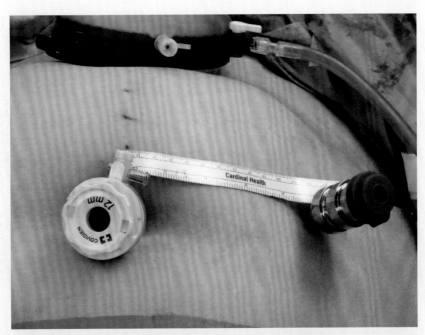

▲ 技术图 7-29　放置 Trocar：辅助操作孔位于距离脐部 12mm 摄像头穿刺口 8～12cm 远的地方，这可以减少摄像头及机械臂之间的相互干扰

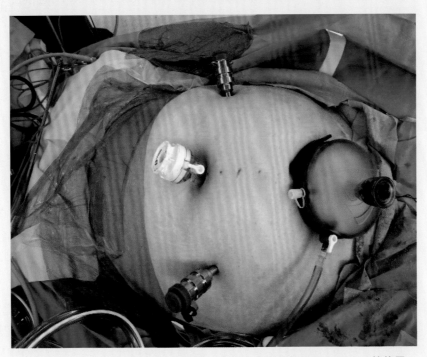

▲ 技术图 7-30　GelPOINT 的放置：在耻上中线处标记 GelPOINT 的位置

三个机械臂，尤其是有经验丰富的助手协助时（技术图 7-31）。

（三）切开子宫

在切开子宫前，将稀释的血管加压素溶液（200ml 的生理盐水∶20U 血管加压素）注射至浆膜下或肌瘤周围的肌层中。这是利用腹腔镜穿刺针完成的，其另一端与装有血管加压素的注射器相连（技术图 7-32）。如果层次正确会看到肌层

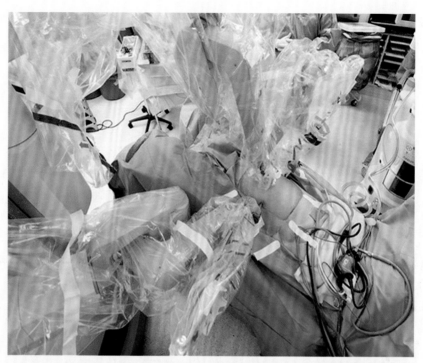

▲ 技术图 7-31　机器人穿刺口的图示及 **Trocar** 上方的机械臂位置

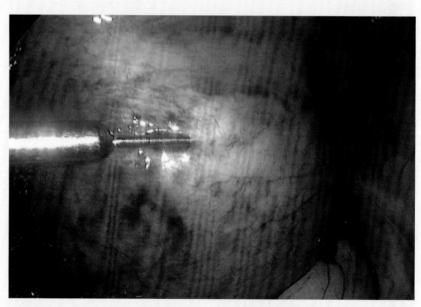

▲ 技术图 7-32　注射血管加压素

血管加压素 1：10 稀释后注射入肌瘤外肌层，当注射至正确的层次后会看到表面变白的现象

变白的现象。当应用血管加压素时，特别是浓度更高的溶液，需要注意既往体健的患者也可能出现严重的心肺并发症如心跳呼吸骤停、低血压及肺水肿。为了进一步提高血管加压素的作用，在剔除肌瘤时可以同时行血管蒂的结扎[12]。

同开腹及腹腔镜肌瘤剔除术一样，肌瘤与输卵管及子宫动脉的关系是术中关注的重点。为了进一步减少出血，可以利用腹腔镜阻断夹暂时性阻塞子宫动脉。其他有效的手术技巧包括术前应用米索前列醇、布比卡因联合肾上腺素注射、术前应用氨甲环酸及术中应用子宫止血带。

注射血管加压素后就可以开始切开子宫。首先将超声刀设置为"切割"模式，逐步切开子宫浆膜层、肌层直至打开肌瘤假包膜。虽然机器人较传统腹腔镜的器械可操作性增加而使得垂直平面的缝合得以实现，但切开子宫时仍应尽可能取水平切口（技术图 7-33）。需要注意的是，在切开子宫时应确保切口不会延伸至子宫血管或输卵管。该过程中严密止血很关键，而双极电凝可用于控制任何的急性出血。

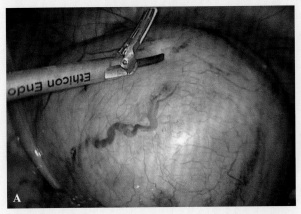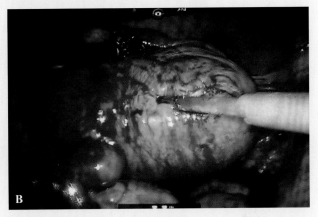

▲ 技术图 7-33　在切开子宫时，超声刀切开浆膜后进一步分离至肌瘤

（四）去除肌瘤

切开子宫打开肌瘤包膜后（暴露出白色光滑的肌瘤纤维），用抓钳固定肌瘤。利用钝性分离及抓钳牵拉肌瘤，并适当使用超声刀完整剔除肌瘤，注意在基底部不要穿透子宫内膜。剔除肌瘤后可以直接将其取出，如果还有其他肌瘤，也可以将其放在子宫直肠陷凹或结肠旁沟处（技术图 7-34 至技术图 7-36）。特别需要注意的是，手术团队需要记录肌瘤的数量并取出所有肌瘤以避免手术结束时遗留任何标本在腹腔里。小的肌瘤向头侧滚动而藏于肝脏后方或肠管下方的情况并不少见。肌层或浆膜面出血可采用短时双极电凝止血。由于过度的电凝会影响子宫肌层的完整性及瘤腔缝合，故应限制电器械的使用。同时，子宫肌瘤剔除过程中过多的电外科操作可能与随后妊娠子宫破裂有关。不依赖电凝的止血方法可采用止血材料，例如我们常用的明胶基质凝血酶封闭剂及可吸收止血明胶海绵。这些材料在必要时可有效止血。

带蒂肌瘤的处理同前。血管加压素是注射至蒂部而非浆膜下，但应尽可能避免直接注射至血管内。采用任何一种电器械电凝蒂部后切断以剔除肌瘤，如 Ligasure。缝合残留的血管蒂以保证止血确切。

深部的肌壁间肌瘤或阔韧带肌瘤需要更多的手术技巧，特别是腹腔镜下的缝合技巧。此外，在剔除阔韧带肌瘤时需要警惕输尿管和子宫血管的位置。术前 MRI 可以帮助辨认这些肌瘤，术者应当熟练掌握机器人操作、盆腔解剖及微创手术技巧。

（五）关闭瘤腔

快速关闭瘤腔是子宫肌瘤剔除术中减少出血的关键步骤。关于这一点，机器人手术可能较传统腹腔镜手术更有优势，因为它可以更容易和快速地进行缝合。这对于不擅长腹腔镜缝合及打结的术者尤为重要。应用可吸收倒刺线会让闭合瘤腔更加方便，如 V-Loc 及 Quill SRS。倒刺线缝合无须打结，并可在缝合中将张力均匀分布于整个伤口（技术图 7-37 至技术图 7-39）[13]。

不管用哪一种缝线，关闭瘤腔的方式与开腹

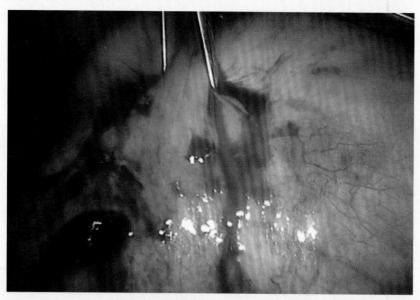

▲ 技术图 7-34　在剔除肌瘤时，从 **GelPOINT** 置入腹腔镜抓钳以固定肌瘤进行牵拉

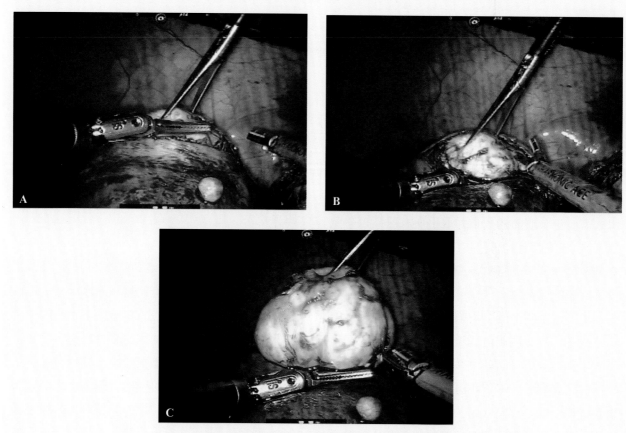

▲ 技术图 7-35　采用牵拉及反牵拉进一步剔除肌瘤、利用超声刀或双极电凝止血

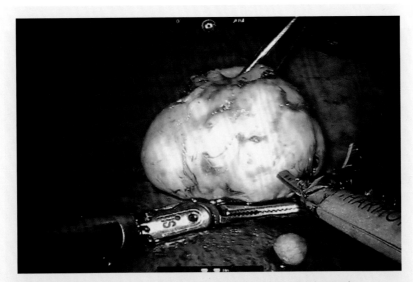

▲ 技术图 7-36 仅留有一束组织的几乎完全剔除的肌瘤

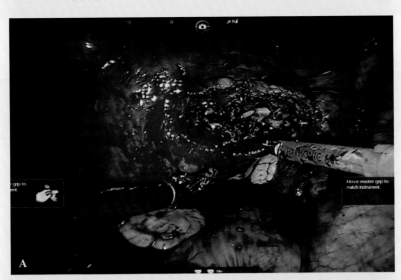

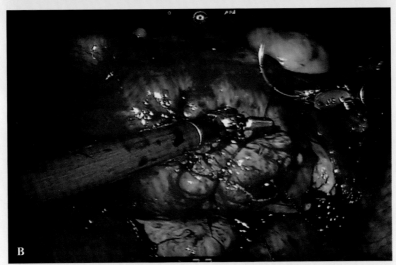

▲ 技术图 7-37 关闭瘤腔

A. 完全剔除肌瘤后缝合前的瘤腔；B. 用 V-Loc 缝线开始关闭瘤腔的第一层，最开始的一层采用连续套索缝合

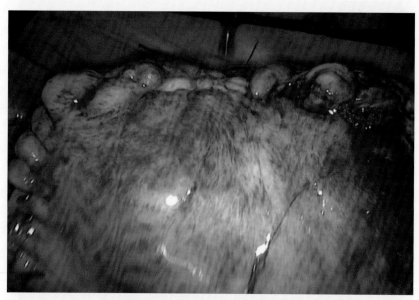

▲ 技术图 7-38　用另外一根 **V-Loc** 缝线连续缝合浆膜层

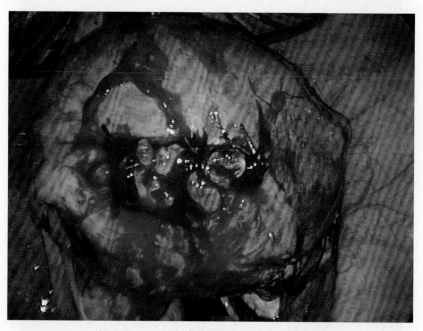

▲ 技术图 7-39　完成浆膜层缝合并完全闭合瘤腔

肌瘤剔除时都是一样的，需要逐层缝合。如果不用倒刺线则用 0 号可吸收缝线间断或连续锁边缝合关闭瘤腔基底。按需缝合其他层次对合组织和减少张力。子宫成形后用 2-0 号或 3-0 号 PDS线连续缝合关闭子宫浆膜层。所有的缝线正如开始所述，经过辅助穿刺口的通道置入和取出。为了减少可能的粘连，切口彻底止血后，我们通常在浆膜创面覆盖 Interceed 防粘连材料。如果此处有持续的渗血也可放置可吸收止血材料，但此时并不建议放 Interceed，因为在有血时会增加粘连形成。

（六）旋切肌瘤

在 2014 年 FDA 暂停使用肌瘤旋切器之前，

这项技术被广泛应用于手术结束时取出组织。旋切器的暂停使用是由于旋切肌瘤时有潜在平滑肌肉瘤的风险（1/500～1/300）。我们目前的方式是利用耻上的 GelPOINT 装置取出标本以避免旋切肌瘤。剔除所有的子宫肌瘤后，将其从 GelPOINT 放置处完整取出或在皮肤切口水平用手术刀切碎后取出。需要注意的是，该处切口不超过 2～3cm，切口较小，位于天然皮肤皱褶处，相对美观（技术图 7-40）。还有一些术者则在取物袋中旋切肌瘤。没有研究显示当确诊平滑肌肉瘤时这种方法是否会改变预后。

（七）移除机器人并关腹

取出肌瘤并充分止血后就可以移除机器人，即通过打开之前显示的每一条机械臂末端的旋钮将其从 Trocar 上解锁。所有的机械臂都游离后就可以将机器人从患者旁边推走，在直视下拔出所有 Trocar。对于大于 10mm 的穿刺口，通常用 Carter–Thomason 闭合器关闭筋膜层。2–0 号可吸收线间断缝合皮下组织，根据术者习惯，用 4–0 号或 5–0 号可吸收线缝合皮肤或免缝胶带、医用胶水闭合皮肤。

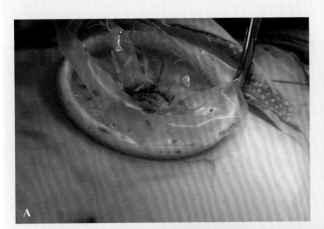

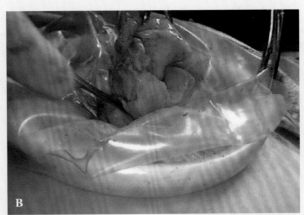

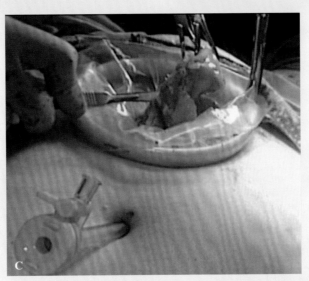

▲ 技术图 7-40　通过皮肤小切口，在袋子中切开取出标本

六、经验与教训

- ○ 术前纠正患者贫血。肌瘤剔除术前应用 GnRHa 3 个月会改善贫血及缩小子宫。
- ✖ 若超过 5 个肌瘤或单个肌瘤大于 12～15cm，需要考虑机器人肌瘤剔除术以外的其他手术方式，除非是技术特别娴熟的术者。
- ○ 当患者肌瘤数量有限且仅位于浆膜下、带蒂或肌壁间时，大多数术者应考虑机器人肌瘤剔除术。
- ✖ 因不除外恶性和目前 FDA 禁用，避免使用肌瘤旋切器。
- ○ 切开子宫前注射血管加压素以减少术中出血。
- ✖ 决定机器人肌瘤剔除术时需要考虑费用及手术时间，考虑所在医院的性价比。
- ○ 采用倒刺线如 V–Loc 无须打结，更快关闭瘤腔，并将张力均匀分布于整个切口。
- ○ 耻上做小切口放置 GelPOINT 取出肌瘤，同时可兼任辅助操作孔。
- ✖ 避免在子宫切口处过度使用电凝，可以选用止血材料如可吸收明胶海绵代替。

七、术后护理

术后治疗同传统腹腔镜手术。主要目标是早活动及术日或术后一日早晨出院。后续随访中需告知患者剔除肌瘤可能会增加子宫破裂的风险。在患者对于未来生育的咨询中，需要根据切开的范围及肌层破坏的程度决定是否建议剖宫产。该建议应当写在手术记录中以利于产科医师查阅。

八、预后

与腹腔镜肌瘤剔除术及开腹肌瘤剔除术相比，尤其与开腹肌瘤剔除术相比，机器人手术有更好的预后。我们中心的经验显示，与传统腹腔镜手术及开腹手术相比，尽管机器人肌瘤剔除术的手术时间有所增加，但出血量会减少[14]。许多研究显示机器人手术费用增加，然而，它可能为需要开腹完成的手术提供一个微创剔除肌瘤的机会。长期预后如复发、生育及分娩结局还有待于观察。

九、并发症

一般而言，由于本身是微创方式，因此机器人肌瘤剔除术的并发症更少。而且根据我们的经验，其术中出血较腹腔镜肌瘤剔除术，尤其是与开腹手术相比更少。

参考文献

[1] Buttram VC Jr, Reiter RC. Uterine leiomyomata: etiology, symptomatology, and management. *Fertil Steril*. 1981;36:433–445.

[2] Day Baird D, Dunson DB, Hill MC, Cousins D, Schectman JM. High cumulative incidence of uterine leiomyoma in black and white women: ultrasound evidence. *Am J Obstet Gynecol*. 2003;188:100–107.

[3] Fernandez H, Sefrioui O, Virelizier C, Gervaise A, Gomel V, Frydman R. Hysteroscopic resection of submucosal myomas in patients with infertility. *Hum Reprod*. 2001;16:1489–1492.

[4] Marshall LM, Spiegelman D, Goldman MB. A prospective study of reproductive factors and oral contraceptive use in relation to the risk of uterine leiomyomatas. *Fertil Steril*. 1998;70(3):432–439.

[5] Lethaby A, Vollenhoven B, Sowter M. Pre-operative GnRH analogue therapy before hysterectomy or myomectomy for uterine fibroids. *Cochrane Database Syst Rev*. 2001;(2):CD000547.

[6] Wallach EE, Vlahos NF. Uterine myomas: an overview of development, clinical features, and management. *Obstet Gynecol*. 2004;104(2):393–406.

[7] Gupta JK, Sinha A, Lumsden MA, Hickey M. Uterine artery embolization for symptomatic uterine fibroids. *Cochrane Database Syst Rev*. 2012;(5):CD005073.

[8] Quinn SD, Vedelago J, Gedroyc W, Regan L. Safety and five-year reintervention following magnetic resonance-guided focused ultrasound (MRgFUS) for uterine fibroids. *Eur J Obstet Gynecol Reprod Biol*. 2014;182:247–251.

[9] Grimbizis GF, Tsolakidis D, Mikos T, et al. A prospective comparison of transvaginal ultrasound, saline infusion sonohysterography, and diagnostic hysteroscopy in the evaluation of endometrial pathology. *Fertil Steril.* 2010;94:2720–2725.

[10] Swayder J, Sakhel K. Imaging for uterine myomas and adenomyosis. *J Minim Invasive Gynecol.* 2014;21(3):362–376.

[11] Flyckt R, Falcone T. Myomectomy: surgical approaches. *Female Patient.* 2011;36:24–32.

[12] Soto E, Flyckt R, Falcone T. Endoscopic management of uterine fibroids: an update. *Minerva Gynecol.* 2012;64(6):507–520.

[13] Quass A, Einarsson JI, Srouji S, Garguilo A. Robotic myomectomy: a review of indications and techniques. *Rev Obstet Gynecol.* 2010;3(4):185–191.

[14] Barakat EE, Bedaiwy MA, Zimberg S, Nutter B, Mossier M, Falcone T. Robotic-assisted, laparoscopic abdominal myomectomy: a comparison of surgical outcomes. *Obstet Gynecol.* 2011;117(2):256–265.

第 8 章

子宫切除术
Hysterectomy

妇科手术技巧
妇科学

**Operative Techniques in
Gynecologic Surgery**
Gynecology

084

第一节　经腹子宫切除术

Stephanie Ricci　著

蔡雨晗　译

李　华　校

一、总体原则

（一）定义

经腹子宫切除术是指通过开腹手术切除子宫。全子宫切除术的手术范围包括子宫体及子宫颈；次全子宫切除术仅切除子宫体而保留子宫颈；这两种术式中均可保留卵巢，而是否保留卵巢需要患者和医生共同决定。

（二）鉴别诊断

- 子宫肌瘤。
- 异常子宫出血。
- 子宫腺肌症。
- 盆腔炎性疾病。
- 盆腔脏器脱垂。
- 恶性肿瘤或癌前病变。

（三）非手术治疗

某些疾病可以由其他治疗方法替代手术治疗。如子宫肌瘤栓塞术可以治疗有症状的子宫肌瘤；子宫内膜消融术或宫内节育器常可用于治疗月经过多；孕激素或促性腺激素释放激素激动剂可用于治疗子宫内膜异位症所致的盆腔痛；高效孕激素可用于治疗某些特定病例的子宫内膜增生；对于盆腔脏器脱垂，加强盆底肌的锻炼有时也可减少手术需求。

二、影像学检查与其他诊断方法

- 针对不同病因，子宫切除术前所需的辅助检查不尽相同。对于经腹子宫切除术，除了盆腔检查外，评估子宫大小最好的辅助检查是妇科超声。它能够较准确地评估子宫大小、子宫内膜厚度及双侧附件，并且花费不高。对于围绝经期及绝经后异常子宫出血的女性，行子宫切除术前应先行子宫内膜活检以除外恶性病变。术前行盆腔核磁检查对于子宫良性病变的意义不大，除非高度怀疑恶性病变。

三、术前准备

- 术前向患者充分交代围术期并发症，与患者共同决定腹部切口类型，讨论是否保留双侧卵巢、输卵管及宫颈等均十分重要。上述内容应详细地记录在病历及手术知情同意书中。同时应告知患者，出于安全考虑，术中有更改手术方式可能。

- 对于有其他并发症的患者，术前应充分评估病情并指导围术期用药。所有育龄期女性应行妊娠试验以除外怀孕，术前还应有近期的宫颈细胞学检查、乳腺钼靶检查以及结肠镜，对于围绝经期及绝经后异常子宫出血的女性，应完善子宫内膜活检。对于 50 岁以上的患者，推荐术前完善心电图及 X 线胸片。实验室检查包括血常规、电解质及肌酐等，对于术后评估具有一定作用。

- 腹部切口类型的选择与子宫的大小、可能存在的解剖学异常如盆腹腔粘连等因素有关。如果患者术前已有腹部纵行手术瘢痕，术者更倾向于沿原瘢痕手术（图 8-1，图 8-2）。但是如果子宫大小允许、无盆腹腔粘连，腹部横切口也不失为一个较好的选择，既美观，又可以减少术后疼痛及切口疝的发生。虽然早期的研究表明腹部纵切口裂开的发生率较腹部横切口高，但是最近越来越多的研究发现切口裂开的发生率在两者间并无差异[1]。

➤ 需要患者及医师共同讨论后决定是否手术中同时行双侧输卵管及卵巢切除。子宫切除术中行卵巢切除的良性适应证包括子宫内膜异位症、输卵管卵巢脓肿及盆腔痛。2005年，美国一项全国范围内的研究显示，68%接受经腹子宫切除术的女性同时也接受了单侧或双侧附件切除术[2]。过去，子宫切除术中同时行卵巢切除术的原因是可以预防围绝经期女性卵巢癌的发生。但是最近越来越倾向于保留卵巢，因为最新证据表明，患者可以从保留卵巢中获益，而切除卵巢的风险比既往所认知的要高。况且卵巢癌在一般人群中的发生率较低，因此，行子宫切除术时不需同时切除卵巢。

➤ 如果宫颈能相对容易地与子宫体一起切除，

没有证据表明患者可以从次全子宫切除术中获益。保留宫颈的患者术后仍需定期行宫颈癌筛查，保留宫颈也可能造成子宫切除术后出血。但子宫次全切除术唯一的绝对禁忌证是子宫体或子宫颈的癌前或恶性病变。

四、手术治疗

■ 行经腹子宫切除术的女性需要接受预防性静脉血栓栓塞治疗。美国妇产科医师协会和美国胸科医师协会共同发布的抗栓指南指出，行经腹子宫切除术的女性发生静脉血栓栓塞的风险至少为中等风险[4, 5]。因此，经腹子宫切除术后的患者均应接受间歇性充气加压装置等物理预防措施。但使用药物预防措施如肝素等需根据患者是否具有前述指南中提到的危险因素来决定。许多医疗机构都建立了围术期血栓栓塞预防的

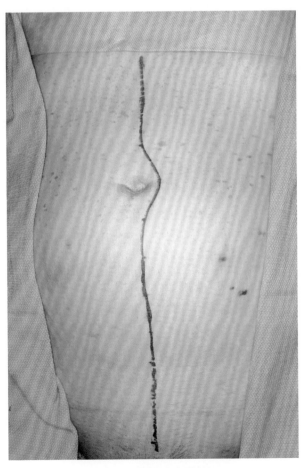

▲ 图 8-1 腹部正中纵行切口

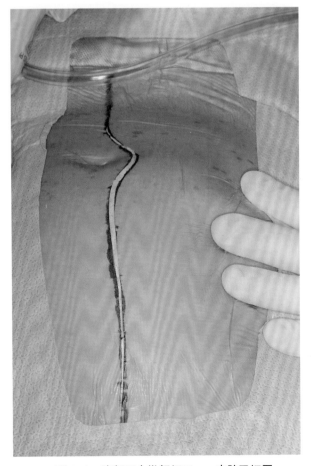

▲ 图 8-2 腹部正中纵行切口——皮肤已切开

流程，并且给予经腹子宫切除术患者以物理及药物预防措施[4]。

■ 麻醉前预防性单次静脉注射抗生素可以避免手术切口部位感染，最有效的给药时机是在接触细菌（如腹部切口）前的 1h 内[6]。体重超过 50kg 的女性通常予 2g 头孢唑林预防感染（BMI ＜ 30 的女性给予 1g 头孢唑林）；若术中有可能发生肠道损伤，则还应加用 500mg 甲硝唑；也可选择有更广抗菌谱的头孢西丁 2g。若患者对青霉素过敏，则应选择克林霉素（600mg）和庆大霉素（1.5mg/kg，最大剂量 240mg）联合用药。若手术时间较长，则术中应于 1 倍或 2 倍药物半衰期时长后再次给药，以维持有效的血药浓度（表 8-1）。应用头孢唑林需在 3h 后再给予第二组；术中出血超过 1500ml 也有必要给第二组抗生素[3]。

表 8-1　经腹子宫切除术预防性使用抗生素方案

抗生素	剂量（静脉给药）	再次给药时机（h）
头孢唑林	1g 或 2g*	3
克林霉素 + 庆大霉素	600mg 1.5mg/kg（最大剂量 240mg）	3 6
克林霉素 + 喹诺酮	600mg 400mg	3 6
克林霉素 + 氨曲南	600mg 1g	3 3
甲硝唑 + 庆大霉素	500mg 1.5mg/kg（最大剂量 240mg）	6 6
甲硝唑 + 喹诺酮	500mg 400mg	6 6

*. 肥胖患者如体重超过 100kg 或 BMI ＞ 30 则给予 2g 头孢唑林

■ 术前的肠道准备不是必需的，除非术中有因粘连重导致肠道损伤的风险。在肠道损伤风险高的患者中，可以合理使用一些在肠道手术中经常用于预防感染的抗生素，但没有证据表明机械性肠道准备可以降低感染风险[3]。

（一）体位

■ 患者入手术室后，应在手术开始前预防性应用抗生素及皮下注射肝素，间歇性充气加压装置应在患者双下肢妥当放置。患者可取平卧位或者膀胱截石位（应用 Allen 腿架），需要特别注意，取膀胱截石位的患者要注意保护受力点，以避免神经损伤。术前手术医师、麻醉医师和手术室护士应共同核对患者身份、拟采取的治疗或手术，特别是只在一侧进行的手术（如右侧附件切除术）更应仔细核对。麻醉后应再次对患者进行专科查体，然后开始对腹部（剑突下至大腿前侧）、会阴、阴道常规消毒铺巾，留置导尿管引流尿液。上述步骤完成后，术者应再次更换无菌手套。

（二）方法

■ 选择下腹正中纵切口还是横切口取决于很多因素，如前次腹部手术瘢痕的位置、是否需要探查上腹部、子宫的大小、形态、活动度及术后的美观性等。如果患者既往有过腹部手术史，手术医生一般会选择原手术瘢痕。如果原手术瘢痕外观欠佳，那么本次手术开始或结束时会同时行瘢痕剔除术，即用 Allis 钳提起原手术瘢痕并在其周围做椭圆形切口以剔除瘢痕组织。

■ 腹部横切口有几种选择。最常用的是 Pfannenstiel 切口，但由于此切口完整保留了腹直肌，所以术野暴露相对不充分。而 Cherney 切口和 Maylard 切口因为横断了腹直肌所以术野暴露相对较好。Cherney 切口是在腹直肌肌腱与耻骨联合相接处横断腹直肌，而 Maylard 切口则是横断了包括腹直肌在内的所有腹壁层次，并且需要缝合结扎腹壁深部的血管。

五、手术步骤与技巧

（一）切开和暴露

- 下腹正中纵切口是行自脐下至耻骨上的切口（图 8-1 和图 8-2），分离皮下组织至筋膜层（技术图 8-1，技术图 8-2）。沿白线切开筋膜层达皮肤切口全长，边切开边分离腹直肌与筋膜（技术图 8-3 至技术图 8-6）。提起下方的腹直肌后鞘，剪开腹直肌后鞘（技术图 8-7，技术图 8-8），Kelly 钳钳夹并提起腹膜，用手术刀切开后（技术图 8-9），小心扩大腹膜切口至皮肤切口全长，切腹膜时注意不要损伤膀胱。

- Pfannenstiel 切口是在适于手术的平面所做的横切口，通常长 10～15cm，依次贯穿皮肤、皮下脂肪直至腹直肌筋膜。用手术刀在中线的任意一侧做横切口打开腹直肌前鞘，组织剪向两侧延长切口，Kocher 钳钳夹切口下缘的腹直肌前鞘，一只手垂直牵拉 Kocher 钳，另一只手钝性将腹直肌自后鞘分离，同理切开腹直肌后鞘，自白线将腹直肌向两侧分离，暴露腹膜，按下腹纵切口方式打开腹膜。

- Cherney 切口与 Pfannenstiel 切口相同，都要横行打开腹直肌前鞘，但 Cherney 切口需要在耻骨联合处横断腹直肌肌腱，并向头侧牵拉横断的腹直肌以充分暴露术野。Maylard 切口的操作也基本相同。但是腹直肌前鞘一旦被横断，就不再附着于其下方的腹直肌。术者在术中需要寻找腹直肌的外侧缘，钳夹后缝合结扎位于腹直肌外侧缘背面的腹壁下血管，电刀横断腹直肌。

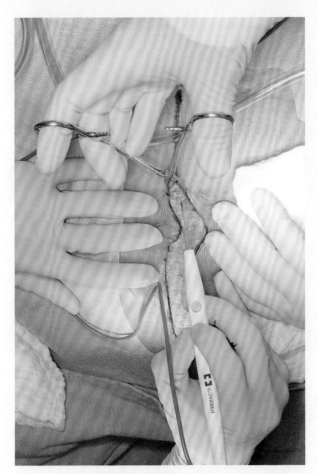

▲ 技术图 8-1 切开皮下脂肪（一）

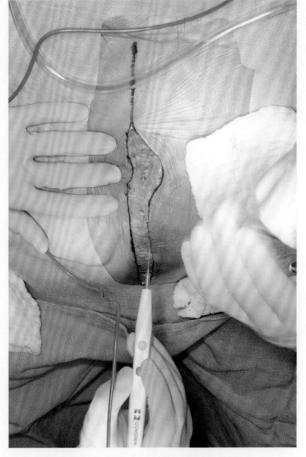

▲ 技术图 8-2 切开皮下脂肪（二）

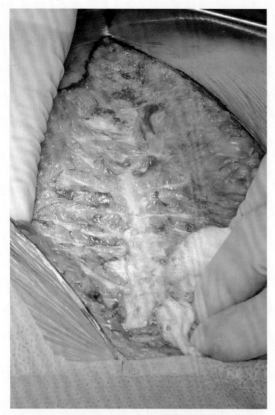

▲ 技术图 8-3　暴露筋膜层

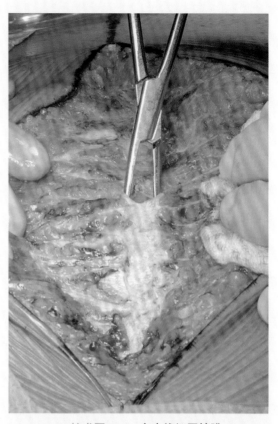

▲ 技术图 8-4　自中线切开筋膜

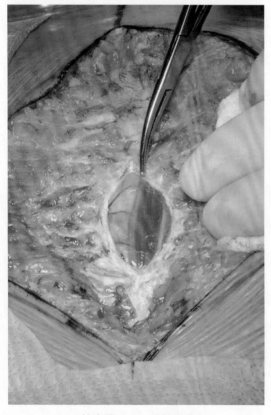

▲ 技术图 8-5　暴露腹直肌

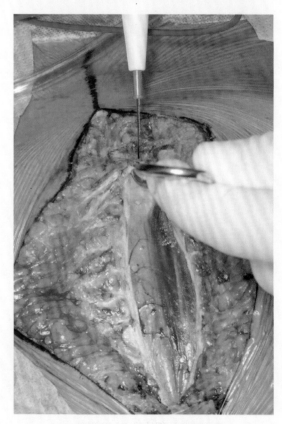

▲ 技术图 8-6　延长筋膜层切口

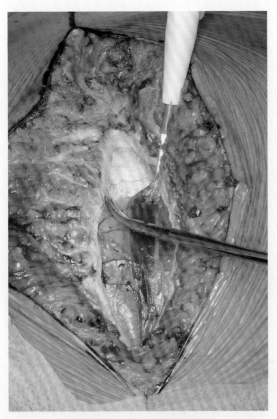

▲ 技术图 8-7　暴露腹膜

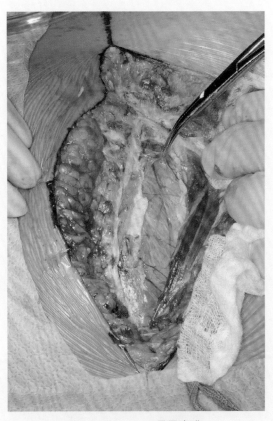

▲ 技术图 8-8　暴露腹膜

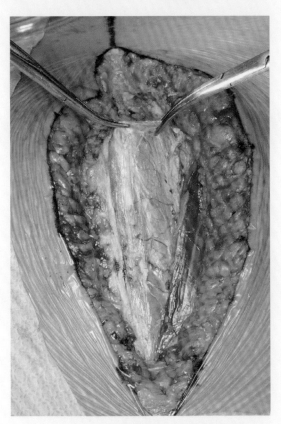

▲ 技术图 8-9　提拉腹膜，以便锐性切开

（二）暴露术野

■ 打开腹膜后，放置腹壁牵开器，暴露子宫并提于切口外（技术图 8-10 至技术图 8-12），牵开器的选择取决于切口类型和术者的习惯。放置牵开器时，注意不要置于走行于腰大肌旁的股神经上，避免术后周围神经病变及患者活动障碍；放置牵开器时应将腹壁提起，检查是否有肠管位于牵开器下方，并确保牵开器不要压迫骨盆侧壁（技术图 8-13）。

■ 如果存在盆腹腔粘连，应在排垫肠管前松解粘连，尤其是松解盆腔脏器的粘连，恢复正常解剖结构，包括用组织剪或射频能量器械松解大网膜、肠管或腹壁的粘连等。恢复正常解剖结构后，湿纱垫排垫肠管，小心放置牵开器，避免损伤肠管。

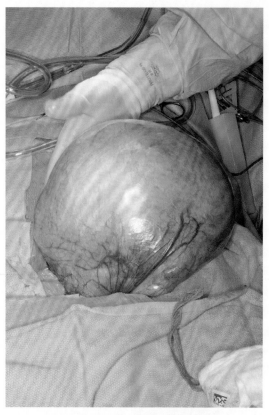

▲ 技术图 8-10　将子宫娩出切口外

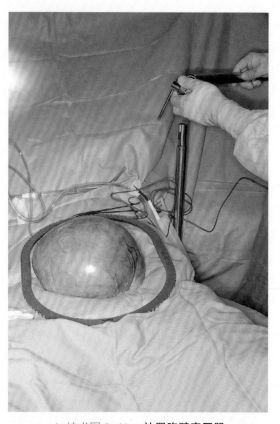

▲ 技术图 8-11　放置腹壁牵开器

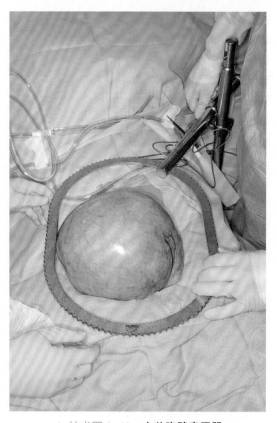

▲ 技术图 8-12　安装腹壁牵开器

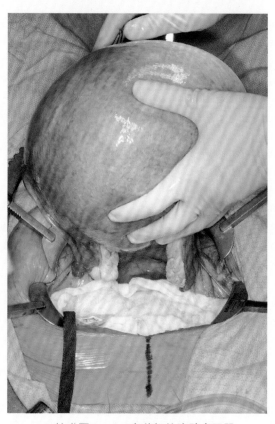

▲ 技术图 8-13　安装好的腹壁牵开器

（三）处理阔韧带

- 长血管钳钳夹两侧宫角及圆韧带以便术中牵拉子宫（技术图 8-14），再于圆韧带中点处钳夹、切断（技术图 8-15），于钳夹处缝合结扎后撤走血管钳。如果圆韧带的断端太过靠近子宫，则

阔韧带的暴露会比较局限，使得打开阔韧带表面的腹膜更加困难。

- 打开阔韧带前后叶，将阔韧带分离至子宫动脉水平，沿膀胱子宫反折腹膜下推膀胱，将膀胱与子宫下段及阴道分离（技术图 8-16，技术图

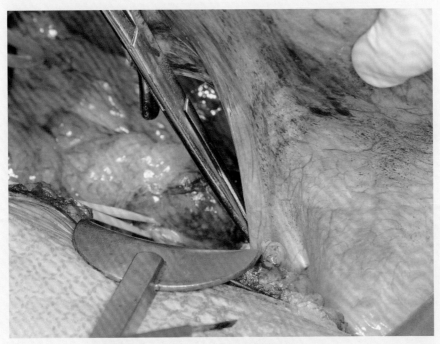

▲ 技术图 8-14　找到圆韧带

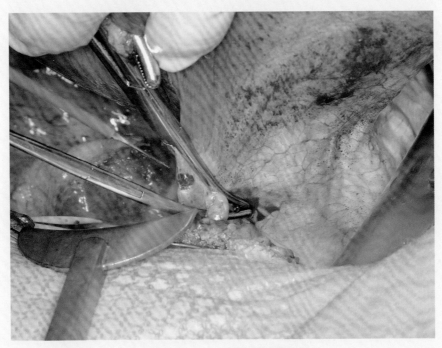

▲ 技术图 8-15　钳夹切断圆韧带

093

8-17）。于骨盆漏斗韧带旁，延长阔韧带后叶的切口进入腹膜后（技术图8-18，技术图8-19）。利用吸引器头端或手指钝性分离髂外动脉表面疏松的结缔组织，辨认输尿管（技术图8-20，

技术图8-21）。沿髂外动脉走行向上至髂血管分叉处，可见输尿管于髂外动脉及髂内动脉分叉处上方进入骨盆，穿过骨盆漏斗韧带下方，在腹膜外走行。输尿管蠕动为辨识输尿管的标志。

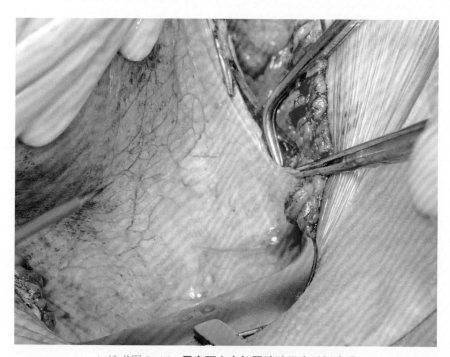

▲ 技术图 8-16　于宫颈上方打开膀胱子宫反折腹膜

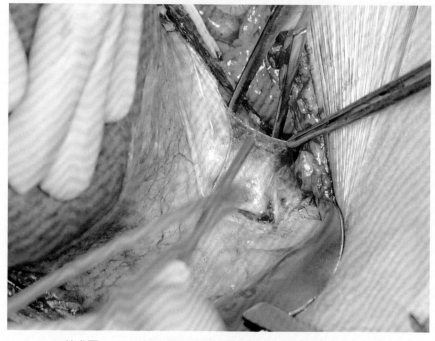

▲ 技术图 8-17　打开膀胱子宫反折腹膜后，将膀胱自宫颈上分离

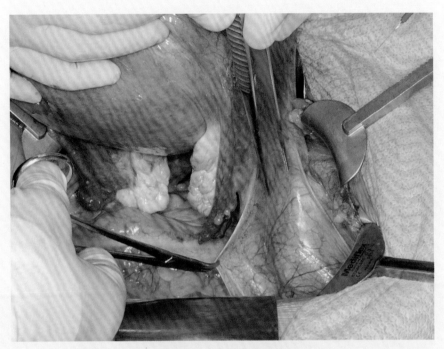

▲ 技术图 8-18 拉紧阔韧带后叶

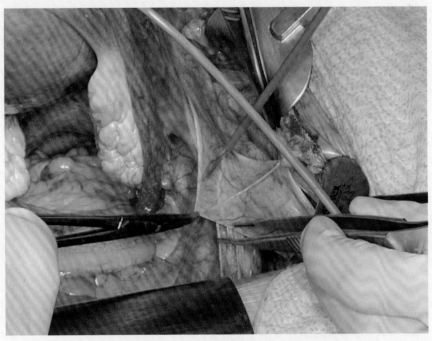

▲ 技术图 8-19 于卵巢动脉旁打开阔韧带后叶

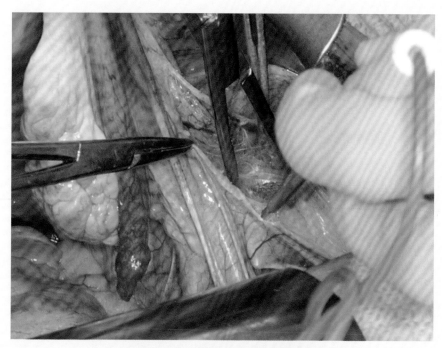

▲ 技术图 8-20 延长切口充分暴露腹膜后

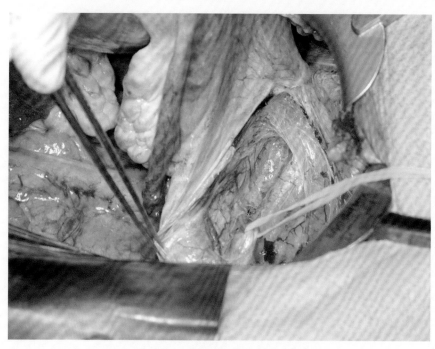

▲ 技术图 8-21 以血管环牵拉输尿管

（四）切除附件

■ 如要切除卵巢，首先应辨认输尿管，于骨盆漏斗韧带下方、输尿管上方、卵巢旁的腹膜开一小口（技术图 8-22），将骨盆漏斗韧带牵离开输尿管，两把弯钳钳夹骨盆漏斗韧带，切断、缝扎。在断端缝扎处下方再次结扎，避免血肿形成。切开阔韧带后叶，电凝切断卵巢固有韧带。

（五）保留卵巢及输卵管

■ 如要保留卵巢，首先应辨认输尿管，于阔韧带后叶、卵巢固有韧带及输卵管下方的腹膜开一小口，两把血管钳钳夹卵巢固有韧带（此时用于钳夹宫角的长 Kelly 钳可以适当调整位置以保证将卵巢固有韧带完全钳夹，另一把通常使用 Heaney 钳），切断、缝扎、再结扎（技术图 8-23 至技术图 8-26）。技术图 8-27 展示切除卵巢与保留卵巢的不同之处。

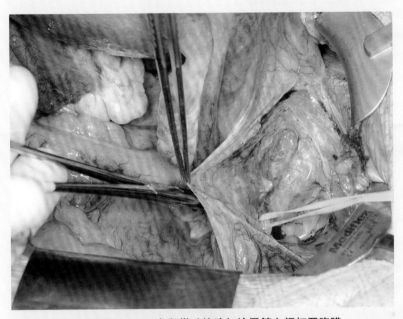

▲ 技术图 8-22　在卵巢动静脉与输尿管之间打开腹膜

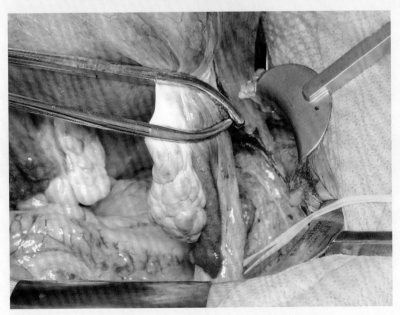

▲ 技术图 8-23　**Heaney** 钳钳夹卵巢固有韧带

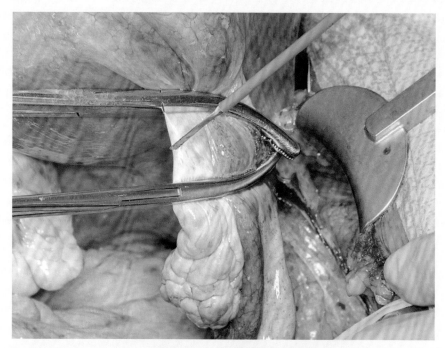

▲ 技术图 8-24　切断卵巢固有韧带

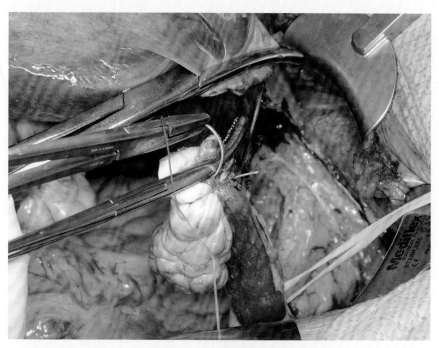

▲ 技术图 8-25　缝扎卵巢固有韧带

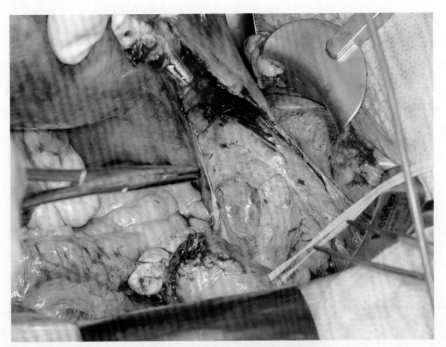

▲ 技术图 8-26　止血后放开卵巢固有韧带

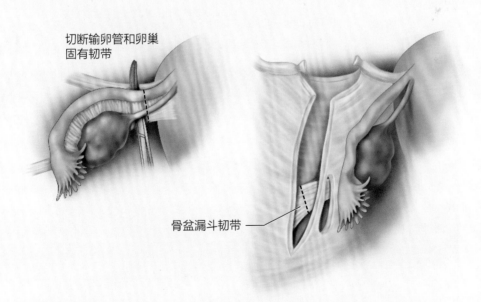

切断输卵管和卵巢
固有韧带

骨盆漏斗韧带

▲ 技术图 8-27　经腹子宫切除术中保留卵巢与切除卵巢的不同操作

（六）处理子宫动脉

■ 结扎子宫动脉前，应先确保膀胱及直肠都已经与子宫分离。在下推膀胱与子宫下段分离的过程中，应同时将输尿管推向一侧，以减少在处理子宫动脉时输尿管的损伤。打开膀胱子宫腹膜反折后，寻找膀胱与子宫下段间的无血管区（技术图 8-16），切开无血管区腹膜，电刀钝锐性结合小心分离膀胱（技术图 8-17）。

■ 如果需要分离直肠与宫颈，同样应寻找直肠与阴道壁间的无血管区，这一区域可以通过打开宫颈下方、两侧骶韧带间的后腹膜来寻找。仔细分离这一区域，将直肠与阴道后壁及宫颈分离。

■ 寻找子宫动静脉，电刀将子宫血管与周围疏松结缔组织分离，弯钳于子宫下段与宫颈交界处垂直钳夹子宫动脉，钳尖紧贴宫颈（技术图 8-28），另一把血管钳置于弯钳与子宫之间

（技术图 8-29），切断、缝扎子宫动脉（技术图 8-30 至技术图 8-32）。

（七）处理主骶韧带及切下子宫

■ 对于筋膜外全子宫切除术，直钳于子宫血管内侧平行于宫颈钳夹主韧带及骶韧带，手术刀或电刀切开、缝合、结扎，直至达到宫颈末端（技术图 8-33 至技术图 8-36）。可以用两把弯钳钳夹宫颈下方的阴道，注意应尽可能紧贴宫颈钳夹以多保留阴道，以 Jorgenson 剪剪开阴道壁，分离宫颈与阴道（技术图 8-37 至技术图 8-39）。也可以在阴道内放置海绵棒，前推海绵棒以指示阴道前壁，电刀逐层切开阴道壁直至显露出阴道内海绵棒轮廓。环宫颈一周重复上述操作，或钳夹阴道宫颈交界处，以组织剪分离宫颈及阴道（技术图 8-40）。自腹壁切口取出切下的标本，并仔细检查宫颈的完整性。

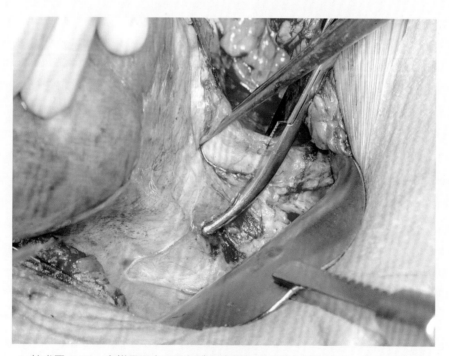

▲ 技术图 8-28　弯钳于子宫下段与宫颈交界处垂直钳夹子宫动脉，钳尖紧贴宫颈

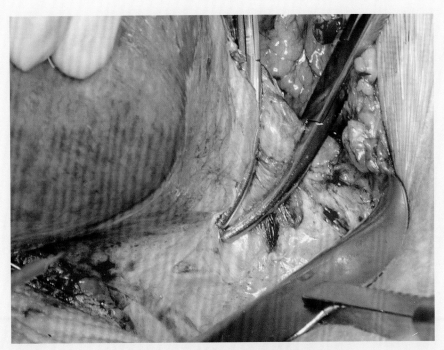

▲ 技术图 8-29 于宫颈内口水平处钳夹子宫动脉

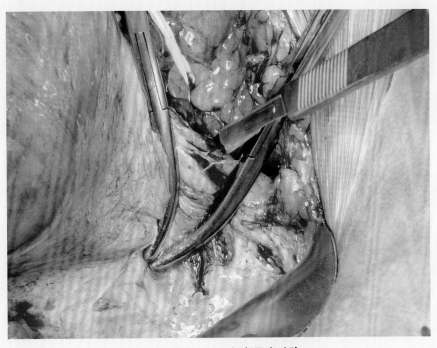

▲ 技术图 8-30 切断子宫动脉

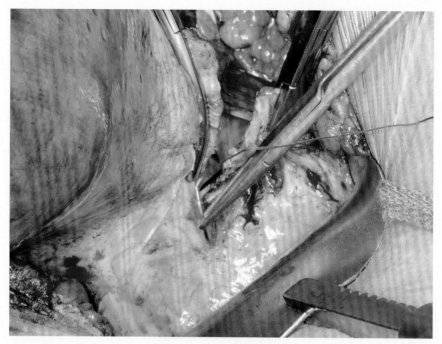

▲ 技术图 8-31　缝扎子宫动脉

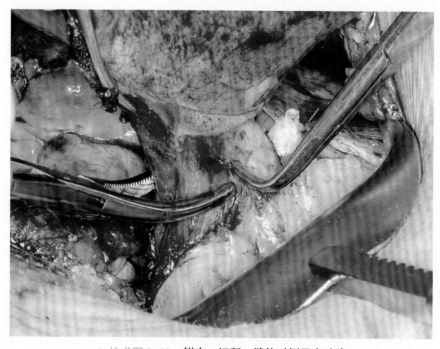

▲ 技术图 8-32　钳夹、切断、缝扎对侧子宫动脉

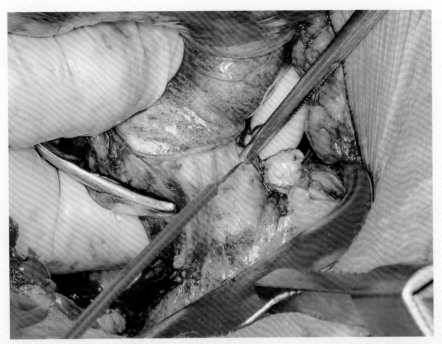

▲ 技术图 8-33　本例中，为暴露视野，在完成子宫全切前，将子宫体与子宫颈分离，先切除宫体

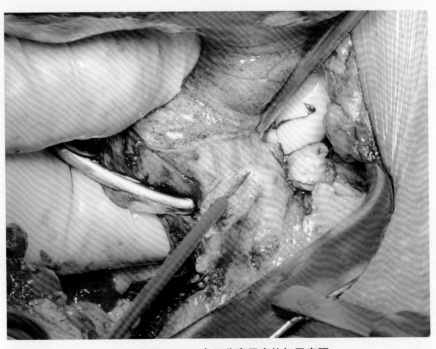

▲ 技术图 8-34　电刀分离子宫体与子宫颈

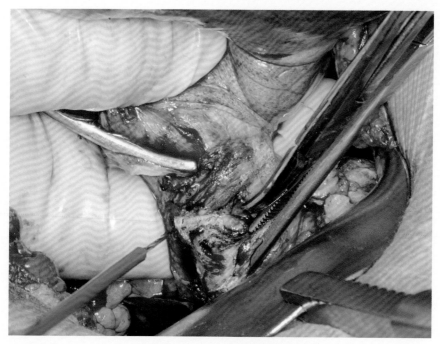

▲ 技术图 8-35　钳夹宫颈残端

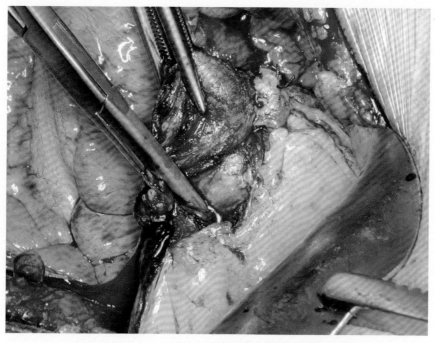

▲ 技术图 8-36　直钳钳夹主骶韧带，切断、缝合、结扎

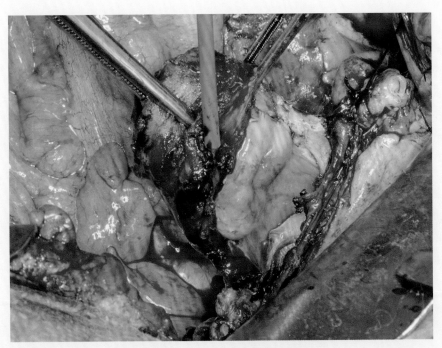

▲ 技术图 8-37 切开阴道前壁显露宫颈

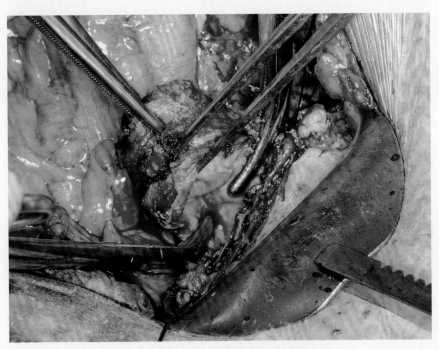

▲ 技术图 8-38 弯钳钳夹阴道后壁

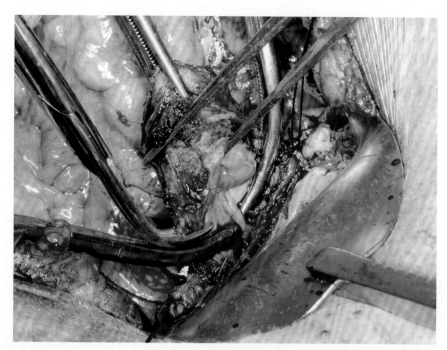

▲ 技术图 8-39　**Jorgensen** 剪剪断阴道后壁，分离宫颈与阴道

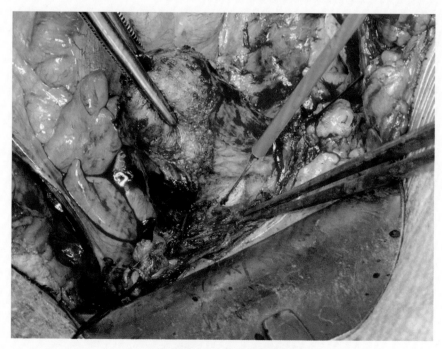

▲ 技术图 8-40　电刀切开阴道

- 筋膜内全子宫切除术，通过保留耻骨膀胱宫颈筋膜，保留了宫颈阴道连接处的血管神经。这一术式的操作步骤从结扎子宫动脉后开始与筋膜外全子宫切除术不同（技术图 8-41）。首先于子宫血管水平下方横行切开宫颈表面腹膜，钝性将耻骨膀胱宫颈筋膜与子宫下段及宫颈分离（可用手指持纱布分离）。如果切口太深则容易造成不必要的出血。弯钳分别于子宫两侧、耻骨膀胱宫颈筋膜内钳夹子宫骶韧带及阴道上部，组织剪分离阴道与子宫及宫颈。

（八）次全子宫切除术

- 为了保留宫颈，于宫颈内外口中点处水平横切主韧带及阔韧带，然后用手术刀或者电刀切断宫颈，为了避免残留的子宫内膜周期性出血，切断宫颈后电灼宫颈内口[7]，可吸收线连续缝合或间断 8 字缝合宫颈残端。

（九）闭合阴道断端

- Kocher 钳钳夹阴道断端的前后壁，可吸收线 8 字缝合阴道侧角，注意贯穿阴道壁全层，特别是阴道黏膜。侧角缝合完毕后，间断 8 字缝合

关闭阴道残端止血。

- 子宫切除与盆腔脏器脱垂之间的关系是相互矛盾的，但是许多专家在子宫切除术中同时行阴道残端悬吊上达成共识。可以通过行筋膜内全子宫切除或将骶韧带缝合至阴道断端以达到悬吊阴道断端的目的[8]。但是并没有证据支持上述两种方法可以减少术后盆腔脏器脱垂的发生，因此是否术中同时行阴道断端的悬吊很大程度上取决于术者。

（十）关腹

- 大量温生理盐水冲洗盆腹腔，确定无活动性出血，再次检查膀胱及输尿管。可吸收线连续缝合关闭腹膜。对于腹部纵切口，不可吸收线连续非套索缝合关闭筋膜层。Pfannenstiel 切口或者 Mayo 切口在关闭筋膜层时需使用延迟性可吸收线，Cherney 切口在缝合时对合要更为整齐以支撑邻近的肌肉组织。延迟性可吸收线或不可吸收线水平褥式缝合，将腹直肌肌腱的末端固定在腹直肌鞘的下部。缝合时注意不要将腹直肌缝在耻骨联合处的骨膜上，以避免骨髓炎的发生。

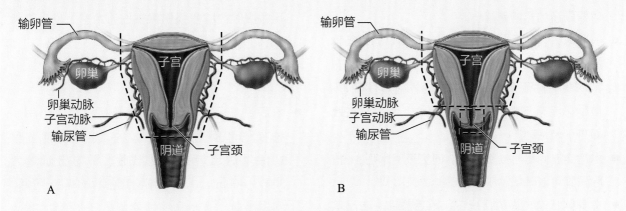

▲ 技术图 8-41　筋膜外全子宫切除术与筋膜内全子宫切除术
A. 筋膜外全子宫切除术；B. 筋膜内全子宫切除术

六、经验与教训

○ 打开腹膜，沿卵巢血管下方的阔韧带寻找辨认输尿管以避免损伤。

○ 利用吸引器头部等可以较为容易地钝性打开腹膜后区域。

○ 在缝扎子宫动脉前，应下推膀胱，将膀胱自宫颈及阴道分离。

○ 可以在阴道内放置纱布卷（4cm×4cm 纱布卷成卷），用力推向头侧以帮助辨别阴道穹窿。

○ 如果大量出血，不要盲目钳夹以免造成不必要的损伤，在缝扎出血血管前可以用手指或纱布压迫止血。

○ 可以用 0 号线将卵巢固定于钳夹宫角的 Kelly 钳上以更好的暴露术野。

○ 为了更好地暴露，子宫体积较大的良性病变可以先行次全子宫切除，再切除宫颈。

○ 头低位有助于移开盆腔内的肠管，更好地暴露术野。

○ 结束手术前应再次检查血管及阴道断端是否有活动性出血。

○ 如果下推膀胱困难，可以行亚甲蓝试验以检查膀胱是否有损伤。

○ 有活动性出血时，用蒸馏水代替生理盐水冲洗术野。

七、术后护理

■ 在美国，经腹全子宫切除术后的平均住院时间为 3d[9]。术后的常规护理包括检测患者生命体征、疼痛管理，以及恢复正常的饮食和活动等。通常使用静脉药物如那可汀或非甾体抗炎药缓解术后疼痛，也经常使用患者自控镇痛。注射用镇痛药在术日或术后 1d 可以很快地过渡到口服镇痛药，越早过渡到口服药物，静脉镇痛药对胃肠道的影响就越小。

■ 一般来讲，术后 3d 便秘症状会开始好转，不推荐使用鼻胃管来缩短这一周期[10]。尽早恢复正常饮食有助于刺激胃肠道蠕动，缩短住院日。鼓励患者早下地，如果情况允许，手术日当晚即可下地活动。

■ 术后 24h 内尽早拔除尿管。研究表明术后 1d 拔除尿管可以降低泌尿系统感染的风险[11]。

■ 在身体状态允许的情况下，术后鼓励患者尽早恢复日常活动，虽然没有证据支持，但仍建议术后 6 周内要避免同房以利于阴道断端的愈合，因为研究表明同房是阴道断端裂开的最常见原因之一[12]。同时避免提超过 5kg 的重物。患者需在术后 2～4 周复诊，通过轻柔的阴道及腹部检查以确定切口是否愈合良好。

八、预后

■ 经腹子宫切除术的预后较好，在没有并发症的情况下，患者通常在术后 4～6 周完全恢复。大多数患者术后自觉症状明显缓解，同房不受影响，并且对手术非常满意。并发症发生率比较低，非计划内的二次手术（如术后 8 周内发现盆腹腔内脏器损伤需重返手术室）发生率为 0.3%～0.7%[13]。

九、并发症

■ 术后最常见的主要并发症包括出血、泌尿系统损伤和肠管损伤[13]。约 2% 的经腹子宫切除术后患者会出现出血，平均出血量为 300～400ml，术中仔细检查各断端有助于预防术后出血[13]。术后密切监测患者血流动力学，包括生命体征、尿量等，有助于尽早发现并识别术后出血，减少远期并发症的发生。根据出血部位的不同，患者所接受的辅助检查及治疗也不尽相同。当患者生命体征稳定、出血部位不确定时，应行盆腹腔增强 CT，这是识别腹腔内活动性出血最有意义的检查。生命体征稳定的腹腔内血肿患者可以接受期待治疗或髂内动脉栓塞。还应监测凝血功能，任何血液系统疾病均应积极处理，以利于止血治疗。相反，生命体征不稳定的术后患者应立即推入手术室探查。阴道断端的大量出血应在麻醉下重新缝合。

- 任何可疑的泌尿系统损伤都应认真评估，如果确诊应立即修复。术后的输尿管损伤可以没有任何症状或表现为腰痛、腹股沟区疼痛、发热或迟发性的尿路梗阻。经腹子宫切除术后输尿管损伤的发生率为 0.4‰，膀胱损伤的发生率小于 1%[13]。输尿管损伤最常发生于结扎卵巢血管或子宫动脉时，膀胱损伤最常发生于下推膀胱时。因此，在分离后腹膜时应仔细辨认输尿管，小心打开膀胱腹膜反折并下推膀胱，这些对于减少泌尿系统损伤都十分重要。

- 肠管损伤多发生于松解盆腹腔粘连或者进腹时，发生率为 0.2%～1%[13]。肠管浆膜层表浅的损伤不需修补，但是肌层及黏膜层的损伤则需行受损肠管的修补或切除 / 吻合，具体手术方式取决于损伤的程度。小的肠管损伤术后无须饮食限制或鼻胃管。经腹子宫切除术后发生小肠梗阻的概率为 13.6‰，最常见的症状为腹肌紧张、腹痛、呕吐及停止排气，腹部平片有助于明确诊断。绝大部分肠梗阻患者接受保守治疗，如放置鼻胃管及肠外营养即可缓解，只有保守治疗无效的患者才需接受手术治疗。

- 其他并发症还包括感染、血栓栓塞及阴道残端裂开等。常规预防性使用抗生素有助于减少术后感染的发生，但仍有可能发生尿路感染（4%）、腹部切口感染（3%）、阴道残端感染（0.2%）及腹腔内感染（0.1%）等。皮下或腹腔内脓肿则需要充分引流，可以通过二次手术或放置皮下引流管达到引流的目的（图 8-3）。术前接受预防性抗凝治疗的患者发生静脉血栓栓塞的风险为 0.2%[14]。术后患者如有局部疼痛、一侧肢体肿胀、呼吸困难、胸膜疼痛、呼吸急促或心动过速，应怀疑深静脉血栓及肺栓塞。阴道残端裂开是较少见的术后并发症，如果有肠道脱出并嵌顿，则需要急诊手术处理。阴道残端裂开的发生率约为 0.12%[13]，主要症状包括腹痛、阴道大量排液、压迫症状或肠管脱出等。单纯的阴道残端裂开可以经阴道修补，但是一旦发生肠管脱出及嵌顿，则应密切监护并开腹探查。

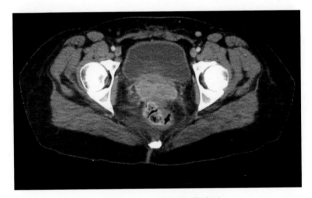

▲ 图 8-3 术后盆腔脓肿

参考文献

[1] Hendrix SL, Schimp V, Martin J, Singh A, Kruger M, McNeeley SG. The legendary superior strength of Pfannenstiel incision: a myth? *Am J Obstet Gynecol.* 2000;182:1446–1451.

[2] Jacoby VL, Autry A, Jacobson G, Domush R, Nakagawa S, Jacoby A. Nationwide use of laparoscopic hysterectomy compared with abdominal and vaginal approaches. *Obstet Gynecol.* 2009;114:1041–1048.

[3] Morelli M, Venturella R, Mocciaro R, et al. Prophylactic salpingectomy in premenopausal low-risk women for ovarian cancer: primum non nocere. *Gynecol Oncol.* 2013;129:448–451.

[4] Committee on Practice Bulletins—Gynecology, American College of Obstetricians and Gynecologists. ACOG Practice Bulletin No. 84: prevention of deep vein thrombosis and pulmonary embolism. *Obstet Gynecol.* 2007;110:429–440.

[5] Gould MK, Garcia DA, Wren SM, et al; American College of Chest Physicians. Prevention of VTE in nonorthopedic surgical patients: antithrombotic therapy and prevention of thrombosis, 9th ed, American college of Chest Physicians Evidence-Based Clinical Practice Guidelines. *Chest.* 2012;141(2 Suppl):e227S–e277S.

[6] ACOG Committee on Practice Bulletins—Gynecology. ACOG Practice Bulletin No. 104: antibiotic prophylaxis for gynecologic procedures. *Obstet Gynecol.* 2009;113(5):1180–1189.

[7] Kilkku P, Gröroos M, Rauramo L. Supravaginal uterine amputation with perioperative electrocoagulation of endocervical mucosa: description of the method. *Acta Obstet Gynecol Scand.*

1985;64:175–177.

[8] Thakar R, Sultan AH. Hysterectomy and pelvic organ dysfunction. *Best Pract Res Clin Obstet Gynaecol.* 2005;19:403–418.

[9] Wu JM, Wechter ME, Geller EJ, Nguyen TV, Visco AG. Hysterectomy rates in the United States, 2003. *Obstet Gynecol.* 2007;110:1091–1095.

[10] Charoenkwan K, Phillipson G, Vutyavanich T. Early versus delayed (traditional) oral fluids and food for reducing complications after major abdominal gynaecologic surgery. *Cochrane Database Syst Rev.* 2007;CD004508.

[11] Phipps S, Lim YN, McClinton S, Barry C, Rane A, N'Dow J.

Short term urinary catheter policies following urogenital surgery in adults. *Cochrane Database Syst Rev.* 2006;CD004374.

[12] Hur HC, Guido RS, Mansuria SM, Hacker MR, Sanfilippo JS, Lee TT. Incidence and patient characteristics of vaginal cuff dehiscence after different modes of hysterectomies. *J Minim Invasive Gynecol.* 2007;14: 311–317.

[13] Maresh MJ, Metcalfe MA, McPherson K, et al. The VALUE national hysterectomy study: description of the patients and their surgery. *BJOG.* 2002;109:302–312.

[14] Mäinen J, Johansson J, Tomás C, et al. Morbidity of 10 110 hysterec tomies by type of approach. *Hum Reprod.* 2001;16:1473–1478.

第二节　传统腹腔镜子宫切除术（包括腹腔镜次全子宫切除术）

Stephen E. Zimberg，Michael L. Sprague，Katrin S. Arnolds　著

蔡雨晗　译

李　华　校

一、总体原则

（一）定义

在美国，子宫切除术是最常见的非产科手术，仅 2003 年就达 602 457 例之多[1]。在西方国家，子宫切除术也是女性最常接受的手术，23.3% 超过 18 岁的女性接受过此手术[2]。最常见的适应证包括子宫肌瘤（31%）、子宫脱垂（14.5%）、子宫内膜异位症（11%）、异常子宫出血（14%）和生殖道恶性肿瘤（10%）[3]。2009 年美国超过 18 岁的女性接受子宫切除术者达 479 814 例[4]，较前有所减少，其中 86.6% 为良性疾病。但是手术例数的减少并不代表真实例数的下降，因为这仅统计了住院患者的信息，并没有将门诊手术纳入其中。Loring 等[5] 回顾分析了 2004—2012 年所行子宫切除术，发现 2004 年 194 例腹腔镜子宫切除术中有 2 例是在门诊完成；而到 2012 年，85%（293/344）的腹腔镜子宫切除在门诊完成。其研究发现，56% 的子宫切除术是经腹完成，20.4% 经腹腔镜，18.8% 经阴道，还有 4.5% 是机器人手术。Wright 等[6] 的研究发现，在 2007—2010 年，因良性疾病而切除子宫的病例中，对于手术方式的选择有所改变，40% 为经

腹手术，30.5% 为经腹腔镜手术，9.5% 为机器人手术，19.9% 为经阴道手术。虽然开腹手术仍为主要手术方式，但是可以看到机器人手术及腹腔镜手术正逐渐取代开腹手术。

腹腔镜子宫切除术的选择还与患者的社会经济状况及生活地区有关。Patel 等[7] 回顾研究了 2010 年 32 436 例接受了子宫切除术的患者，其中 32% 接受了腹腔镜而 67% 为开腹手术。选择腹腔镜手术的患者中，年龄小于 35 岁、白色人种、有商业保险占的患者占绝大多数。美国东北地区的女性较中西部及南部的女性更倾向于腹腔镜手术。城市医院较乡村医院更倾向于腹腔镜，教学医院较非教学医院更倾向于腹腔镜，国有医院最不倾向腹腔镜手术。

本节的目的是向读者介绍腹腔镜子宫切除术中所用到的微创手术器械及手术步骤。

（二）解剖学因素

微创子宫切除术包括腹腔镜全子宫切除术、腹腔镜次全子宫切除术、机器人手术及腹腔镜辅助下经阴道子宫切除术。上述所有术式中的腹腔镜部分基本相同，接下来主要介绍腹腔镜全子宫切除术及次全子宫切除术。

腹腔镜全子宫切除术的禁忌证较少，因此无论良性还是恶性疾病均可选用此术式。另外，多数体积较大的子宫可以通过腹腔镜手术解决。Kovac 提出了决定子宫切除手术方式的 3 个关键问题，具体如下。

1. 阴道是否足够子宫通过（如处女、存在骨科疾病限制膀胱截石位及阴道小于两横指宽，尤其是阴道穹窿部分）。

2. 子宫的大小。

3. 潜在的或严重的其他盆腔病变（如子宫内膜异位症、附件区的病变、盆腔粘连）。

虽然 Kovac[8] 提出了一种评估经阴道子宫切除术可行性的方法，但是传统腹腔镜手术打破了这些限制并提供了损伤最小的解决方案。

但腹腔镜手术要充分考虑到肥胖患者，因为 36.5% 的欧洲女性患者及 39.5% 的美国女性患者都涉及这一问题。Guraslan 等[9] 对 153 名接受腹腔镜全子宫切除术的患者以 BMI 分层进行了回顾性的研究，中转开腹手术（9.8%）、失血、术后并发症（5.9%）及住院时间在不同组别间无明显差异，因此得出腹腔镜手术在单纯性及病态性肥胖的患者中都是相对安全的结论。虽然 Mathews 等[10] 的研究发现，在肥胖患者中，腹压增加、头低位时气道压力增加及呼气末 CO_2 增加发生率较非肥胖患者高，但他仍与 Guraslan 在腹腔镜手术安全性方面的结论相同，BMI 的增加与失血量、手术时长、住院时间及并发症的发生率等并无关系。

腹腔镜手术的相对禁忌证为患者曾接受脑室腹腔分流术。Cobianchi 等[11] 通过回顾文献得出结论，当气腹压小于 80mmHg 时，脑脊液阀并不会受到影响，而通常腹腔镜手术中气腹压为 10 ～ 15mmHg，但是腹腔镜术后立即行脑室腹腔分流术可能会存在某些临床问题。

二、影像学检查与其他诊断方法

通常，盆腔超声是评估妇科患者病情（如盆腔痛、异常子宫出血、盆腔包块等）的首选辅助检查，可提示子宫肌瘤的数量及位置，是否存在子宫内膜的病变及附件包块的性质等[12]。虽然病理是疾病诊断的金标准，但是弥散加权 MRI 在术前辅助诊断子宫内膜、肌层及宫颈的恶性病变中具有一定准确性。在子宫体积较大、恶性疾病发生率相对较高的围绝经期患者中，如果没有弥散加权 MRI，传统 MRI 也不失为一个好的术前评估辅助检查。肿瘤标记物特别是 CA125 也是常用的术前辅助检查，但由于 CA125 升高与子宫肌瘤（取决于肌瘤大小）、子宫腺肌症及其他盆腹腔炎性疾病等有关，所以诊断价值有限。MRI 与血清 LDH 联合检查可能对可疑的子宫病变有一定的术前评估价值。

三、术前准备

术前有效的评估和充分的准备有助于手术的实施。准备接受子宫切除术的患者术前应有近期的巴氏涂片及子宫内膜活检结果以除外恶性或癌前病变。如前所述，还应完善影像学检查以评估子宫及附件的病变情况。

术前应同患者在手术方式及手术范围上达成一致，是选择经腹手术、经阴道手术还是经腹腔镜手术，术中是否保留宫颈。尽管 ACOG 指南仍推荐经阴道子宫切除，但是最近很多学者都提出了质疑。Allam 等[13] 的一项随机对照试验发现，虽然腹腔镜手术时间更长，但相较于经腹或经阴道手术，其出血量更少，术后并发症更少，术后疼痛更轻。同样，Pokkinen 等[14] 发现腹腔镜手术患者术后对于镇痛药的需求更少。

目前没有结论表明全子宫切除术和次全子宫切除术何者更胜一筹。Nesbitt-Hawes[15] 总结认为，基于现有的研究证据，医师应当向患者告知所有的子宫切除手术方式。她提到，虽然次全子宫切除术患者术后恢复快，但并不能防止盆腔脏器的脱垂，也不能提升术后性功能，亦不能减少风险。但是一项意大利研究表明[16]，次全子宫切除术术后性功能的恢复明显好于全子宫切除术。

手术的范围可能还与卵巢功能的保留有关。

Yuan 等[17] 评估了保留卵巢的全子宫及次全子宫切除术后患者的抗苗勒管激素（AMH）水平，发现 AMH 在 30—40 岁患者中术后 4 个月下降最明显，全子宫切除术患者下降较次全子宫切除术患者更明显。这些数据表明次全子宫切除术在保留卵巢功能上优于全子宫切除术。

四、手术治疗

体位和方法

■ 首先患者应取膀胱截石位，充分暴露会阴，该体位中弯曲的膝盖和臀部可以避免神经肌肉损伤[18]，同时下肢还应安放间歇性充气加压装置，适当的头低位在术中至关重要（图 8-4）。头低位一般倾斜 35° 或更多，有利于小肠向头侧移动，充分暴露盆腔。

■ 该体位下保证患者特别是肥胖患者在术中的安全有一定难度，所以医师通常将患者置于蛋篓式床垫上（图 8-5）[19]，以减少头低位时患者的滑动，并且在没有多余的约束带及肩垫时，保护肥胖患者免受伤害。患者的体重越大，头低位时所需要的倾斜角度越大，以利于充分暴露视野，但是眼部并发症及神经损伤随之而

来[20]。Gould 等[21] 的一项双盲研究发现，在 16 名不同的外科医师中，头低位时的倾斜角度（28° ～ 40°），与手术花费时间无关。

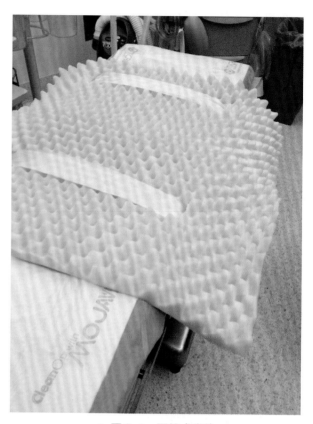

▲ 图 8-5 蛋篓式床垫

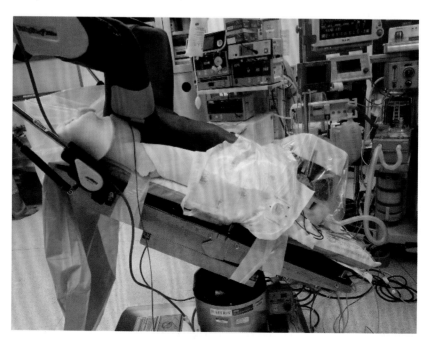

▲ 图 8-4 患者置于头低位

五、手术步骤与技巧

（一）腹腔镜全子宫切除术

1. 留置导尿管并安放举宫器

在术前应给予预防性抗生素及预防性抗凝药物。根据 ACCP 评分，手术的类型、肥胖、静脉血栓病史和其他因素包括是否为恶性疾病等决定了是否需要预防性用药及给药剂量[22]。预防性抗生素及抗凝药物的剂量应基于患者的 BMI。

放置 Foley 导尿管以引流尿液、排空膀胱。当怀疑子宫下段与膀胱严重粘连时可使用三通尿管，既可以引流尿液，也可以充盈膀胱，显示膀胱的界限，减少损伤。若术中怀疑有膀胱损伤，可同时行亚甲蓝试验。

安放举宫器可以增加子宫的活动度以取得适合手术的操作角度。无论是全切还是次全切，通常都选用 V-Care 举宫器（ConMed Endosurgery，Utica，NY）（技术图 8-42），其他类型的举宫器亦可应用。宫颈钳钳夹宫颈并扩张宫颈管，放置举宫器，对于全子宫切除术，举宫杯需要固定在宫颈上以协助切除宫颈，而次全子宫切除术则无须固定。

Van den Haak 等[23] 回顾了 25 篇文献包括 10 种类型的举宫器，虽然各种类型的举宫器均为手术提供了便利，但并没有明确的关于其有效性和安全性的评估，因此无法明确何种举宫器为最优选择。也有一些观点认为，扩宫并安放举宫器可能会导致术前未诊断的子宫内膜癌分期的上升。最近 Lacazzo 等[24] 的研究表明，安放举宫器会导致术中肿瘤细胞播散的观点只是人们根据常识所推导出的假设，安放举宫器后腹腔肿瘤细胞学阳性以及疾病的复发是否真的与举宫器有关目前还无法断定。在某些无法放置举宫器的情况中，可以在阴道内放置洗耳球以凸显阴道与宫颈的分界（技术图 8-43）。

2. 置入腹腔镜 Trocar

第一个 Trocar 放置的位置与子宫的大小以及患者的腹部手术史有关。对于子宫体积小于孕 16 周的患者，进镜孔可以选择在脐部（技术图 8-44），通常长为 5mm，对于肥胖患者可以延长至 10mm 以避免损伤器械及镜头。由于脐部距主动脉叉距离近，Trocar 穿刺时应保持 45°，对于肥

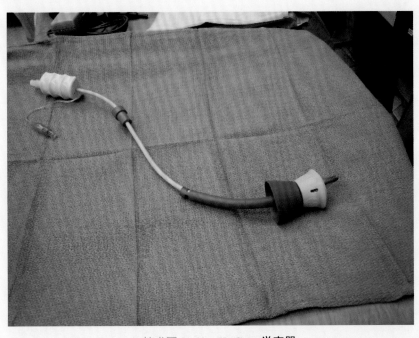

▲ 技术图 8-42　V-Care 举宫器

胖患者可增加角度至 90°。我们通常采用直视下置入 Trocar 而不是 Veress 针穿刺置入法。Tinelli 等 [25] 研究发现两种穿刺置入方法在并发症的发生率上并无统计学差异，而直视下置入 Trocar 在减少手术时间及减少小血管和肠道的损伤方面具有统计学优势。

当子宫体积大于 16 周时，进镜孔应该开在腹中线脐部以上低于肋缘的部位（技术图 8-45）。

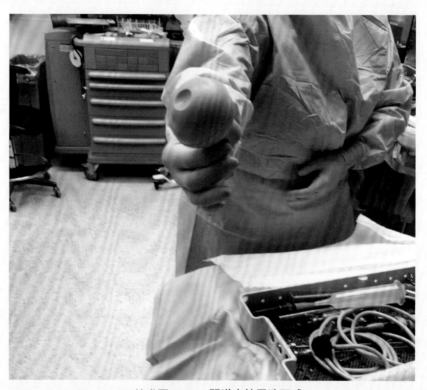

▲ 技术图 8-43　阴道内放置洗耳球

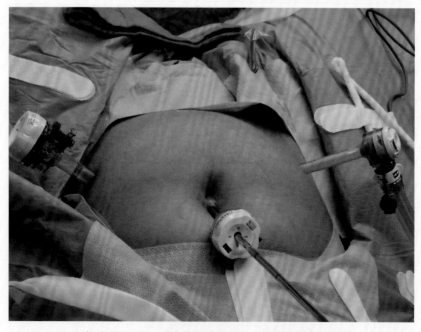

▲ 技术图 8-44　子宫体积小于孕 16 周时进镜孔的位置

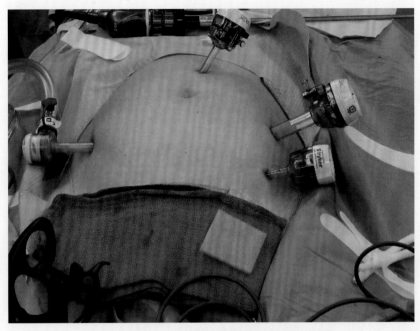

▲ 技术图 8-45　子宫体积较大时进镜孔的位置

放置 Trocar 时应取 90°，与腹壁垂直，以避免隧道效应并且提供更开阔的术野。当患者有腹部或脐部手术史（如疝修补或结直肠手术）时，选择左上腹的 Palmer 点有助于减少肠管损伤。

3. 置入操作 Trocar

当患者取头低位后，建立 CO_2 气腹，气腹压保持在 12 ～ 15mmHg，在腹腔镜直视下置入操作 Trocar。如果术者站在患者的右侧，则将 10mm 的 Trocar 于右下腹髂前上棘上方穿刺入腹腔。为了避免损伤腹壁下动脉，穿刺的安全距离为髂前上棘水平距中线 6cm 处或脐水平距中线 9cm 处[26]。由于穿刺点会随着子宫的大小向头侧移动，所以具体的穿刺点取决于子宫的大小。第二个 5mm 的 Trocar 应放置在距第一个 Trocar 上方 10cm 处，第三个 5mm 的 Trocar 应在左侧对称部位放置。如果术者站在患者的左侧，则 Trocar 的放置与上述相反。对于肥胖的患者，应使用 10mm Trocar 以减少对器械的损伤。

4. 腹腔镜手术常用器械

气腹管与一侧的操作 Trocar 相连维持气腹，减少腹腔镜镜头起雾。有效的排气系统对于维持清晰的术野也很有帮助。我们通常选用 AirSeal（技术图 8-46）气腹机（Surgiquest，Millford，CT，USA），它可以提供加热的 CO_2 气体并有效排烟。另外，AirSeal 还可以维持较稳定的气腹压力，甚至在阴道断端尚未缝合时依然可以维持气腹压力。

大多数手术室都可以提供腹腔镜手术的常用器械，如肠钳、Maryland 钳、单齿和多齿钳等用于钳夹组织及肠管的常用器械。电器械用于电凝止血和切除组织。超声刀是一种可以完成多项操作步骤的器械，常用于分离、切除组织、封闭血管（技术图 8-47）。当然也可以使用双极器械，如 LigaSure（Covidien，Boulder，CO，USA）、EnSeal（Ethicon Endo Surgery，Somerville，NJ，USA）、PlasmaKinetic 或其他双极器械。

冲洗系统可以保持术野的清晰。当患者盆腹腔粘连重或存在子宫内膜异位症时，可以考虑手术开始时放置可发光的输尿管支架以减少术中对输尿管的损伤（技术图 8-48）。

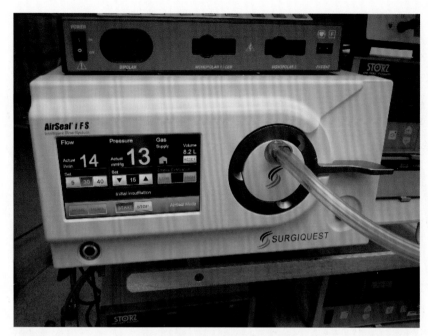

▲ 技术图 8-46　**AirSeal** 气腹机

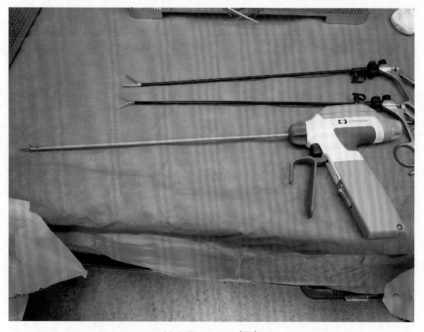

▲ 技术图 8-47　超声刀

5. 处理圆韧带、输卵管及卵巢固有韧带

　　如果术中要切除卵巢，则需分离出骨盆漏斗韧带并以双极电凝后切断（技术图 8-49），然后用超声刀切断输卵管、圆韧带及卵巢固有韧带（技术图 8-50）。

6. 分离阔韧带上部

　　切开阔韧带上部（技术图 8-51），切开阔韧带前叶，分离并下推膀胱。充入的 CO_2 有助于扩张阔韧带前后叶间结缔组织，锐性切开阔韧带前后叶，暴露子宫血管。

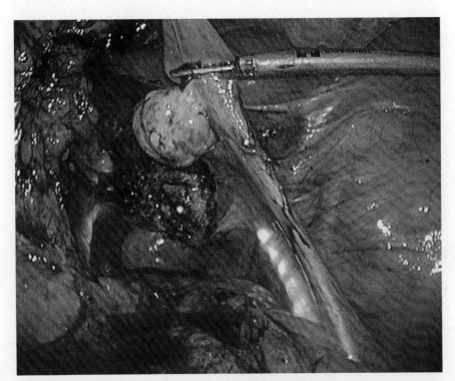

▲ 技术图 8-48 可发光的输尿管支架

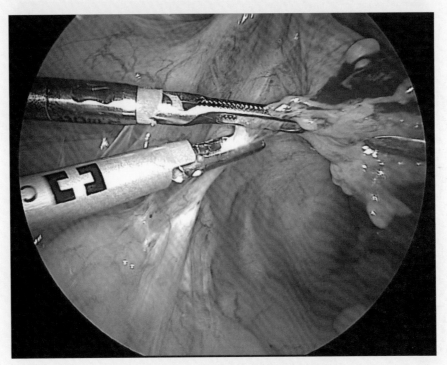

▲ 技术图 8-49 分离并切断骨盆漏斗韧带

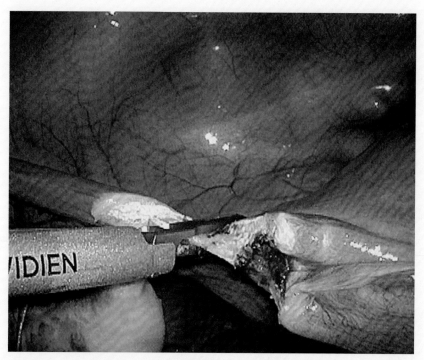

▲ 技术图 8-50　切断输卵管、圆韧带及卵巢固有韧带

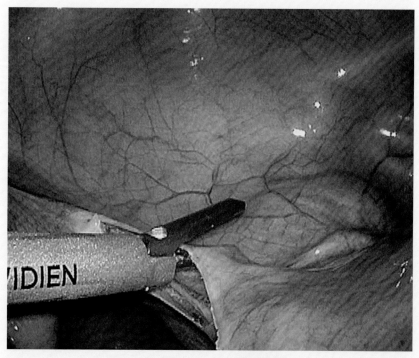

▲ 技术图 8-51　打开阔韧带前叶

7. 分离、切断主韧带

分离出子宫血管后，于子宫峡部双极电凝并切断子宫血管（技术图8-52）。理论上来说，超声刀可以处理直径最大为7mm的血管，包括了绝大多数的子宫血管的直径。但著者的经验是，双极电凝对于止血的效果更为可靠。通过一系列V字形下推将子宫血管的残端推向侧方，远离举宫杯（技术图8-53），这一操作同时也将输尿管推向了两侧，远离术区。

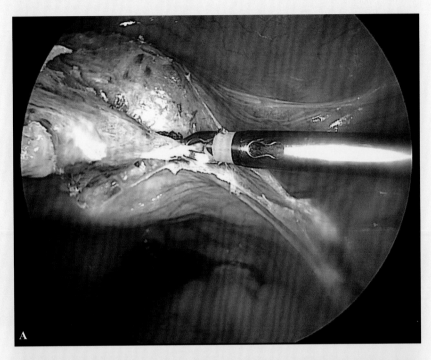

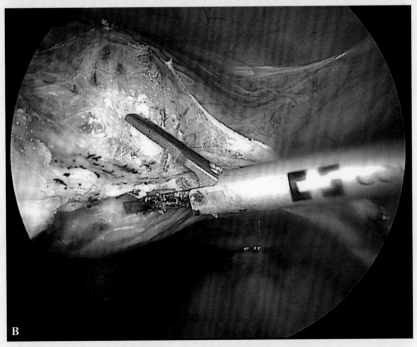

▲ 技术图 8-52 **分离并切断子宫动静脉**
A. 双极电凝子宫动静脉；B. 超声刀切断子宫动静脉

钝锐性结合分离打开膀胱腹膜反折（技术图 8-54），将膀胱推离宫颈，以免在切开阴道时损伤膀胱。此区域的粘连很常见，可以通过锐性分离膀胱与子宫下段及以宫颈松解粘连。膀胱损伤较常发生，一旦发生损伤，继续分离膀胱与宫颈，并留出足够的组织以修补膀胱。3-0 号可吸收线单纯缝合膀胱两层。术后需通过膀胱镜检查以确保修补后的膀胱不漏尿。

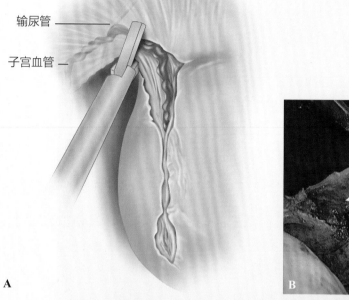

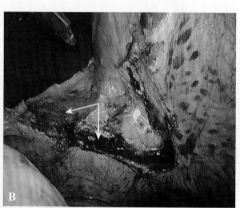

▲ 技术图 8-53　通过 V 字法将子宫动脉断端推向举宫杯两侧

A. 通过 V 字法将子宫动脉断端推向举宫杯两侧；B. V 字法将断端推向子宫下段两侧

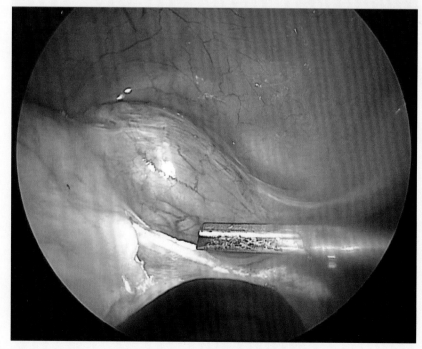

▲ 技术图 8-54　下推膀胱暴露阴道穹窿

8. 同法处理对侧

9. 切开阴道穹窿

用超声刀或单极器械沿举宫杯的边缘切开阴道穹窿（技术图 8-55，技术图 8-56），可以是 V-Care 举宫杯、Rumi 型举宫器、McCartney 管、纱布卷或是其他任何可以协助凸出阴道穹窿的器械。将子宫体拉出，置于阴道内，子宫底堵住阴道断端，维持气腹压力（技术图 8-57）。也可以将子宫完整的自阴道取出，用湿纱垫、包有湿纱垫的手套或其他类似的物品来封闭阴道残端。

10. 缝合阴道残端

将子宫从阴道取出后检查残端是否有活动性出血。著者通常使用改良 Richardson 缝合法，将子宫骶韧带与阴道残端一起关闭缝合（技术图 8-58）[27]。用 0 号线 8 字缝合阴道断端两侧角及骶韧带远端，注意此时不要将阴道的黏膜层一起缝合，不要将邻近的输尿管损伤。阴道残端剩余的部分则用 0 号可吸收线间断或 8 字缝合（技术图 8-59，技术图 8-60），也可用 0 号鱼骨线关闭

阴道断端（技术图 8-61）。注意操作过程中避免腹腔镜器械造成热损伤，也避免损伤膀胱，以减少术后发生膀胱瘘可能。阴道断端被很好地悬吊（技术图 8-62，技术图 8-63）。为了减少术后疼痛，我们会在手术结束前阴道用 5ml 的 2% 利多卡因凝胶，也可以术后每 4～6h 用一次以减轻盆腔痛症状，用法与乳腺癌术后性交困难患者用药方法相同[28]。

11. 处理输卵管

如果术中保留了双侧卵巢，那么应行双侧输卵管预防性切除以降低未来发生恶性病变的风险，美国国家癌症中心最近也多次强调这一观点[29]。切除输卵管所用到的能量器械与前述器械相同，切除输卵管前应将输卵管伞端与卵巢分离、将输卵管与系膜分离，注意应完整切下输卵管伞端，因为此部位是最易发生恶变之处（技术图 8-62）。这一操作几乎没有增加手术时间或术后并发症，而且对于患者的远期健康大有裨益。

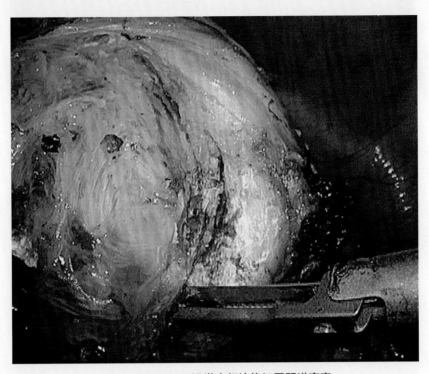

▲ 技术图 8-55　沿举宫杯边缘切开阴道穹窿

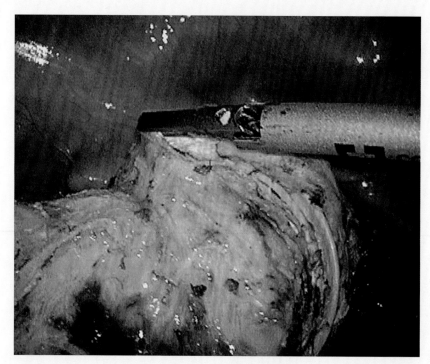

▲ 技术图 8-56　分离阴道与宫颈

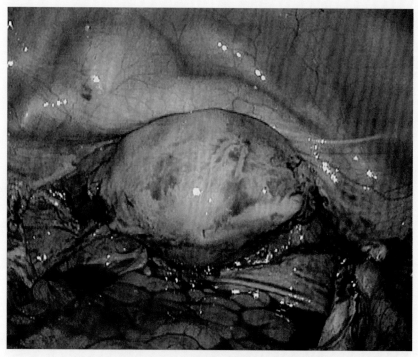

▲ 技术图 8-57　将子宫置于阴道内以维持气腹压

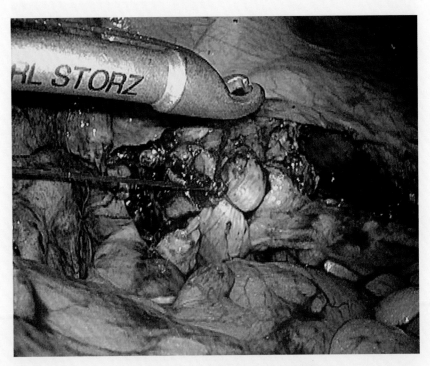

▲ 技术图 8-58　改良 Richardson 缝合

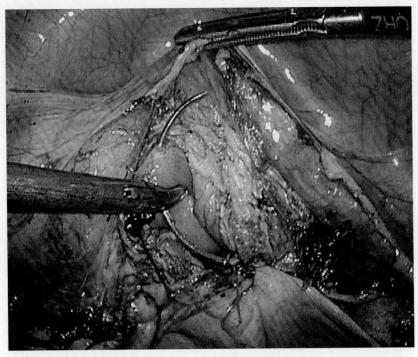

▲ 技术图 8-59　间断缝合阴道断端

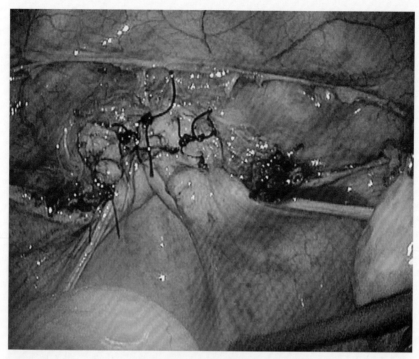

▲ 技术图 8-60　关闭及悬吊阴道断端

12. 处理体积较大的子宫

通常来讲，子宫体积大于 10 ～ 12 孕周子宫时，如果不将子宫切开，受到子宫肌瘤或是患者体型的影响，子宫很难自阴道取出。可以经阴道将标本切开后取出，有些医师会将子宫装进标本袋后再经阴道切开取出以减少病灶播散风险，虽然并没有临床证据支持这一观点。

另外，还可以在脐上做一 4 ～ 5cm 长 Pfannenstiel 切口或直接延长脐部切口，将标本取出。具体步骤见下述"取出子宫"。

13. 膀胱镜

著者通常都会在全子宫切除术或复杂的次全子宫切除术后行膀胱镜检查。虽然尚无结论此操作的必要性。有研究认为术后常规行膀胱镜并无任何作用。膀胱镜通常使用 30° 镜或 70° 镜，生理盐水灌注膀胱，检查膀胱壁是否有损伤或缺损，尤其是在缝合阴道断端时是否有缝线穿透膀胱壁以及是否存在电损伤。然后检查输尿管是否

有尿流。既往习惯用亚甲蓝来协助观察尿液是否自输尿管流入膀胱，但现在几乎不再采用这种方法。术前患者口服 Pyridium 200mg 或术中使用 1ml 的荧光染料以评估排尿功能（技术图 8-63）。还可以用 10% 的葡萄糖溶液充盈膀胱，由于存在黏度上的差异，尿流很容易被观察到。膀胱镜这一简单的操作可以有效发现泌尿系统损伤，及时修补，减少术后并发症。

在没有膀胱镜的情况下，可以从腹部冲洗器和经尿道放置的 5mm 宫腔镜中注入生理盐水进行膀胱评估。这样可以获得相同的效果，不会因各机构使用膀胱镜的习惯不同而影响结果。

（二）次全子宫切除术

1. 子宫血管切除及之前的步骤，详见"腹腔镜全子宫切除术"的 1 ～ 8。

当子宫血管被切断后，自子宫峡部分离子宫体与宫颈（技术图 8-64）。在安置举宫器前，单极经阴道灼烧宫颈内口。切下子宫体后，再次

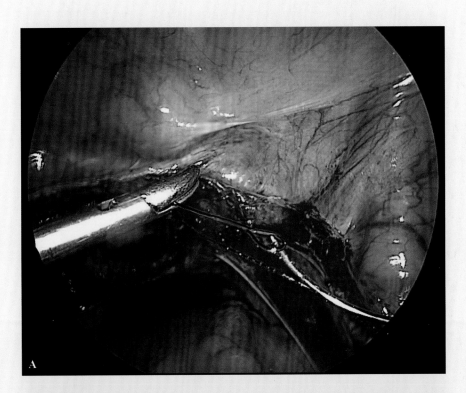

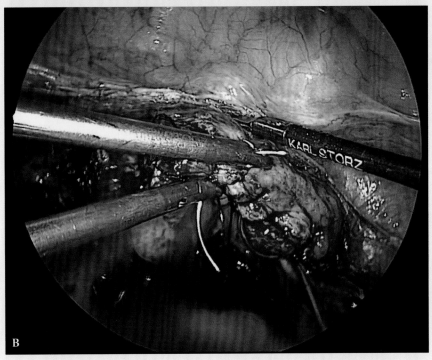

▲ 技术图 8-61　鱼骨线关闭阴道残端

A. 鱼骨线末端为一线圈；B. 应用鱼骨线需关闭阴道断端两层

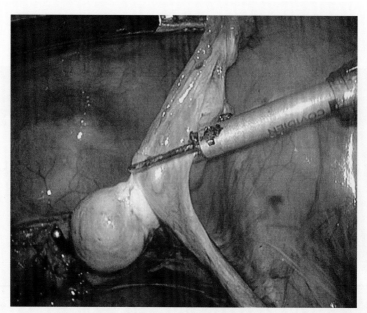

▲ 技术图 8-62　预防性输卵管切除

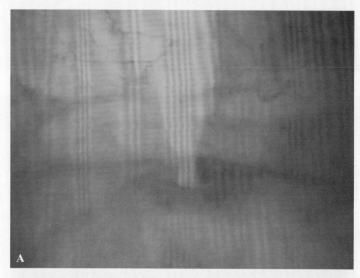

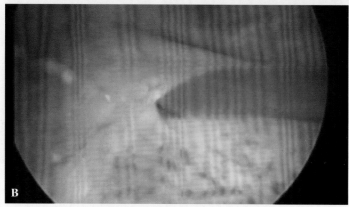

▲ 技术图 8-63　利用荧光染料行膀胱镜

A. 荧光染料自输尿管口喷出；B. 被 Pyridium 染色的尿液进入膀胱

在腹腔内双极电凝宫颈内口，然后再使用 Hulka 抓钳或 V-Care 举宫器（ConMed EndoSurgery, Utica，NY）。

2. 处理宫颈

超声刀或单极于宫颈内口水平分离子宫体与宫颈（技术图 8-64），双极电凝宫颈内口减少出血（技术图 8-65）。单极经阴道灼烧宫颈内口联合腹腔内双极电凝宫颈内口可以降低术后出血发生率至 2%，其余的一些小出血点可以通过在宫颈内口涂抹硝酸银来解决。0 号可吸收线缝合宫颈断端，防止腹腔内液体自宫颈流出对患者造成困扰（技术图 8-66）。

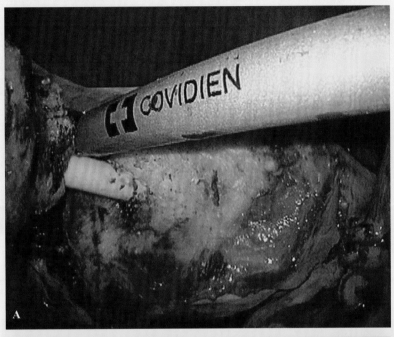

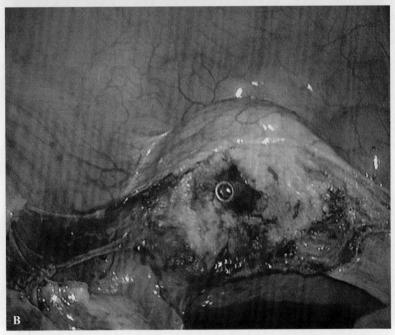

▲ 技术图 8-64　安放 V-Care 举宫器后自子宫峡部取下子宫

A. 超声刀分离子宫下段与宫颈；B. 取下子宫后的宫颈及 V-Care 举宫器

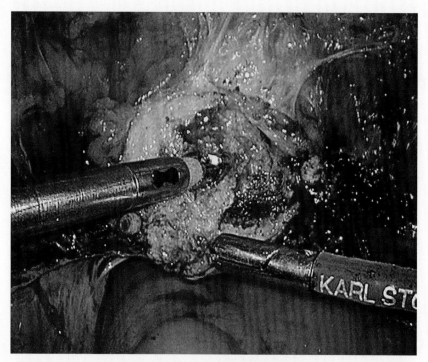

▲ 技术图 8-65　双极电凝宫颈内口

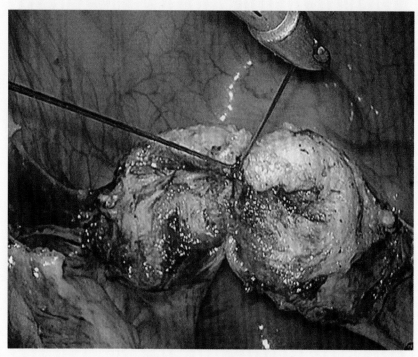

▲ 技术图 8-66　缝合宫颈

3. 取出子宫

在2014年美国FDA发布关于旋切器的警告前，所有标本都是通过旋切器旋切粉碎后自穿刺口取出，通常选取下腹部的穿刺口以便获得较好的视野，利于检查是否还有残留的标本碎块。但是由于FDA的警告，现在已不常使用旋切器，不过仍有一部分医师会将子宫装进标本袋中再进行旋切以减少组织的播散，可是目前尚无数据表明这一做法是否有效。

目前著者通过在耻骨上区域（技术图8-67）做一长4～5cm切口或延长脐部穿刺口至2.5cm来取出标本。耻骨上切口一般位于中线上，类似于Pfannenstiel切口。单极电刀切开皮下脂肪及筋膜，保持气腹以使肠管远离腹壁，进入腹腔，放置GelPort牵开器（技术图8-68），将标本牵拉至切口外，关闭气腹，C字形旋切标本完整取出（技术图8-69，技术图8-70）。此方法可将

超过3000g的标本取出（技术图8-71），但尚不能明确标本袋的使用是否会增加手术的安全性。GelPort的使用可以在标本取出后再次建立气腹，以便冲洗盆腹腔、检查断端是否有出血。常规缝合该切口，可以在切口周围使用局麻药物，延长局部麻醉时间至72h（技术图8-72）。也可以先缝合该切口后再重新建立气腹。

也可以通过脐部穿刺口将标本取出。脐部穿刺口通常位于脐部的顶端或底端，延长切口至脐部中央，逐层切开筋膜进入腹腔，可以通过做Omega切口向尾部延长，扩大筋膜切口，放置12mm或15mm标本袋，做C字形环切，将标本取出。脐部切口处可以使用Mini GelPort。

正如在全子宫切除术中一样，在次全子宫切除时可行双侧输卵管切除以降低输卵管卵巢癌的发生率。

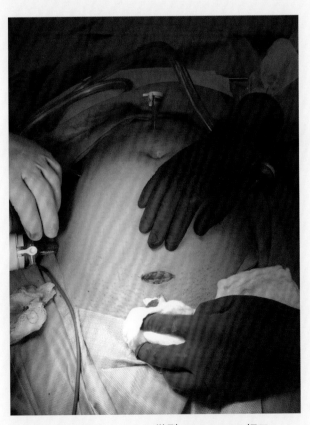

▲ 技术图 8-67　**4cm 微型 Pfannenstiel 切口**

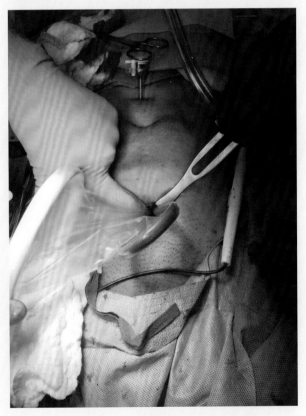

▲ 技术图 8-68　**放置 GelPort 自动牵开器**

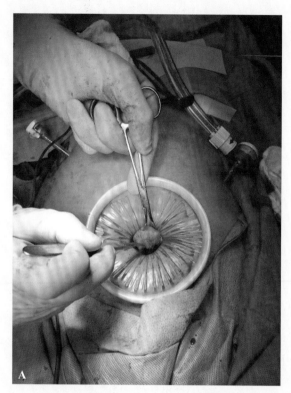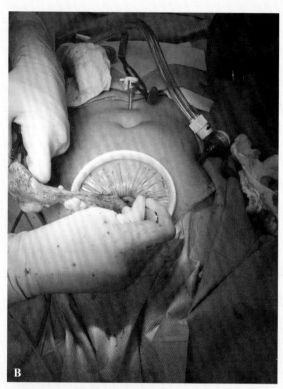

▲ 技术图 8-69　**A.** 将标本牵拉于牵开器内并切开；**B.** 体外切开标本并取出

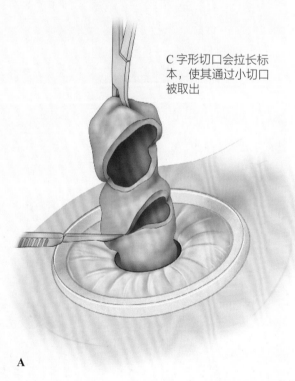

C 字形切口会拉长标本，使其通过小切口被取出

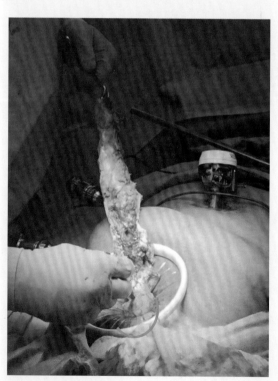

▲ 技术图 8-70　**C 字形旋切标本并取出**

A. C 字形旋切标本并取出示意图；B. C 字形旋切体积较大标本并取出

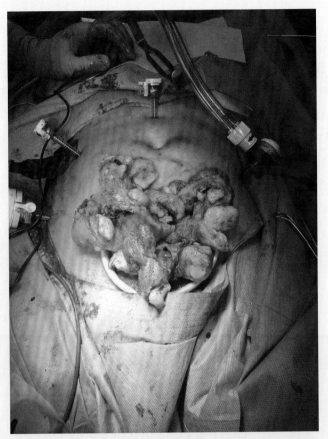

▲ 技术图 8-71 通过腹部小切口取出体积较大的标本

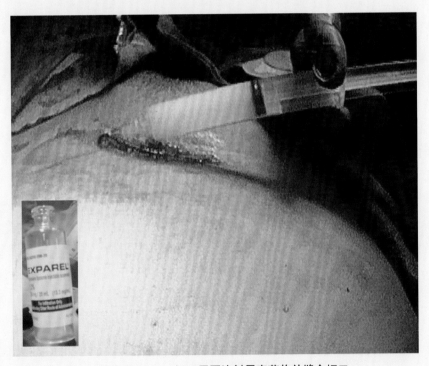

▲ 技术图 8-72 切口周围注射局麻药物并缝合切口

六、经验与教训

○ 如果子宫体积超过 14 ～ 16 孕周大小，进镜孔应选在脐上或左上腹。

○ 如果怀疑有盆腹腔粘连，进镜孔应选在脐上或左上腹。

○ 如果膀胱与子宫下段粘连，用 Foley 三通尿管向膀胱内灌注生理盐水或亚甲蓝以显示膀胱的界限。

○ 经阴道及腹腔分别电凝宫颈以避免次全子宫切除术后出血。

○ 肥胖患者应使用蛋篓式床垫以减少头低位时身体的滑动，进镜孔也应开在脐上以获得较好的手术视野，使用 AirSeal 气腹机以协助开阔手术视野，维持气腹。

○ 如果盆腔致密粘连或患者有子宫内膜异位症，术中可放置发光输尿管支架以显示输尿管走行，避免损伤。

○ 如果无法放置举宫器，可以用洗耳球替代显示阴道穹窿界限。

○ 术后可以于阴道内涂抹 2% 利多卡因凝胶以缓解疼痛。

○ 如果需要行膀胱镜检查但没有相应器械，可以向膀胱内灌注生理盐水并用 5mm 宫腔镜代替膀胱镜。

七、术后护理

如果术中没有膀胱或输尿管损伤或患者既往没有术后尿潴留病史，可以在手术结束后于手术室内拔除尿管并常规术后护理。当患者术后疼痛及恶心缓解、自行排尿顺畅后，便可以离开麻醉恢复室，术后 2 周返诊复查。如果术后患者无法自行排尿，有可能和手术、麻醉等有关，需行超声监测膀胱残余尿，以确保患者是存在尿潴留而不是无尿。留置导尿管 2d，以避免膀胱过度充盈受损。出院前应常规复查血红蛋白及红细胞压积，出院时带麻醉性镇痛药、非甾体镇痛药及大便软化药物，对于全子宫切除术患者还应开具阴道用利多卡因凝胶。

术前应向患者及家属做好宣教，这样他们对于在手术当天出院及术后注意事项都有所了解及准备。对于门诊患者，应鼓励患者术后尽早下地活动，束腹带的使用可以帮助患者活动。早活动是促进恢复，减少术后并发症的关键。

八、预后

全子宫切除及次全子宫切除都是微创子宫切除术的手术方式，虽然次全子宫切除术后并发症发生率相对较低，但两者在二次手术发生率、术中及术后并发症发生率等方面无明显差异[30]。次全子宫切除术后因出血或恶性疾病行宫颈切除术的发生率为 2.7%，全子宫切除术后阴道残端裂开的发生率为 0.7%。Einarsson 等[31] 做了关于术后生活质量的前瞻性研究，通过 QOL 问卷，发现次全子宫切除术后的患者短期内生活质量的提升明显优于全子宫切除，术后疼痛及恢复日常活动等方面并无显著差异。所有妇科医师都应掌握上述两种手术方式。

九、术后并发症

腹腔镜术后并发症及不同方式的腹腔镜手术并发症都有可能发生。Bojahr 等[32] 统计了 1706 名在 2006 年接受次全子宫切除术患者的资料，子宫平均重量为 226g，平均手术时长为 91min，52% 的患者有腹腔镜手术史，14 名患者由于子宫体积大、活动性差中转开腹手术，1 名患者由于粘连中转开腹，发生了 2 例膀胱损伤及 1 例输尿管损伤（子宫重 818g）。包括感染、出血等在内的术后并发症发生率为 1.2%。Kafy 等[33] 通过统计 1792 名子宫切除术后患者的资料，比较了经腹、经阴道及经腹腔镜手术的术后并发症发生率。总的并发症发生率为 6.1%，经腹腔镜及经腹手术中各发生 1 例肠道损伤，经腹手术中还发生

1 例输尿管损伤，经阴道子宫切除术后发生尿潴留及形成血肿的风险高，腹腔镜术后并发症发生率为 1.7%，经阴道手术为 0.4%，经腹手术后需二次手术的发生率为 0.4%，并没有术后患者死亡的报道。一项 2014 年的韩国研究，Kim 等[34] 回顾了近 11 年经腹子宫切除、单孔腹腔镜及多孔腹腔镜术后并发症的发生趋势，多孔腹腔镜发生膀胱、输尿管及肠管损伤最多，所有阴道残端裂开的发生率占所有手术并发的 50%。多孔腹腔镜发生并发症的例数最多，单孔最少。经腹手术并发症发生率为 5.3%，多孔腹腔镜为 8.7%，单孔腹腔镜为 2.4%。

无论是全子宫还是次全子宫切除术，子宫体积过大都会造成手术困难。Alpern[35] 的一项回顾性研究分析了 Kaiser 医疗机构的 446 例子宫重量超过 500g 的腹腔镜手术，子宫平均重量为 786g（500～4500g），严重的术后并发症发生率为 0.7%，二次手术率为 0.45%，有 6 例膀胱损伤，92.8% 的患者是在手术当天出院，再住院率为 1.1%。围术期并发症的发生率与患者及手术特点并无联系。Uccella 统计了 71 例子宫重量超过 1kg 的腹腔镜全子宫切除术的数据[36]，子宫的中位重量为 1120g（1000～2860g），4.2%（3 位）患者中转开腹手术，其中 2 例因盆腹腔严重粘连，1 例因无法安放举宫器。中位手术时长为 2h，中位失血量为 200ml，2 例出现了术后并发症，其中 1 例为术后 10d 阴道出血，1 例为阴道断端血肿形成，均采取保守治疗。上述数据表明，即便是体积较大的子宫，微创手术也可以安全有效地完成。

腹腔镜全子宫切除术后有一个较为特殊的并发症，即阴道残端裂开。它可以发生在术后几天甚至是几年，通常是由于性交引起。这一并发症的发生是否与缝合方式、能量器械尤其是单极的使用有关仍有争议。一项 2012 年的意大利研究中，Uccella[37] 完成了关于 12 398 例因良性或恶性疾病行子宫切除术患者的多机构分析，统计了不同缝合方式发生阴道残端裂开的概率。腹腔镜子宫切除术发生阴道残端裂开的例数最多，有 23 例（0.64%），而经阴道手术仅有 6 例（0.13%）。经腹腔镜缝合阴道残端发生裂开的概率最高，为 0.86%，而经阴道缝合仅有 0.24%。将单极能量由 60W 降低到 50W 并没有改变发生率。Blikkendaal[38] 在一项回顾性队列研究中比较了腹腔镜手术中不同缝合方式术后阴道残端裂开的发生率，包括经阴道缝合、经腹腔镜缝合及经腹腔镜鱼骨线缝合，然而结果并未提示哪一种缝合方式具有优势。Fuchs-Weizman 等[39] 回顾性分析了 2009—2011 年 2382 例腹腔镜全子宫切除术患者的数据，其中有 23 例（0.96%）发生了阴道残端裂开，4 例发生了复发性阴道残端裂开。不同的能量器械的使用、缝合方式及缝线材料对于阴道残端裂开的发生并无影响，手术范围较大的患者发生率高，连续缝合阴道残端较间断缝合效果好。

次全子宫切除术有 3 个较特殊的并发症。一是由于保留了宫颈，宫颈管内残留的内膜会引起周期性出血。Nouri[40] 近期的一篇 Meta 分析认为，围绝经期女性术后周期性出血的发生率与预防出血的方法有关。如果不采取任何措施，术后出血的发生率为 16.2%（最高可达 24%），切除宫颈内口后出血率仍较高（14%），效果最好的是双极电凝宫颈内膜，可以降低出血的发生率至 2.6%。术后周期性出血的发生与年龄、BMI、子宫内膜异位症或子宫腺肌症、剖宫产史等有关。我们发现切除子宫前利用单极经阴道灼烧宫颈内膜，联合切除子宫后经腹腔镜双极电凝宫颈内膜可以有效降低术后周期性出血的发生率。术后宫颈口涂抹硝酸银可以更进一步降低出血的发生率。

2014 年以前，旋切器经常用于旋切无法经阴道取出的子宫或肌瘤，但这可能会导致医源性的子宫内膜异位症或播散性平滑肌瘤病。出于对可能导致未明确诊断的子宫或内膜恶性肿瘤的播散的顾虑，FDA 在 2014 年发布了关于旋切器的警告，自此我们也不再使用旋切器。次全子宫切除术步骤 3 已经详细阐述了如何不用旋切器将体积较大的标本取出。

参 考 文 献

[1] Wu JM, Wechter ME, Geller EJ, Nguyen TV, Visco AG. Hysterectomy rates in the United States, 2003. *Obstet Gynecol.* 2007;110:1091–1095.

[2] Merrill RM. Hysterectomy surveillance in the United States, 1997 through 2005. *Med Sci Monit.* 2008;14:CR24–CR31.

[3] US Department of Health and Human Services Centers for Disease Control and Prevention National Center for Health Statistics. Health, United States 2006 with chart book on trends in the health of Americans. Table 99. Hyattsville, MD: National Center for Health Statistics Health; 2006.

[4] Cohen SL, Vitonis AF, Einarsson JI. Updated hysterectomy surveillance and factors associated with minimally invasive hysterectomy. *JSLS.* 2014;18(3):e2014.00096.

[5] Loring M, Morris SN, Isaacson KB. Minimally invasive specialists and the rates of laparoscopic hysterectomy. *JSLS.* 2015;19(1):e2014.00221.

[6] Wright JD, Ananth CV, Lewin SN, et al. Robotically assisted vs laparoscopic hysterectomy among women with benign gynecologic disease. *JAMA.* 2013;309(7):689–698.

[7] Patel PR, Lee J, Rodriguez AM, et al. Disparities in use of laparoscopic hysterectomies: a nationwide analysis. *J Minim Invasive Gynecol.* 2014; 21(2):223–227.

[8] Kovac, SR. Route of hysterectomy: an evidence-based approach. *Clin Obstet Gynecol.* 2014;57(1):58–71.

[9] Guraslan H, Senturk MB, Dogan K, Guraslan B, Babouglu F, Yasar L. Total laparoscopic hysterectomy in obese and morbidly obese women. *Gynecol Obstet Invest.* 2015;79:184–188.

[10] Matthews KJ, Brock E, Cohen SA, Chelmow D. Hysterectomy in obese patients: special considerations. *Clin Obstet Gynecol.* 2014;57(1):106–114.

[11] Cobianchi L, Dominioni T, Filisetti C, et al. Ventriculoperitoneal shunt and the need to remove a gallbladder: time to definitely overcome the feeling that laparoscopic surgery is contraindicated. *Ann Med Surg (Lond).* 2014;3(3):65–67.

[12] Kara Bozkurt D, Bozkurt M, Nazli MA, Mutlu IN, Kilickesmez O. Diffusion- weighted and diffusion-tensor imaging of normal and diseased uterus. *World J Radiol.* 2015;7(7) 149–156.

[13] Allam IS, Makled AK, Gomaa IA, El Bishry GM, Bayoumy HA, Ali DF. Total Laparoscopic hysterectomy, vaginal hysterectomy, and total abdominal hysterectomy using electrosurgical bipolar sealing technique: a randomized controlled trial. *Arch Gynecol Obstet.* 2015;291:1341–1345.

[14] Pokkinen SM, Kalliomaki ML, Yli-Hankala A, Nieminen K. Less postoperative pain after laparoscopic hysterectomy than after vaginal hysterectomy. *Arch Gynecol Obstet.* 2015;292:149–154.

[15] Nesbitt-Hawes EM, Maley PE, Won HR, et al. Laparoscopic subtotal hysterectomy: evidence and techniques. *J Minim Invasive Gynecol.* 2013;20:424–434.

[16] Saccardi C, Gizzo S, Noventa M, et al. Subtotal versus total laparoscopic hysterectomy: could women sexual function recovery overcome the surgical outcomes in pre-operatory decision making? *Arch Gynecol Obstet.* 2015;291:1321–1326.

[17] Yuan H, Wang C, Wang D, Wang Y. Comparing the effect of laparoscopic supracervical and total hysterectomy for uterine fibroids on ovarian reserve by assessing serum anti-Mullerian hormone levels: a prospective cohort study. *J Minim Invasive Gynecol.* 2015;22: 637–641.

[18] Agostini J, Goasquen N, Mosnier H. Patient positioning in laparoscopic surgery: tricks and tips. *J Visc Surg.* 2010; 147:e227–232.

[19] Klauschie J, Wechter ME, Jacob K, et al. Use of anti-skid material and patient-positioning to prevent patient shifting during roboticassisted gynecologic procedures. *J Minim Invasive Gynecol.* 2010;17: 504–507.

[20] Wen T, Deibert CM, Siringo FS, Spencer BA. Positioning-related complications of minimally invasive radical

prostatectomies. *J Endourol.* 2014;28(6):660–667.

[21] Gould C, Cull T, Wu YX, Osmundsen B. Blinded measure of Trendelenburg angle in pelvic robotic surgery. *J Minim Invasive Gynecol.* 2012;19(4):465–468.

[22] Caprini JA. Risk assessment as a guide for the prevention of the many faces of venous thromboembolism. *Am J Surg.* 2010;199(1 Suppl): S3–10.

[23] van den Haak L, Alleblas C, Nieboer TE, Rhemrev JP, Jansen FW. Efficacy and safety of uterine manipulators in laparoscopic surgery: a review. *Arch Gynecol Obstet.* 2015;292:1003–1011.

[24] Iavazzo C, Gkegkes JD. The role of uterine manipulators in endometrial cancer recurrence after laparoscopic or robotic procedures. *Arch Gynecol Obstet.* 2013;288:1003–1009.

[25] Tinelli A, Malvasi A, Istre O, Keckstein J, Stark M, Mettler L. Abdominal access in gynaecological laparoscopy: a comparison between direct optical and blind closed access by Verres needle. *Eur J Obstet Gynecol Reprod Biol.* 2010;148(2):191–194.

[26] Joy P, Simon B, Prithishkumar IJ, Isaac B. Topography of inferior epigastric artery relevant to laparoscopy: a CT angiographic study. *Surg Radiol Anat.* 2016;38:279–283.

[27] Richardson EH. A simplified technique for abdominal panhysterectomy. *Surg Gynaecol Obstet.* 1929;48:248–251.

[28] Goetsch MF, Lim JY, Caughey AB. A practical solution for dyspareunia in breast cancer survivors: a randomized controlled trial. *J Clin Oncol.* 2015;33:3394–3400.

[29] Falconer H, Yin L, Gronberg H, Altman D. Ovarian cancer risk after salpingectomy: a nationwide population-based study. *J Natl Cancer Inst.* 2015;107(2):pii: dju410.

[30] Boosz A, Lermann J, Mehlhorn G, et al. Comparison of re-operation rates and complication rates after total laparoscopic hysterectomy (TLH) and laparoscopy-assisted supracervical hysterectomy (LASH). *Eur J Obstet Gyne Repro Biol.* 2011;158:269–273.

[31] Einarsson JI, Suzuki Y, Vellinga TT, et al. Prospective evaluation of quality of live in total versus supracervical laparoscopic hysterectomy. *J Minim Invasive Gynecol.* 2011;18:617–621.

[32] Bojahr B, Raatz D, Schonleber G, Abri C, Ohlinger R. Perioperative complication rate in 1706 patients after a standardized laparoscopic supracervical hysterectomy technique. *J Minim Invasive Gynecol.* 2006; 13:183–189.

[33] Kafy S, Huang JY, Al-Sunaidi M, Wiener D, Tulandi T. Audit of morbidity and mortality rates of 1792 hysterectomies. *J Minim Invasive Gynecol.* 2006;13:55–59.

[34] Kim SM, Park EK, Jeung IC, Kim CJ, Lee YS. Abdominal, multi-port and single-port total laparoscopic hysterectomy: eleven-year trend comparison of surgical outcomes complications of 936 cases. *Arch Gynecol Obstet.* 2015;291:1313–1339.

[35] Alperin M, Kivnick S, Poon KY. Outpatient laparoscopic hysterectomy for large uteri. *J Minim Invasive Gynecol.* 2012;19:689–694.

[36] Uccella S, Cromi A, Serati M, Casarin J, Sturla D, Ghezzi F. Laparoscopic Hysterectomy in case of uteri weighing □1 kilogram: a series of 71 cases and review of the literature. *JMIG.* 2014;21:460–465.

[37] Uccella S, Ceccaroni M, Cromi A, et al. Vaginal cuff dehiscence in a series of 12,398 hysterectomies: effect of different types of colpotomy and vaginal closure. *Obstet Gynecol.* 2012;120:516–523.

[38] Blikkendaal MD, Twijnstra AR, Pacquee SC, et al. Vaginal cuff dehiscence in laparoscopic hysterectomy: influence of various suturing methods of the vaginal vault. *Gynecol Surg.* 2012;9:393–400.

[39] Fuchs Weizman N, Einarsson JI, Wang KC, Vitonis AF, Cohen SL. Vaginal cuff dehiscence: risk factors and associated morbidities. *JSLS.* 2015;19(2):e2013.00351.

[40] Nouri K, Demmel M, Greilberger U, et al. Prospective cohort study and meta-analysis of cyclic bleeding after laparoscopic supracervical hysterectomy. *Int J Gynaecol Obstet.* 2013;122:124–127.

第三节　单孔腹腔镜全子宫切除术

Chad M. Michener　著

蔡雨晗　译

李　华　校

一、总体原则

(一) 定义

- 单孔腹腔镜手术又称单一切口腹腔镜手术或经脐单孔腹腔镜手术。
- 单孔腹腔镜全子宫切除只有一个穿刺口，多选在脐部。
- 穿刺口的大小和位置可以根据腹部触诊情况及是否便于标本取出而不同。
- 单孔腹腔镜全子宫切除也可通过传统腹腔镜或机器人手术来完成。

(二) 非手术治疗

- 某些可行子宫切除术的疾病也可先选择保守治疗（如异常子宫出血、子宫肌瘤、子宫内膜异位症、慢性盆腔痛、子宫和宫颈的癌前及恶性病变）。
  - ➢ 激素替代疗法（口服或肌内注射黄体酮）。
  - ➢ 释放孕激素的宫内节育器。
  - ➢ 子宫肌瘤栓塞。
  - ➢ 经宫腔镜子宫肌瘤切除。
  - ➢ 子宫内膜消融。
  - ➢ 宫颈锥切。
  - ➢ 放疗（宫颈或子宫的恶性肿瘤）。
  - ➢ 经阴道全子宫切除。
  - ➢ 经腹全子宫切除（子宫体积较大可能会用到旋切器）。

二、影像学检查与其他诊断方法

- 不同疾病所需要的影像学检查不同，但是妇科超声、盐水灌注宫腔声学造影、盆腔核磁等检查经常用于因异常子宫出血或子宫肌瘤而行子宫切除的患者。
- 诊断性或治疗性宫腔镜检查用于除外可通过宫腔镜切除或内膜消融治疗的子宫内膜病变。
- 低级别子宫内膜癌不需要盆腔的影像学检查，但是基于体格检查及转移风险，影像学检查的选择应个体化。高级别子宫内膜癌则需要完善盆腹腔甚至胸部 CT。
- 可疑早期的宫颈癌应完善盆腔核磁以除外肿瘤体积大或浸润程度深，可以考虑进一步完善 PET/CT 以除外是否有局部或远处的转移。

三、术前准备

- 术前应同患者一起决定标本取出的方式（经阴道还是经腹）。
- 手术史对于决定穿刺口的位置很重要。
  - ➢ 脐部放置过补片的患者应采用脐上穿刺口。
  - ➢ 如果术中需要同时行造口术（如子宫内膜异位症或局部浸润性子宫内膜癌），则造口部位可以用做穿刺口部位。

四、手术治疗

- 合适的手术器械对手术至关重要。
  - ➢ 视野：30° 镜或前端可调角度的腹腔镜可以避免术中深度感的丧失，还可以使助手及术者所持的器械相互分开。
  - ➢ 操作：带有多个操作孔的套管可以同时使用 2～3 个操作器械。
  - ➢ 器械碰撞：选用长度不同的操作器械可避免在操作过程中器械的碰撞。
  - ➢ 缝合：使用 Endo 缝合器械（Ethicon Endo

surgery，Cincinnati，OH）可以使单孔腹腔镜的缝合更简单。

- 学习体内打结技术有助于完成缝合。
- 其他的术前准备与传统腹腔镜或机器人手术相同。

（一）体位

- 将患者置于铺有海绵（图 8-6A）或泡沫垫（图 8-6B）的手术床上，臀部超出床沿 2.5～5cm。
- 根据需要开放静脉或动脉通路。
- 患者双臂需要用底单包裹并放于患者身体两侧。
  - 如果患者的手臂超出手术床，可以用手臂板。
- 患者胸前必须放置垫子或毯子，然后用布胶带

或胸带固定患者，保持体位（图 8-6C）。
- 可调节腹腔镜见图 8-7。

（二）方法

- 通常选取脐部作为穿刺口进入腹腔。
  - 脐下、经脐或 Omega 切口都是常用的切口。
- 如果有脐部手术史或脐部有补片，可以改变穿刺口部位。
  - 有腹部整形手术史或皮瓣移植手术史的患者，虽然脐部仍在原位置，但脐下很可能放置了补片。
  - 如果晚期癌症或子宫内膜异位症手术中可能行造口术，则穿刺口可以与造口术采用同一切口。

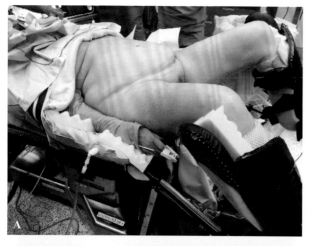

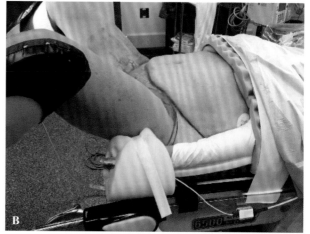

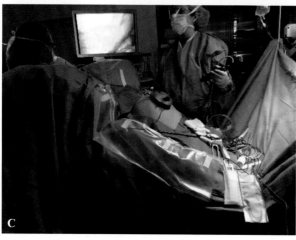

▲ 图 8-6　患者体位

A. 将患者置于泡沫垫上并用胸带固定体位；B. 将患者置于海绵垫上并将所有受力点保护好，胸带固定；C. 术中保持头低位

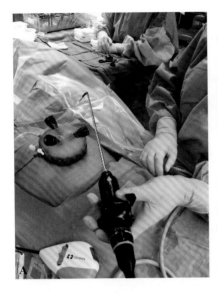 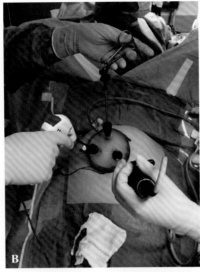 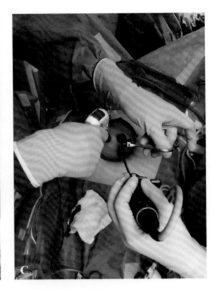

▲ 图 8-7 可调节腹腔镜

A. 可调节腹腔镜可以开阔手术视野；B. 将操作手置于盆腔右侧；C. 需在左侧盆腔操作时将左右手交叉

- 可以经腹腔镜或经阴道行阴道断端的缝合。
  - 有研究表明，阴道残端裂开的发生率在经阴道缝合的患者中最低[1]。
    - 腹腔镜全子宫切除术经腹腔镜缝合其发生率为 0.86%。

- 腹腔镜全子宫切除术经阴道缝合其发生率为 0.3%。
- 经腹子宫切除术的发生率为 0.21%。
- 经阴道子宫切除术的发生率为 0.18%。

五、手术步骤及技巧

（一）麻醉及体位

- 患者麻醉满意后，取膀胱截石位，将双臂及胸部固定以维持体位。
- 术前可以提前测试患者对头低位的耐受能力。

（二）消毒铺巾

- 常规消毒阴道、会阴和腹部铺巾。

（三）抗生素及导尿

- 静脉予抗生素并导尿。

（四）安放举宫器

如有需要，安放举宫器。子宫内膜癌或子宫内膜增生的患者放置举宫器前先电凝双侧输卵管。

（五）局部麻醉

于脐部周围注射 0.25% 或 0.5% 的布比卡因（技术图 8-73A）。

（六）切开腹壁

- Allis 钳钳夹脐部的 3 点钟和 9 点钟位置（技术图 8-73B），于中线处切开皮肤 1.5 ～ 2cm 直至基底部（技术图 8-73C），Allis 钳钳夹脐部基底部皮下并向外翻，组织剪切开筋膜，止血钳钳夹腹膜并锐性打开腹膜，电刀延长筋膜及腹膜切口。

（七）放置工作套管

- 安放单孔腹腔镜套管（技术图 8-73D 至 I）。

（八）检查并冲洗盆腹腔

- 应检查盆腹腔以除外是否还有其他病变。高级别子宫内膜癌及卵巢癌再分期手术等应留取盆腹腔冲洗液。

（九）盆壁的解剖

- 有些患者盆壁的解剖结构可以经腹膜辨认（技术图 8–74A），但是在其他患者或术中需要打开后腹膜的患者中，则需打开侧盆壁并辨认解剖结构（技术图 8–74B 至 E）。

（十）切断韧带，打开膀胱子宫反折腹膜

- 分离、电凝并切断骨盆漏斗韧带（技术图 8–75A），

断端辅以血管闭合器。然后电凝并切断圆韧带（技术图 8–75B）。最后从两侧向中间分离膀胱子宫反折腹膜，并与阴道前壁分离（技术图 8–75C 和 D）。

（十一）处理子宫血管及主韧带

- 分离子宫动脉并用血管闭合器闭合动脉。
  - 先放置一个血管闭合器以阻断血流，再于其旁放置另外一个，切断血管（技术图 8–75 E 和 F）。

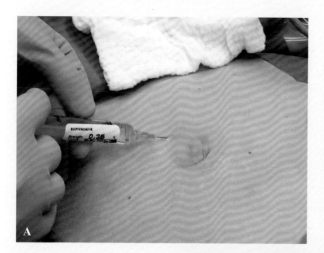
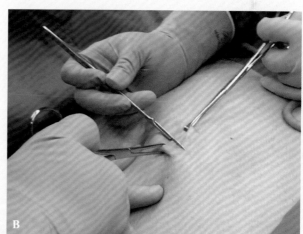
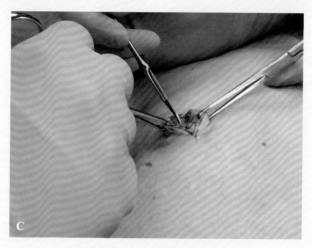

▲ 技术图 8–73　放置 GelPOINT

A. 6～10ml 布比卡因做"脐部阻滞"；B. Allis 钳钳夹脐部的 3 点钟和 9 点钟位置；C. 切开皮肤 1.5～2cm，直达脐轮最低处，提拉并切开筋膜，然后切开腹膜 1.5～2cm

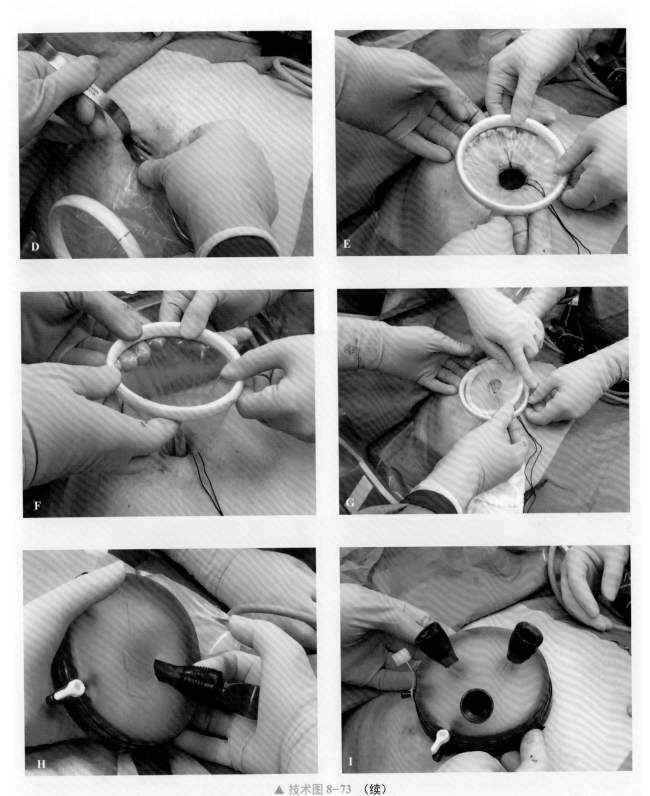

▲ 技术图 8-73 （续）

D. 放置 S 形拉钩协助放置牵开器；E. 向内翻卷牵开器套筒的外环以拉紧；F. 扩大并保护切口；G. 安放设备保护套；H. 将 3～4 个 Trocar 经凝胶套外侧穿过并指向套管中心；I. 将凝胶套扣在外环上

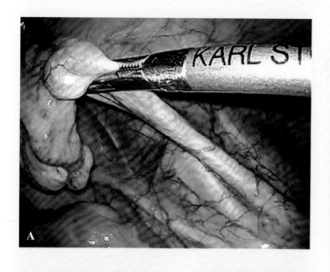
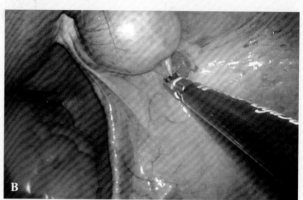
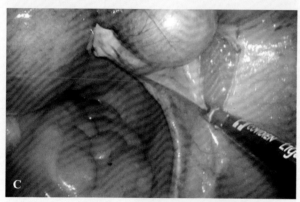
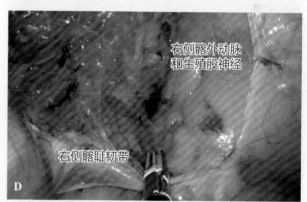
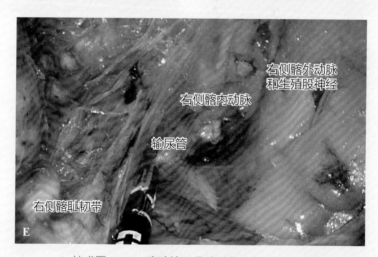

▲ 技术图 8-74　腹腔镜下盆腔结构及打开右侧盆壁

A.经腹膜辨认盆壁解剖结构；B.打开侧盆壁腹膜辨认卵巢动静脉；C.继续打开盆壁腹膜；D.钝锐性结合暴露血管及输尿管；
E.腹膜后的解剖结构

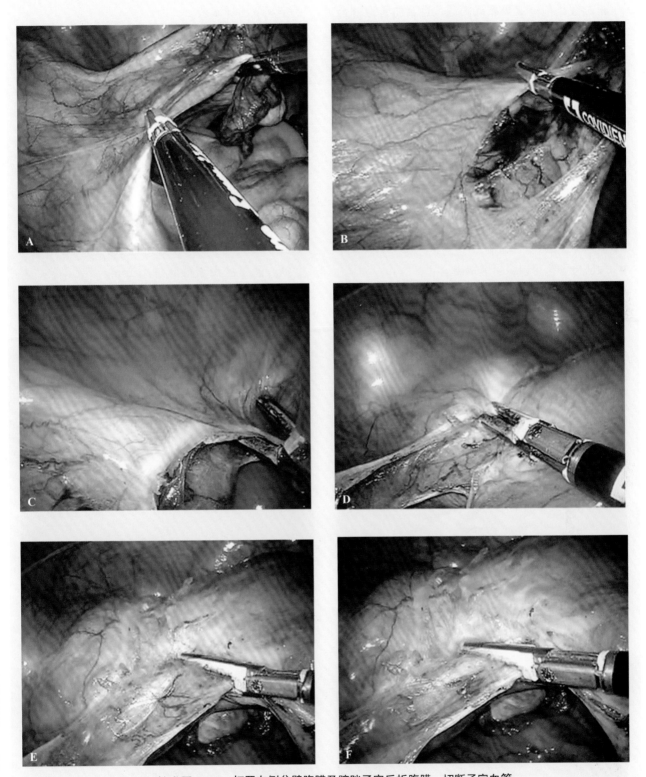

▲ 技术图 8-75　打开左侧盆壁腹膜及膀胱子宫反折腹膜，切断子宫血管

A. 电凝并切断左侧骨盆漏斗韧带；B. 切断左侧圆韧带；C. 打开膀胱子宫反折腹膜；D. 继续打开反折至举宫杯水平；E. 电凝左侧子宫下段的中部及左侧以阻断血流；F. 横断左侧子宫动脉

■ 处理完宫旁血管后，逐步切断主韧带，每次切断位置比前一次更靠近内侧，直至血管退缩至宫颈阴道交界水平以下或举宫杯沿外侧（技术图 8-75G 至 I）。

（十二）切开阴道

■ 环形切开阴道（技术图 8-76A ～ D）。

> 这一步骤可以用单极或超声刀来完成。倾向于使用单极电钩自阴道后壁切开阴道（技术图 8-76A 和 B）并环切至阴道前壁（技术图 8-76C 和 D）。

（十三）取出标本

■ 大部分子宫可以经阴道取出。

■ 如果子宫太大而不能从阴道取出，则应将其置于标本袋中，旋切后经阴道或经腹部切口取出。

可以手动旋切标本并扩大切口以保证有足够的空间取出标本袋。

（十四）缝合阴道断端（技术图 8-76）

■ 经阴道缝合：我们目前采用这种方式是因为有研究表明其阴道残端裂开发生率较低。通常使用 0 号线 8 字缝合阴道断端。

■ 经腹腔镜缝合：2-0 号鱼骨线或 0 号线间断缝合，于体外或体内打结均可。

（十五）冲洗阴道并行膀胱镜

■ 生理盐水冲洗阴道并检查有无活动性出血及裂伤。膀胱镜可以用来检查膀胱及输尿管是否受损。通常给患者静脉注射 25mg 荧光染料，然后观察尿流自输尿管口流出。

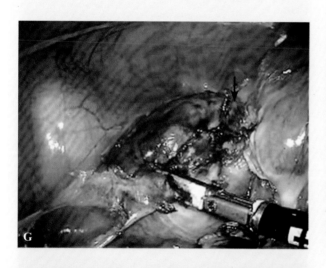

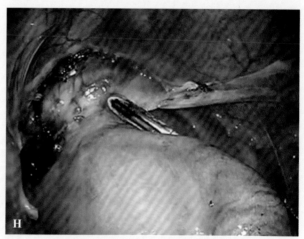

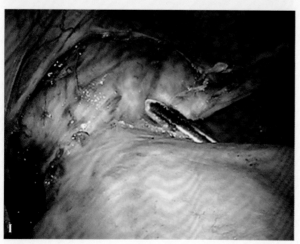

▲ 技术图 8-75　处理主韧带和子宫动脉

G. 切断主韧带及周围血管，至举宫杯沿（箭）以下；H. 电凝并切断右侧子宫动脉；I. 于右侧子宫下段切断右侧主韧带

（十六）冲洗盆腹腔并关腹

- 生理盐水、乳酸林格液或灭菌水冲洗盆腹腔（技术图 8-76E 和 F）。
- 检查各断端是否有血肿形成。

- 清点纱布及器械无误后排气拔 Trocar。
- 0 号线间断缝合关闭筋膜。
  - 若切口被延长或术后需接受放化疗，则使用延迟性可吸收线。
  - 如果既往或现在有脐疝，则使用不可吸收线缝合。

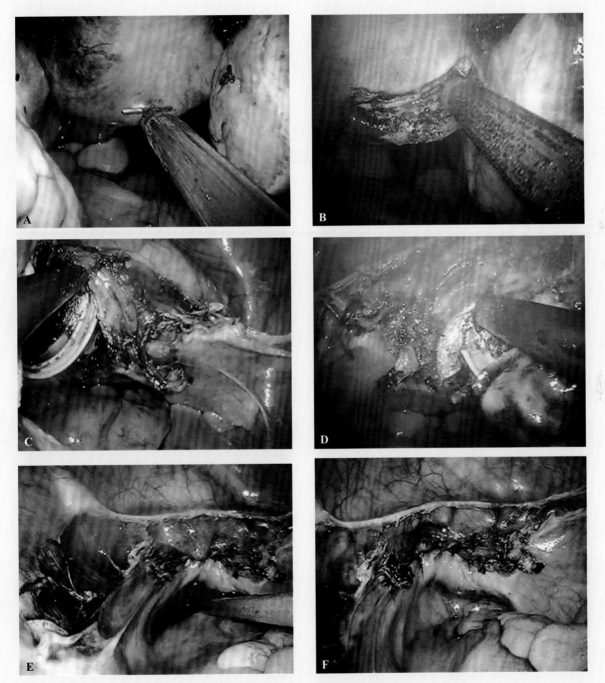

▲ 技术图 8-76 切开阴道并缝合

A. 单极电钩自阴道后壁切开阴道；B. 继续环形切开阴道右侧壁；C. 切开左前侧壁；D. 完成阴道切开；E. 缝合阴道残端后冲洗盆腹腔并检查是否有血肿；F. 再次检查阴道断端及盆腔

六、经验与教训

- ✖ 操作器械相互碰撞
- ◯ 尽量使用可调节器械。
- ◯ 倒拿抓钳的手柄以增加操作空间。
- ◯ 尽量使用 30° 或可调节头端的腹腔镜。
- ◯ 可使用长度不同的抓钳与血管钳。
- ✖ 暴露子宫不充分
- ◯ 看子宫左侧时将腹腔镜头置于靠近左侧盆壁处并调节镜头至右侧，看子宫右侧时将腹腔镜镜头置于子宫底上方。
- ✖ 缝合困难
- ◯ 使用腹腔内缝合器有助于避免两侧阴道角部的漏缝。
- ◯ 使用可调节抓钳或腹腔内缝合器械可以帮助减少缝合过程中器械的相互碰撞。
- ✖ 难以安全进行手术
- ◯ 必要时可增加 Trocar。
- ◯ 足够的模拟练习。

七、术后护理

- ■ 术后护理与传统腹腔镜子宫切除术相同，术后留置导尿管 6 ～ 8h，积极使用如对乙酰氨基酚或酮咯酸等非麻醉性镇痛药可以有效减少阿片类药物的使用。尽早鼓励患者恢复日常活动及饮食。即使术中因取标本而扩大腹部切口，大部分患者可于术后 1d 出院。
- ■ 一般术后 4 周可完全恢复，患者术后最主要的不适主诉为乏力。
- ■ 我们建议患者术后 2 周避免驾驶，4 周内不要提超过 5kg 的重物，术后 6 周不要在阴道内放置任何东西。

八、预后

- ■ 在一项 274 例子宫切除术患者的研究中，比较单孔全腹腔镜和单孔腹腔镜辅助阴式子宫切除术的数据 [2]。单孔腹腔镜的围术期并发症、住院时长、出血量及输血率（表 8-2）与传统腹腔镜相同，一项 Meta 分析中提到单孔腹腔镜的平均手术时长较传统腹腔镜多 8min[3]。虽然单孔腹腔镜在减轻术后疼痛方面具有优势，但不同的 RCT 中数据不尽相同 [4-7]。

九、并发症

- ■ 泌尿系统感染及穿刺口处蜂窝织炎是最常见的感染并发症。腹腔内脏器损伤与传统腹腔镜相同，而脐疝发生率较高（0% ～ 2.4%）[8]。为减少这一并发症发生率，低危患者中缝合筋膜时使用可吸收缝线间断 8 字缝合，高危患者（脐疝病史、肥胖、使用类固醇、术后需放化疗等）中则使用不可吸收线。

表 8-2 关于单孔腹腔镜预后及并发症的研究

作者（年份）	n	手术时长（min）	中位失血量（ml）	子宫重量（g）	中转开腹	中转多孔腹腔镜	住院时长（d）	并发症
Jung（2010）	30	100	100	167	0	1	3	回顾性综述 无并发症
Yim[3]（2010）	52	117	100	162	0	0	3.4	回顾性综述 SPL vs. S-TLH 出血量少，住院时间较短，术后疼痛评分较低，但术后 6h、24h、48h 疼痛评分无差异
Jung[4]（2011）	30	89	45	173	0	4	3	RCT SPL vs. STLH 相同的手术时长，SPL 麻醉药物用量更多，但患者的疼痛评分相同 1例输尿管损伤，1例输血
Park（2011）	105	120	400	336	1	3	–	回顾性研究 1例阴道膀胱瘘 4例输血
Fanfani[6]（2012）	30	105	30	105	0	1	1	回顾性研究 SPL vs STLH vs. 小切口腹腔镜子宫切除术 SPL 手术时间最长 STLH 术后疼痛最轻 1例出血量大于 500ml
Li（2012）	52	130	158	–	0	1	6	RCT SPL vs. STLH 手术时间长（多 19min），患者术后满意度高
Fagotti（2013）	38	107	30	–	0	0	–	回顾性研究 SPL vs. 机器人手术 SPL 输血量少 大部分患者仅住院 1d
Song（2013）	21	110	200	600	1	4	4	子宫重量大于 500g 的 SPL 的回顾性研究 子宫体积越大，手术时长和出血量越多 1例出血量达 800ml
Park（2013）	274（全子宫切除）	103	340	–	1	5	3	前瞻性研究 1例阴道出血，1例阴道脓肿，1例直肠损伤，1例膀胱阴道瘘，1例脐疝，1例阴道残端裂开，1例膀胱损伤，1例输尿管损伤，33例输血

145

续表

作者（年份）	*n*	手术时长 （min）	中位失血量 （ml）	子宫重量 （g）	中转 开腹	中转多孔 腹腔镜	住院时长 （d）	并发症
Kim（2014）	50	91	198	355	0	2	3	病例对照研究 SP-TLH vs. SP-LAVH SP-TLH 手术时间短（少 16min），术后 24h 及 36h 疼痛评分低 1 例阴道残端裂开，1 例阴道出血，1 例膀胱切开
Park（2014）	17	183	194	–	0	0	5	病例对照研究 所有内膜癌病例均行盆腔淋巴结切除 18.9% 行主动脉旁淋巴结切除 1 例膀胱损伤
Lee（2015）	25	137	100	642	0	0	3	回顾性研究 子宫重量大于 500g 的 SPL vs. STLH SPL 住院时间短 术后 6h、24h、48h 疼痛评分无差异 1 例输尿管损伤

SPL. 单孔全腹腔镜子宫切除术；S-TLH. 标准全腹腔镜子宫切除术；SP-LAVH. 单孔腹腔镜辅助阴式子宫切除术

参考文献

[1] Uccella S, Ceccaroni M, Cromi A, et al. Vaginal cuff dehiscence in a series of 12,398 hysterectomies: effect of different types of colpotomy and vaginal closure. *Obstet Gynecol.* 2012;120(3):516–523.

[2] Park JY, Kim TJ, Kang HJ, et al. Laparoendoscopic single site (LESS) surgery in benign gynecology: perioperative and late complications of 515 cases. *Eur J Obstet Gynecol Reprod Biol.* 2013;167(2):215–218.

[3] Murji A, Patel VI, Leyland N, Choi M. Single-incision laparoscopy in gynecologic surgery: a systematic review and meta-analysis. *Obstet Gynecol.* 2013;121(4):819–828.

[4] Yim GW, Jung YW, Paek J, et al. Transumbilical single-port access versus conventional total laparoscopic hysterectomy: surgical outcomes. *Am J Obstet Gynecol.* 2010;203:26.e1–e6.

[5] Jung YW, Lee M, Yim GW, et al. A randomized prospective study of single-port and four-port approaches for hysterectomy in terms of postoperative pain. *Surg Endosc.* 2011;25(8):2462–2469.

[6] Eom JM, Choi JS, Choi WJ, Kim YH, Lee JH. Does single-port laparoscopic surgery reduce postoperative pain in women with benign gynecologic disease? *J Laparoendosc Adv Surg Tech A.* 2013;23(12):999–1005.

[7] Fanfani F, Fagotti A, Rossitto C, et al. Laparoscopic, minilaparoscopic and single-port hysterectomy: perioperative outcomes. *Surg Endosc.* 2012;26(12):3592–3596.

[8] Gunderson CC, Knight J, Ybanez-Morano J, et al. The risk of umbilical hernia and other complications with laparoendoscopic single-site surgery. *J Minim Invasive Gynecol.* 2012;19(1):40–45.

第四节　机器人辅助子宫切除术

Habibeh Ladan Gitiforooz　著

蔡雨晗　译

李　华　校

一、总体原则

（一）定义

■ 机器人手术是在面对不同情况时都能高效、微创的切除子宫的手术方式之一，尤其是对于严重肥胖患者、巨大子宫肌瘤（超过 500g）、多次盆腔手术史及盆腔粘连患者。

（二）适应证

■ 子宫肉瘤、平滑肌肉瘤、巨大肌瘤、子宫内膜间质肉瘤、子宫腺肌症、子宫内膜癌。

（三）解剖学因素

■ 子宫体积较大会影响操作及术野。

■ 过宽的子宫颈的供应血管距输尿管较近。

■ 将子宫提起从后方切断骶韧带较困难。

■ 输尿管距子宫骶韧带较近。

（四）非手术治疗

■ 根据患者症状，可选择保守治疗或非手术治疗。

■ 子宫动脉栓塞可能对月经过多、压迫症状及轻度肾积水有效。

■ 异常子宫出血较多可考虑使用口服避孕药、孕激素制剂或宫内节育器。

二、影像学检查与其他诊断方法

■ 见图 8-8 至图 8-13。

三、术前准备

■ 近期的宫颈病变筛查。

■ 子宫内膜活检，有报道称 50% 的肉瘤可以通过子宫内膜活检发现。

■ 评估出血情况及血红蛋白情况。

■ GnRHa 和口服或静脉用铁剂可减少不必要的输血。

■ 麻醉下评估子宫的大小，选取穿刺口的位置（图 8-14）。

■ 所有病例均行膀胱镜检查。术中应用荧光素或 10% 葡萄糖检查输尿管完整性。

■ 口腔管 / 鼻胃管可以避免胃扩张引起的损伤。

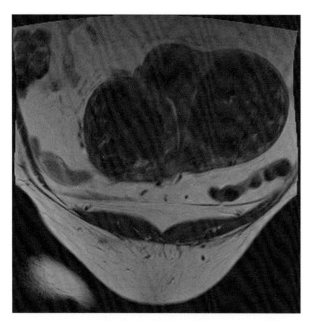

▲ 图 8-8　**MRI 可见 3 个位于中线上的子宫肌瘤**

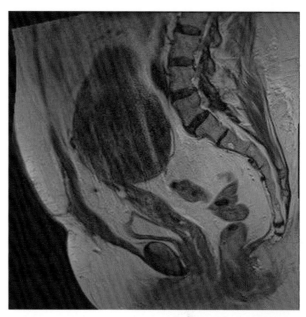

▲ 图 8-9　**MRI 可见脐上 2 个位于中线上的子宫肌瘤**

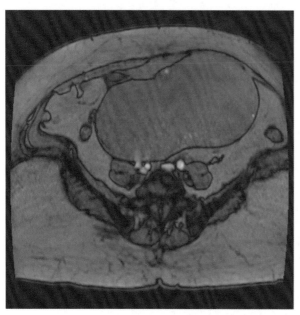

▲ 图 8-10　**MRI 可见 1 个分叶状的子宫肌瘤**

四、手术治疗

- 机器人手术的适应证如下。
  - ➤ 子宫内膜异位症或既往手术致盆腹腔粘连（图 8-15）。
  - ➤ 盆腔手术史如结肠切除术或多次剖宫产史（图 8-15）。
  - ➤ 既往有过失败的子宫肌瘤剔除术或子宫动脉栓塞术史。

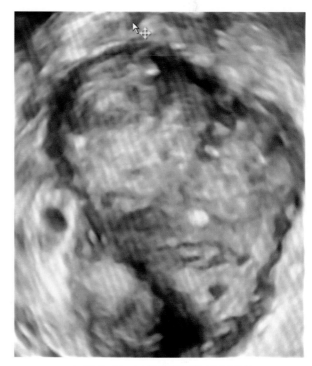

▲ 图 8-11　**三维超声下的子宫肌瘤**

体位

- 胸带的使用可以避免肥胖患者在头低位时身体的移动。注意关注患者通气、静脉管路、血压变化及血氧饱和度（图 8-16）。
- 会阴的位置对安放举宫器及取出标本非常重要（图 8-17）。

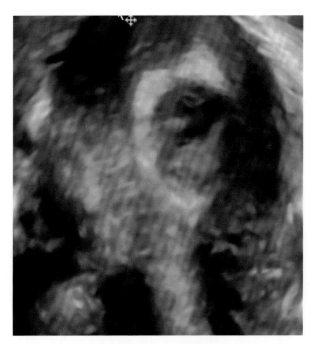

▲ 图 8-12　肌瘤变性

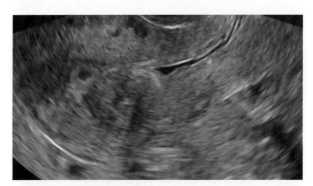

▲ 图 8-13　超声可见直径为 **4cm** 的子宫肌瘤，大部分位于肌壁间，未达内膜

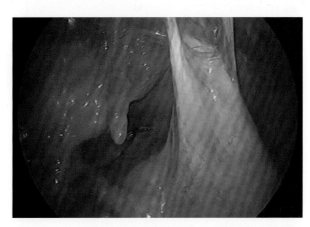

▲ 图 8-15　该患者有四次剖宫产史，注意膀胱及子宫与腹壁间的粘连

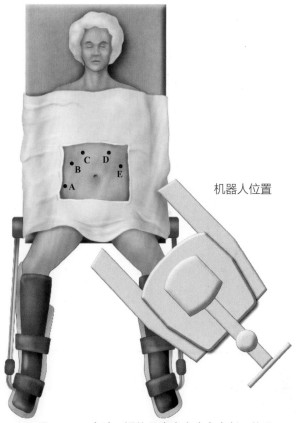

机器人位置

▲ 图 8-14　麻醉下评估子宫大小决定穿刺口位置

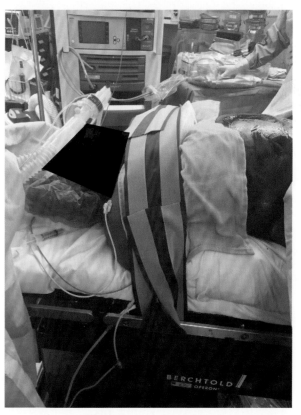

▲ 图 8-16　固定胸部，避免术中头低位时患者滑动

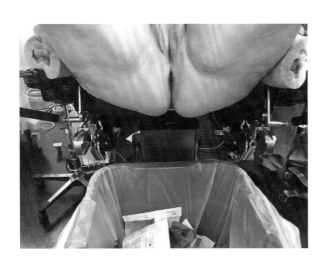

◀ 图 8-17　将会阴摆放在可以自由操作举宫器及便于取出标本的位置

五、手术步骤与技巧

（一）穿刺口位置

■ 第一步是在腹中线、脐以上、距子宫底 10cm 处放置 12mm 的 Trocar（技术图 8-78），肥胖患者应使用更大的 Trocar，便于放置镜头并能自由移动镜头臂（技术图 8-77）。为减少置镜孔过高所致的胃肠道损伤，排空胃肠道很重要。如果患者有腹部正中手术史或因脐疝放置补片，由左上腹进入腹腔也较安全（技术图 8-79，技术图 8-80）。

■ 建立气腹后，患者取头低位，放置 2 个 8mm 机器人手术 Trocar。

■ 中间的主 Trocar 与右侧 8mm Trocar 之间要有足

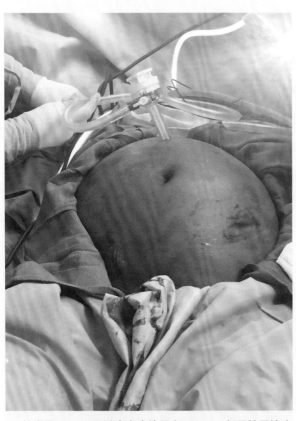

▲ 技术图 8-77　肥胖患者应使用大 Trocar，便于放置镜头

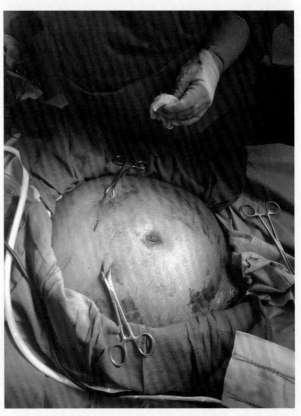

▲ 技术图 8-78　脐上距宫底 10cm 处放置 12mm Trocar

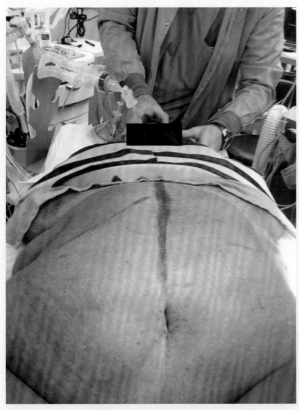

▲ 技术图 8-79　该患者肥胖且有腹部正中手术史，于左上腹取穿刺口较为安全

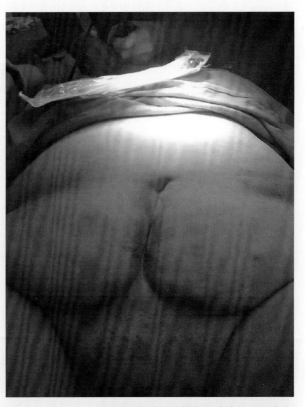

▲ 技术图 8-80　有过放置补片行疝修补术病史的肥胖患者

够的距离以利于机器人操作臂的活动，避免操作臂之间的碰撞（技术图 8-81）。再于右下腹置 1 个 12mm Trocar，它的位置也很重要，可以通过它放置抓钳，协助巨大沉重的子宫向左右或者前后移动。对于体积较大的子宫，抓钳的作用较举宫器更为明显。

- 肥胖患者中容易出现机器人操作臂之间的碰撞。

（二）闭合血管

- 控制出血很重要，尤其是子宫体积较大时。
- 先闭合子宫双侧的血管再逐侧切断，可以减少离断血管后子宫体的出血（技术图 8-82，技术图 8-83）。
- 离断血管时尽可能地靠近子宫，但避免切入子宫（技术图 8-84）。
- 在输卵管、卵巢固有韧带及圆韧带间可能存在大血管，需要耐心地逐个闭合（技术图 8-85）。

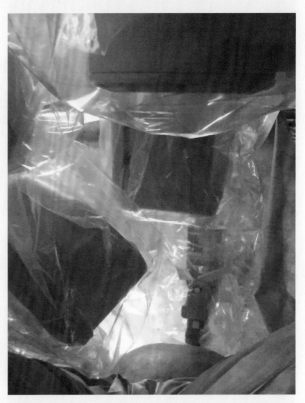

▲ 技术图 8-81　主 Trocar 与右侧 Trocar 之间要有足够的距离以避免操作臂间的碰撞

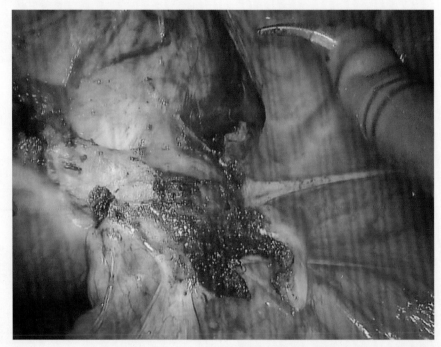

▲ 技术图 8-82　先闭合子宫双侧的血管再逐侧切断，可以减少离断血管后子宫体的出血

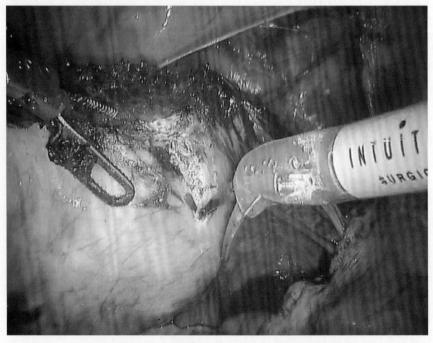

▲ 技术图 8-83　尽可能地靠近子宫，但避免切入子宫

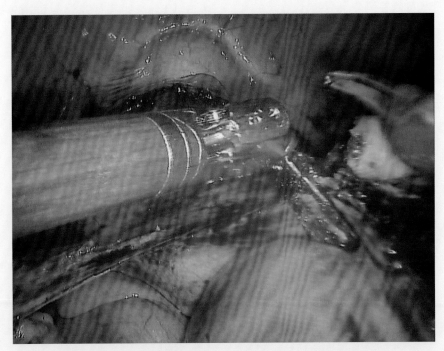

▲ 技术图 8-84 切断宫旁组织，但避免伤及子宫肌层以减少出血

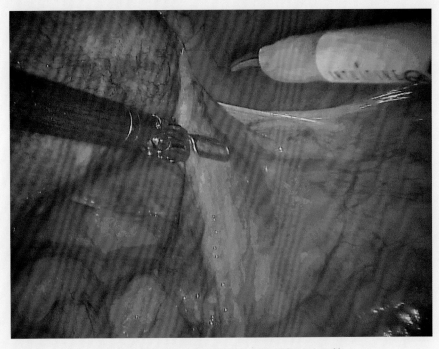

▲ 技术图 8-85 电凝卵巢与圆韧带间的大血管

（三）举宫器的使用

■ 使用举宫器时尽可能在同一侧保持不动，在换位置前要确保分离该侧宫旁组织至阴道穹窿并阻断了所有血流。这有利于节省手术时间并减少举宫器断裂。

■ 助手可以利用抓钳移动子宫，但最好先阻断子宫血供以减少操作过程中的出血。

（四）分离宫颈及阴道

■ 增加气腹压及 CO_2 流量，以便在切开阴道时保持气腹压稳定，这一操作在肥胖患者中要尽量快，因为增加气腹压会影响患者通气。

■ 对于体积较大的子宫，从阴道后壁切开较为容易。

■ 如果先切开阴道前穹窿，再提起重量较大的子宫会更加困难。

（五）取出标本

■ 用 Lachey 钳将标本牵拉进阴道内，保护阴道壁，放置阴道拉钩，旋切标本（技术图 8-86，技术图 8-87）。也可在腹腔镜下先将标本置于标本袋内，将袋口牵出阴道，在标本袋内旋切标本并取出，但这会增加手术时长。

（六）缝合穿刺口

■ 超过 10mm 的穿刺口应缝合筋膜层以减少切口疝的发生。

■ 术后于所有穿刺口处注射局麻药以减轻术后疼痛。

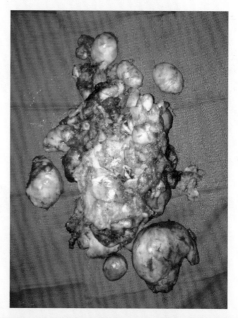

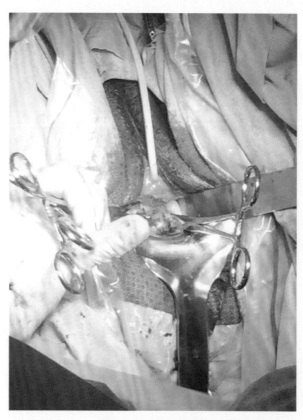

▲ 技术图 8-86　用 **Lachey** 钳将标本牵拉进阴道内，保护阴道壁，放置阴道拉钩，旋切标本

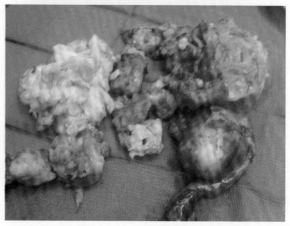

▲ 技术图 8-87　手术刀将标本分解取出

六、经验与教训

○ 肥胖患者于腹部中线处穿刺加长 Trocar。

✗ 短 Trocar 在手术期间可能退缩或脱落，导致气体泄漏、视野不清和组织损伤。

○ 右侧腹部操作孔的选择非常重要。位置选择不合适将导致右侧机械臂操作困难，并与镜头臂碰撞。

○ 对于肥胖患者，以 90° 穿刺 Trocar 有助于防止 Trocar 在腹壁内潜行。

○ 举宫器举宫时，避免不必要的来回移动。

✗ 举宫器可能断裂或者松扣。这些都影响手术的顺利进行。

○ 间断缝合阴道有助于腹腔内积血和液体引流。

七、术后护理

■ 大部分机器人手术都可以在门诊完成。

■ 术后镇痛药的使用有助于缓解疼痛。

■ 术后 24h 给予东莨菪碱贴片缓解术后恶心、呕吐等不适。

八、预后

■ 育龄期女性发生恶性病变的概率较低。

■ 术前行子宫内膜活检可以发现 2/3 的子宫肉瘤。

■ 适合的缝合方法可以预防术后阴道残端裂开（图8-18）。

九、并发症

■ 膀胱镜有助于识别输尿管损伤。

■ 输尿管的热损伤可能在术后 2 周才会发现。

■ 对于子宫体积较大的患者，由于手术视野会更高并距离肠管更近，因此，可能发生肠管的热损伤。

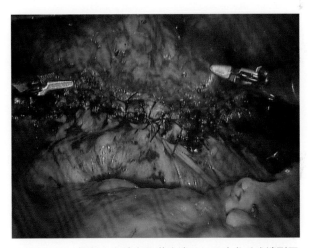

▲ 图 8-18　间断 8 字缝合阴道残端可以预防术后残端裂开

参 考 文 献

[1] Gallo T, Kashani S, Patel DA, Elsawhi K, Silasi DA, Azodi M. Robotic-assisted laparoscopic hysterectomy: outcomes in obese and morbidly obese patients. *JSLS.* 2012;16:421–427.

[2] Goodrich SK, Knight J. Uterine sarcoma: ability of preoperative evaluation to identify malignancy and correct histology. *Gynecol Oncol.* 2015;137(Suppl 1):97–98.

[3] Payne TN, Dauterive FR. A comparison of total laparoscopic hysterectomy to robotically assisted hysterectomy: surgical outcomes in a community practice. *J Minim Invasive Gynecol.* 2008;15(3):286–291.

[4] Ricci S, Angarita A, Cholakian D, et al. Preoperative patient stratification results in low rates of occult uterine malignancy in women undergoing uterine surgery and morcellation. *Gynecol Oncol.* 2015;137(Suppl 1): 11–12.

第五节　经阴道子宫切除术

Cecile A. Unger　著

蔡雨晗　译

李　华　校

一、总体原则

定义

- 经阴道全子宫切除术适用于子宫良性疾病及宫颈原位癌。

- 最常用于盆腔痛、异常子宫出血及子宫阴道脱垂的患者。

二、术前准备

- 术前应行全面的病史采集及体格检查，并没有特别建议要做的影像学、心肺及实验室检查，只有当患者有相应的并发症时才需完善。基于患者的年龄及并发症，许多医院有自己的术前检查要求。

- 术前必须有近期的巴氏涂片结果。对于子宫内膜癌高风险人群，术前还应行子宫内膜活检。如怀疑恶性疾病或附件区包块，应完善经阴道超声。

- 仔细询问患者既往用药情况，因为抗血小板药物会增加围术期出血的风险，所有非甾体抗炎药和阿司匹林应至少在术前 1 周停药。含有维生素 E 的复合维生素应在术前 10 ～ 14d 停药。由于会增加静脉血栓风险，口服避孕药及激素替代治疗最好在术前 4 ～ 6 周停药。这对于因异常子宫出血而行激素治疗的患者也许比较困难，但仍建议考虑停药。

- 术前对于患者围术期发生贫血及需要自体血回输的评估也很重要，尤其是对于异常子宫出血及术前已有贫血的患者。此外，还需评估这些患者术前补充铁剂及输血的必要性。

- 术前应充分知情同意，充分告知患者手术的获益及风险，及其他可选择的治疗方案，最重要的是确定患者是否已经完成生育、是否还有生育需求。

- 手术前，所有育龄患者都必须进行妊娠试验。

- 子宫切除术是一项清洁 - 污染操作，术前 60min 内应预防性静脉应用抗生素，一线用药为第一代或第二代头孢类药物。

- 所有接受子宫切除的患者均为血栓形成中度危险，应预防静脉血栓形成。可以使用低剂量普通肝素或小分子肝素或间断性加压充气装置。在高危人群中需联合预防，甚至需要术后预防性抗凝。

- 子宫切除术的手术方式受以下因素影响：阴道的宽度及是否可经阴道到达子宫、子宫的大小及形状、子宫活动度、是否存在恶性肿瘤或子宫外疾病、术者的手术技巧、手术器械及术者和患者对手术方式的选择。

- 双合诊对于决定手术方式也十分重要。双合诊时应注意以下几点：子宫的大小及活动度、脱垂程度；骨盆的大小及形状（耻骨弓小于 90° 会影响经阴道子宫切除术，角度越大则越容易）、阴道口及阴道的直径。

三、手术治疗

- 根据 ACOG 的观点 [1]，经阴道子宫切除术是因子宫良性疾病切除子宫最安全有效的方式，预后更好，并发症更少。

- 经阴道子宫切除术的绝对禁忌证很少，但以下因素会影响手术操作：①可疑恶性病变；②子宫外或附件病变；③耻骨弓小（小于 90°）；④阴道较窄（小于两横指，尤其是在穹隆处）；

⑤子宫固定，活动度差。如果没有上述因素存在，考虑到经阴道子宫切除术的优势，在条件具备的情况下，它应成为子宫切除术可选择的术式之一。

■ 还有些情况会增加经阴道子宫切除手术的难度，尽管这些并不是手术禁忌证，但术前识别很重要。

■ 这些情况包括子宫增大或下拉困难、剖宫产史和子宫脱垂。这些因素应该在手术准备时加以考虑，虽然它们可能使手术更具挑战性，但后述"经验与教训"中的一些建议可以帮助降低手术难度。

（一）体位

■ 利用蹬带（图 8-19）或腿架（图 8-20）帮助患者取膀胱截石位，使患者臀部位于手术床边缘，不要过度屈曲或伸展患者的双腿以避免神经损伤。可以将泡沫垫垫于患者四肢骨性突起的下方及腿架或蹬带的缝隙中，可将双上肢置于身体两侧，同样注意不要过度伸展以免损伤臂丛神经。

（二）方法

■ 经阴道操作。

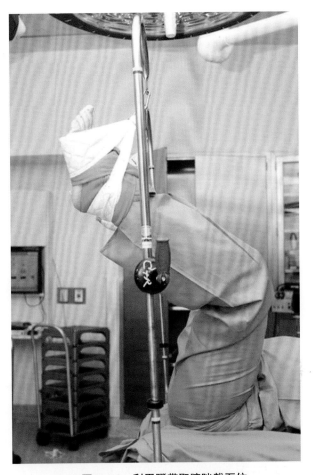

▲ 图 8-19 利用蹬带取膀胱截石位

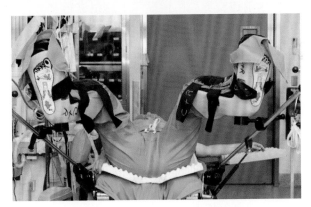

▲ 图 8-20 利用腿架取膀胱截石位

四、手术步骤与技巧

（一）术前准备

■ 患者取膀胱截石位，消毒外阴及阴道。

■ 无菌铺巾。

■ 放置 Foley 导尿管，可在术中持续引流，也可在术中夹闭并间歇排空。

（二）暴露术野

■ 放置阴道拉钩，分别置于阴道前壁及后壁，暴露宫颈。

■ 两个单齿宫颈钳钳夹宫颈 3 点钟及 9 点钟处，也可以分别钳夹宫颈前后唇（技术图 8-88）。

■ 轻轻牵拉宫颈钳，10ml 局麻药及血管收缩药物

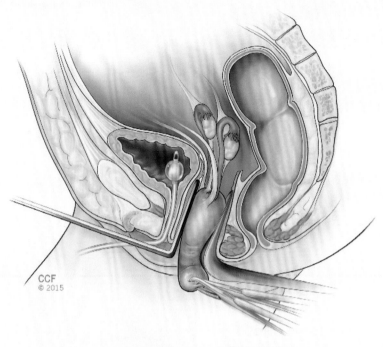

▲ 技术图 8-88　盆腔脏器矢状位

阴道拉钩置于 12 点钟及 6 点钟处，宫颈钳钳夹宫颈（经许可转载，引自 Cleveland Clinic Center for Medical Art & Photography © 2015. 版权所有）

（0.5% 利多卡因，1：200 000 单位肾上腺素）环宫颈阴道交界处阴道黏膜下注射进行水分离，有利于阴道切开，并有效减少出血。

（三）切开阴道，进入子宫直肠陷凹

■ 手术刀或电刀环形切开阴道壁直至达宫颈间质（技术图 8-89，技术图 8-90），切口应位于耻骨膀胱宫颈筋膜及直肠筋膜上方。可于 3 点钟及 9 点钟处放置直角拉钩保护阴道壁。组织剪继续分离宫颈与阴道。操作过程中要持续牵拉宫颈以避免周围脏器的损伤并分清解剖层次。

■ 向耻骨方向牵拉宫颈直至分离出子宫直肠陷凹处腹膜。钳夹并钝性分离该处腹膜，组织剪锐性剪开，在充分可视及触诊情况下进入子宫直肠陷凹（技术图 8-91，技术图 8-92）。

■ 将手指置于子宫直肠陷凹处，更换长阴道拉钩（技术图 8-93）。

（四）缝扎骶韧带

■ 许多医师在缝扎骶韧带之前就进入了膀胱子宫陷凹，但我们认为，进入膀胱子宫陷凹之前先缝扎骶韧带更有利于下拉子宫，更易辨认膀胱子宫反折，并减少切开阴道前壁时损伤膀胱的风险。

■ 向上向一侧牵拉宫颈，Heaney 钳钳夹骶韧带（技术图 8-94）。为了避免输尿管损伤，Heaney 钳应沿宫颈放置以钳夹部分宫颈组织。

■ 组织剪剪断骶韧带，0 号线结扎，Heaney 钳固定 0 号线线结（技术图 8-95，技术图 8-96）。

■ 两侧骶韧带均以此法缝扎。如果阴道后壁断端渗血，可以将后腹膜与阴道壁以 2-0 或 0 号线连续套索缝合。

（五）进入膀胱子宫陷凹

■ 向下牵拉宫颈，将阴道壁及膀胱自宫颈及子宫下段分离。

■ 阴道拉钩置于前壁，上拉膀胱，以利分离（技

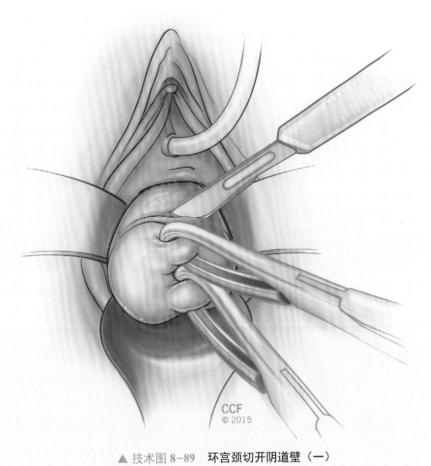

▲ 技术图 8-89 环宫颈切开阴道壁（一）

经许可转载，引自 Cleveland Clinic Center for Medical Art & Photography © 2015. 版权所有

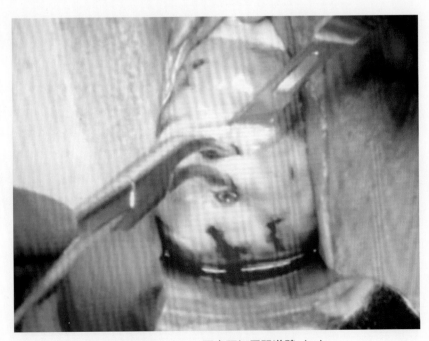

▲ 技术图 8-90 环宫颈切开阴道壁（二）

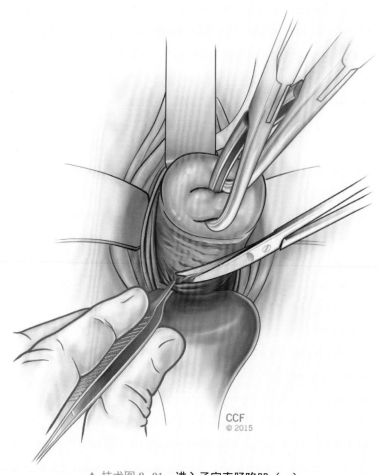

▲ 技术图 8-91　进入子宫直肠陷凹（一）

经许可转载，引自 Cleveland Clinic Center for Medical Art & Photography © 2015. 版权所有

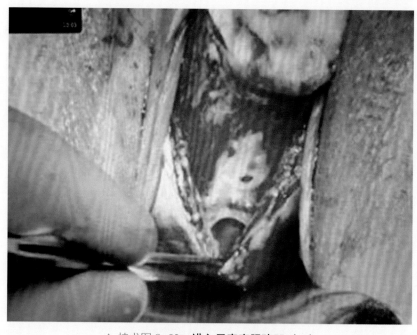

▲ 技术图 8-92　进入子宫直肠陷凹（二）

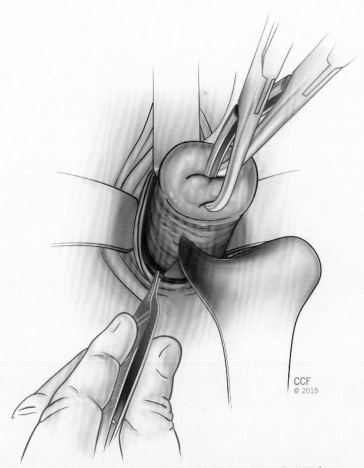

▲ 技术图 8-93 更换长的阴道重锤拉钩置于子宫直肠陷凹

经许可转载，引自 Cleveland Clinic Center for Medical Art & Photography © 2015. 版权所有

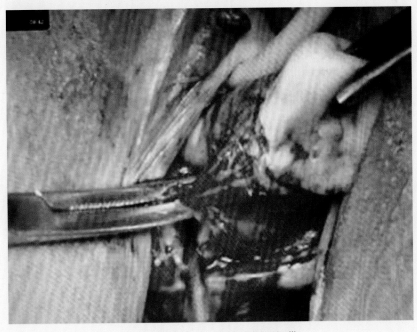

▲ 技术图 8-94 钳夹右侧骶韧带

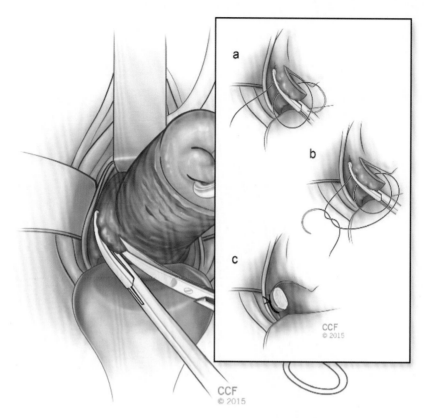

▲ 技术图 8-95　钳夹、切断、缝扎骶韧带

经许可转载，引自 Cleveland Clinic Center for Medical Art & Photography © 2015. 版权所有

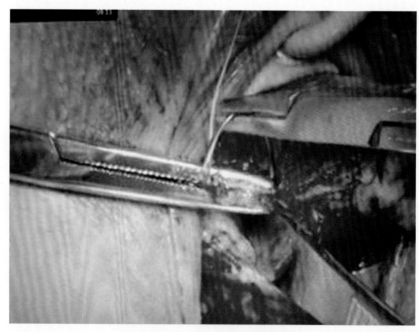

▲ 技术图 8-96　缝扎右侧骶韧带

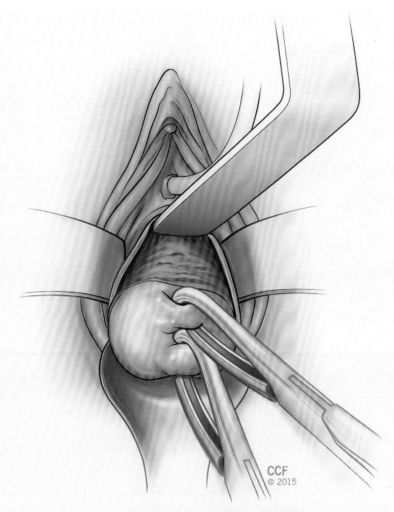

▲ 技术图 8-97　从宫颈前方分离膀胱

经许可转载，引自 Cleveland Clinic Center for Medical Art & Photography © 2015. 版权所有

术图 8-97)。

- 重复上述步骤，直至到达膀胱腹膜反折处，这是经阴道子宫切除术中最具难度的一步。但是如果切开层次未达膀胱腹膜反折，那么进入膀胱子宫陷凹会非常困难，也会增加膀胱损伤的风险。阴道拉钩置于膀胱下方充分暴露反折。膀胱腹膜反折为横跨子宫下段的一层白色薄膜。

- 向下牵拉宫颈，绷紧膀胱腹膜反折，组织剪锐性切开，进入膀胱子宫陷凹（技术图 8-98，技术图 8-99)。

- 将手指伸入间隙确认未损伤膀胱。可以通过触摸膀胱内导尿管的水囊来辨认膀胱。阴道拉钩置于手指下方进入膀胱子宫陷凹（技术图 8-100，

技术图 8-101)。

（六）缝扎主韧带及子宫血管

- 向上向一侧牵拉宫颈，Heaney 钳尽可能靠近宫颈钳夹主韧带（技术图 8-102 ），组织剪剪断后缝扎（技术图 8-103 ）。同法处理另一侧主韧带。

- 与子宫下段相接的阔韧带内走行有子宫动静脉，紧贴宫颈钳夹后缝扎。Heaney 钳固定并缝合断端，需注意针尖不要扎进血管以免造成血肿。务必小心钳夹子宫下段及宫颈时避开输尿管以免造成损伤。

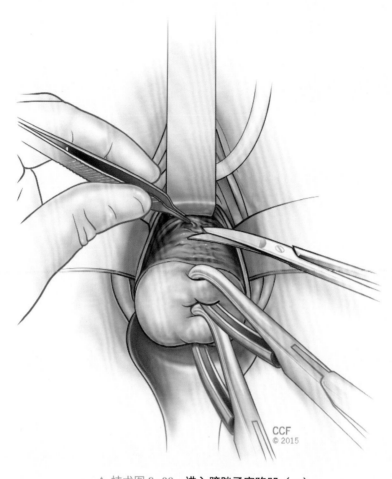

▲ 技术图 8-98　进入膀胱子宫陷凹（一）

经许可转载，引自 Cleveland Clinic Center for Medical Art & Photography © 2015. 版权所有

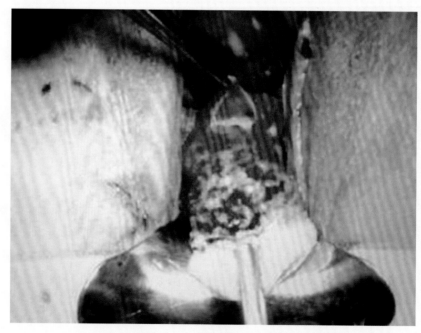

▲ 技术图 8-99　进入膀胱子宫陷凹（二）

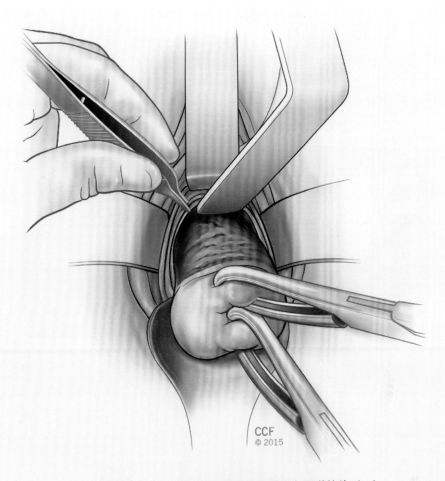

▲ 技术图 8-100 膀胱子宫陷凹处放置直角阴道拉钩（一）

经许可转载，引自 Cleveland Clinic Center for Medical Art & Photography © 2015. 版权所有

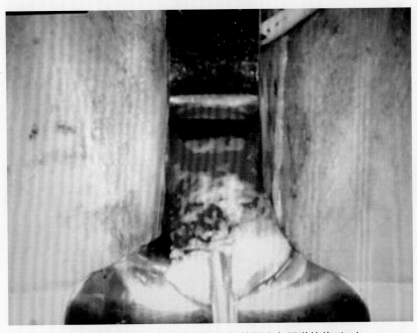

▲ 技术图 8-101 膀胱子宫陷凹处放置直角阴道拉钩（二）

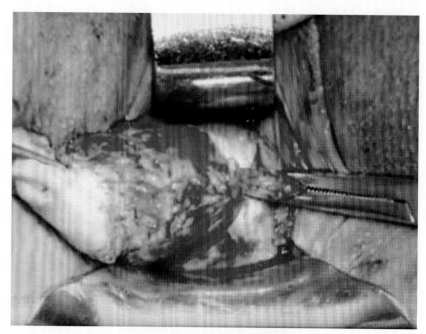

▲ 技术图 8-102　钳夹左侧主韧带

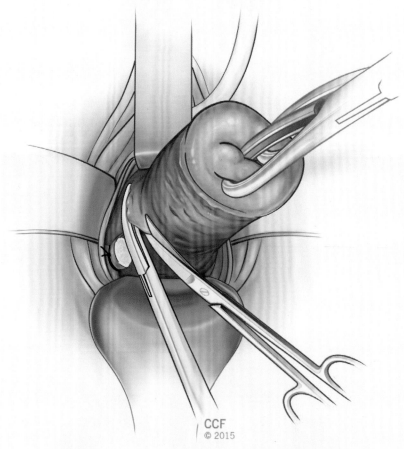

▲ 技术图 8-103　钳夹、切断、缝扎主韧带

经许可转载，引自 Cleveland Clinic Center for Medical Art & Photography © 2015. 版权所有

（七）缝扎卵巢固有韧带

■ 当所有的韧带都被离断后即可到达宫角处。向
上牵拉宫颈，宫颈钳或巾钳交替钳夹子宫直

至将宫底自后方娩出（技术图 8-104，技术
图 8-105）。

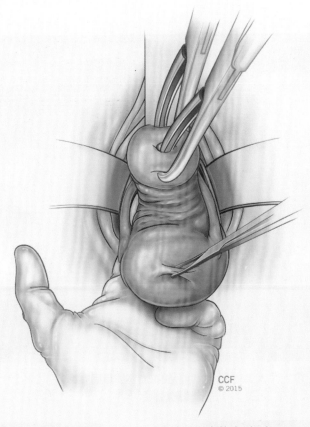

▲ 技术图 8-104　将宫底自后方拉出（一）

经许可转载，引自 Cleveland Clinic Center for Medical Art & Photography © 2015. 版权所有

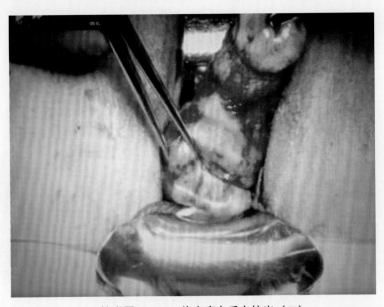

▲ 技术图 8-105　将宫底自后方拉出（二）

- 此过程中注意不要过于用力，因为卵巢固有韧带很容易被扯断。
- 手指置于卵巢固有韧带及圆韧带下方，两把

Heaney 钳沿手指方向钳夹韧带，切断后双重缝扎断端（技术图 8-106 至技术图 8-108 ）。

- 将子宫和宫颈自盆腔取出，暴露术野。

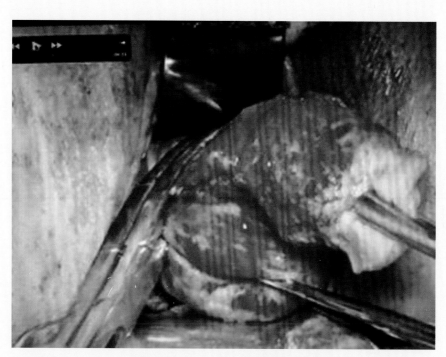

▲ 技术图 8-106 钳夹右侧卵巢固有韧带

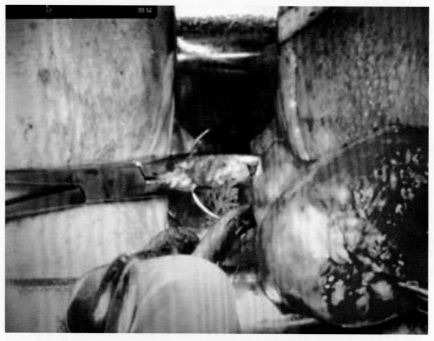

▲ 技术图 8-107 缝扎右侧卵巢固有韧带

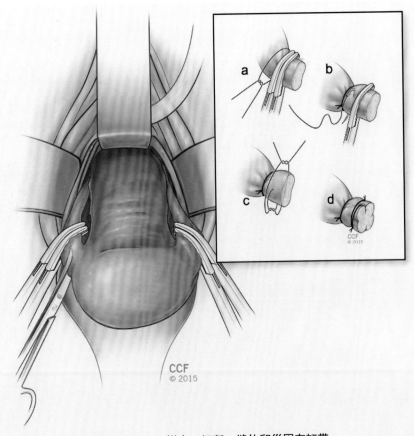

▲ 技术图 8-108　钳夹、切断、缝扎卵巢固有韧带

（经许可转载，引自 Cleveland Clinic Center for Medical Art & Photography © 2015. 版权所有）

（八）附件切除

- 经阴道子宫切除术中同时行双侧附件切除并不常见，有两种方式可以在子宫被切除后完成附件切除。

- 首先用湿纱布将小肠包裹，也可以同时使用纱布卷，但这会影响术野。于 12 点钟及 6 点钟处放置阴道拉钩，根据要切除的附件的位置，再于 3 点钟或 9 点钟处放置第 3 把阴道拉钩，以便牵拉对侧的附件。

- 第一种方法是 Allis 或 Babcock 钳钳夹输卵管及卵巢并向下牵拉，暴露骨盆漏斗韧带。两把 Heaney 钳钳夹卵巢血管，切断并缝扎。也可以使用血管闭合器闭合血管，如 Ligasure（Valleylab，Boulder，CO）。

- 第二种方法是于骨盆漏斗韧带与圆韧带间分离卵巢血管。可以在子宫取下后完成，也可以在子宫一侧与附件分离而另一侧还保持原位时完成，我们将讨论第二种情况。这一操作与经腹附件切除术相似，但要求术中对盆腔解剖熟练掌握。钳夹、切断、缝扎圆韧带后，向一侧牵拉圆韧带断端，向外侧及头侧锐性分离阔韧带及输卵管系膜直至暴露骨盆漏斗韧带，Heaney 钳或长 Kelly 钳靠近卵巢侧钳夹卵巢血管，切断后缝扎。也可以用电刀分离圆韧带及输卵管系膜以减少出血。由于此处组织非常脆弱，因此，轻柔操作十分重要。当骨盆漏斗韧带离断缝扎后，就可以将标本（包括子宫、宫颈及一侧附件）取下了。暴露并分离对侧圆韧带，同法切除对侧卵巢。

（九）缝合阴道断端

- 2-0 号或 0 号线连续套索或 8 字缝合阴道断端。为了保证剩余的阴道有足够的长度，一般横行关闭断端（技术图 8-109）。

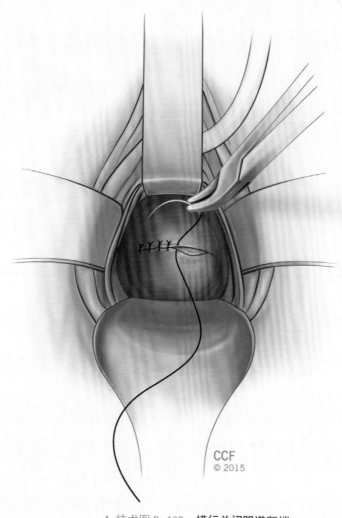

▲ 技术图 8-109　横行关闭阴道断端

经许可转载，引自 Cleveland Clinic Center for Medical Art & Photography © 2015. 版权所有

五、经验与教训 [2, 3]

✖ 肥胖患者

○ 将患者摆至合适的体位以最大程度暴露。臀部需超过手术床边缘，以便将操作野靠近术者。使用长阴道拉钩。

○ 有足够的助手很重要。如果可以，一侧站一位助手。腿架的使用可以使助手观察术野更为清楚。

○ 尽量减小头低位的倾斜角度。角度太大，患者可能会滑动，并且会增加进入子宫直肠陷凹这一操作的难度。

✖ 子宫体积过大（子宫肌瘤）

○ 采用子宫切除术的标准术式。当子宫所有的韧带及血管被缝扎离断后，可以采用以下任一种方法取出标本：劈开子宫（图 8-21），肌层内旋切（图 8-22），楔形粉碎术或肌瘤剔除术（图 8-23）。

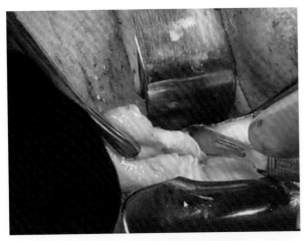

▲ 图 8-21 纵向切开子宫及宫颈

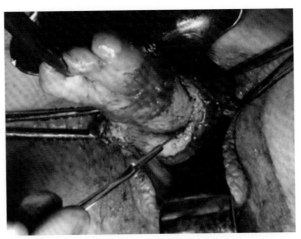

▲ 图 8-22 子宫肌层内旋切

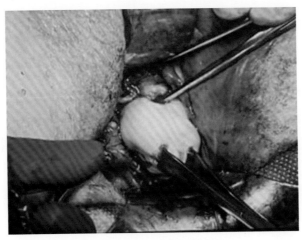

▲ 图 8-23 子宫肌瘤剔除

○ 采用上述方法时，时刻保证子宫浆膜层完整以指示进刀方向，保证是向着标本的中间切开。当粉碎标本时可采用牵引 – 回推 – 再牵引的方法牵拉子宫；可以使用多齿抓钳协助牵拉。定期更换刀片，以保证刀片的锋利，能切下更多的子宫中心位置的组织。

✘ 子宫下降程度不够

○ 切开宫颈时可能有一定难度，使用尖端可弯曲 45° 的电刀会使操作更简单。

○ 一定要先切开阴道后壁并缝扎骶韧带以保证足够的子宫下降程度，使切开阴道前壁更简单和安全。

○ 当子宫血管缝扎离断后，可以使用取出大子宫的操作方法（如上所述）分离剩余的组织。

○ 如有条件，使用血管闭合器而不是缝合结扎血管，因为有时在狭窄黑暗的空间内缝合打结有难度，而使用血管闭合器更为方便。选取合适的器械如 Heaney 钳，以及一些专门用于阴式手术的器械。

○ 缝合时一定要使用 Heaney 持针器，将缝线置于缝针中部。

○ 当在盆腔内进行缝合时，使用一次性光导纤维吸引器将液体自出针处吸走。

✘ 阴道狭窄

○ 可以自处女膜上方做一小的中外侧切口。为了减少出血，可以注射局麻药及血管收缩药物，并使用电刀切开，注意不要损伤肛门及直肠。

○ 当出口极度狭窄时，可以做加宽的 Schuchardt 切口，做中外侧切口，直达坐骨直肠窝及阴道上部。

○ 不要过分使用阴道侧壁拉钩，有时其会阻碍术野。在术者操作时，有时吸引器的尖端也可用于推开阴道侧壁。

✖ 切开阴道前壁困难（剖宫产史）

○ 要有耐心，不要急于切开阴道前壁。

○ 进入子宫直肠陷凹并在腹膜外进行操作，只要注意保护膀胱，有些韧带可以在切开阴道前壁前缝扎。

○ 锐性分离阴道前壁，钝性分离造成膀胱损伤的概率更高。不要盲目进入前穹窿，应充分打开膀胱及子宫之间的间隙，充分暴露腹膜后方可进入。

○ 可以通过尿管充盈膀胱以显示膀胱的界限和膀胱腹膜反折。也可以将子宫探针弯曲，通过尿道进入膀胱，探清膀胱下界。

○ 当子宫体积小、有一定程度脱垂时也可以通过阴道后壁的切口辨认子宫前方的腹膜反折。术者的手指伸向宫底周围辨别腹膜。如果子宫无明显脱垂，可以将子宫探针弯曲并从后壁切口伸入，在子宫底上方及周围辨别腹膜反折。

✖ 阴道后壁切开困难（子宫内膜异位症、宫颈肌瘤）

○ 通过牵拉 – 反向牵拉于腹膜外钳夹韧带，锐性切开并结扎断端，直至可以安全进入后腹膜。上述操作要靠近子宫，并使用阴道拉钩保护直肠。

○ 如果可能，直接进入膀胱子宫陷凹。如果子宫体足够小，可以将宫底自前壁切开拉出，或者经阴道前壁切口进入手指直达子宫直肠陷凹。

○ 如果有宫颈后方的肌瘤阻碍，可以尝试肌层内旋切或子宫肌瘤剔除以解除阻碍。

○ 也可以选择经宫颈进入子宫直肠陷凹。宫颈钳钳夹宫颈后唇并向前牵拉，于阴道后壁 6 点钟处放置阴道拉钩，宫颈后唇内注射止血药，手术刀或组织剪于宫颈外口 6 点钟处开始，全层纵向切开宫颈后部，直至暴露后腹膜。

✖ 宫颈过长

○ 手术中最难的步骤是进入前后间隙。

○ 麻醉下仔细的查体十分重要。在子宫下段识别宫颈与宫体的过渡区很重要，子宫前方的腹膜反折一般位于该部位的上方，而后方的腹膜反折位置还要高一些。识别膀胱的界限也十分重要，有时可以看到膀胱与阴道分界处的皱褶。如果没有看到该皱褶，可以充盈膀胱以突显界限。也可以行直肠指检辨别直肠的界限。当辨别出膀胱及直肠的界限后，环形切开宫颈，切口要足够高以避免过度切开宫颈，但也要足够低以避免损伤周围脏器。

○ 上述操作方式也可以用于进入子宫前后陷凹。

✖ 子宫阴道脱垂

○ 脱垂患者的手术难度在于无相对正常的解剖结构。

○ 膀胱腹膜反折位于宫颈远端，所以切开宫颈时位置要足够高，但注意不要切断宫颈。

○ 在严重脱垂的患者中，膀胱三角区常常外翻，使输尿管开口向远端移位，靠近膀胱腹膜反折，因此小心分离膀胱及宫颈是操作的关键。

○ 在脱垂患者中比较容易进入子宫直肠陷凹，因为该处位于阴道后壁上半部与直肠之间。采用前述操作方法，可以通过后腹膜切口达到前腹膜。此方法可有效避免膀胱及输尿管损伤。

六、术后护理

- 患者可于手术当日出院或观察至患者恢复正常饮食、活动和排便。

- 某些情况下，通常在行脱垂修复手术的患者中，会在阴道内填塞纱布以减少血肿形成。术后24h、排便前必须取出纱布。

- 尿管应于患者术后恢复正常活动后拔除。如果患者于手术当天出院，则尿管应于手术室内拔除。

- 术后6周避免提重物及剧烈活动。阴道内不要放置任何物品。6周后复诊，阴道断端恢复良好后可以尽快恢复正常生活。若阴道残端肉芽组织形成或有出血，可以涂抹硝酸银。

七、预后

- 切除子宫后无月经来潮，不能生育，但也防止了子宫及宫颈病变的发生。预防性卵巢切除的最大益处是降低了卵巢癌的发生率。

- 如果全美国超过40岁的女性在切除子宫同时选择性切除双侧输卵管卵巢，每年可以减少1000例卵巢癌的发生[4]。如果预防性切除卵巢，卵巢癌发生风险降低80%～95%。

- 切除卵巢还可以降低遗传性乳腺癌综合征如BRCA突变患者乳腺癌的发生率，但是对于非遗传性乳腺癌患者是否有益并无定论。

- 不像自然绝经，切除卵巢后体内激素水平会骤然下降，因此应仔细询问绝经前或围绝经期女性是否术中同时行预防性卵巢切除。研究表明，过早绝经会增加认知障碍、心脏疾病、骨折、生存期缩短（与癌症无关）。Parker等[5]研究了40岁以上女性因良性疾病切除子宫的同时是否应行预防性卵巢切除。他们发现保留卵巢的女性在80岁时的整体生存率高（心血管疾病及髋部骨折发生率降低），可以抵消新发卵巢癌及乳腺癌带来的不利影响。比较保留卵巢及切除卵巢的患者的生存曲线，在65岁无个人或肿瘤家族病史的女性中，保留卵巢获益明显。

八、并发症

- 经阴道子宫切除术术时或术后发生的并发症可直接与所采用的手术技术有关，也可能与麻醉有关，或与患者的并发症有关。

- 术后并发症的发生率与手术方式有关。经阴道子宫切除术的并发症发生率最低，除非同时进行脱垂修补等其他手术。eVALuate试验[6]是一项多中心研究，比较了因良性疾病而行腹腔镜子宫切除和经腹子宫切除及腹腔镜子宫切除和经阴道子宫切除。腹腔镜组泌尿系统损伤率（如膀胱、输尿管）较高；但三种手术方式的总并发症发生率相似。腹腔镜和经阴道子宫切除术（与经腹子宫切除术相比）恢复时间更短、疼痛更轻、短期生活质量提升更快、住院时间更短。然而，腹腔镜子宫切除术手术时间较长，费用较高。

- 经阴道子宫切除术的围术期并发症比较少见，但以下并发症也有可能发生：出血、血肿、肠损伤、下尿路损伤（输尿管和膀胱）、感染、脓肿、阴道残端裂开、膀胱阴道瘘、麻醉并发症等。

- 膀胱损伤（膀胱切开）可在2%的经阴道子宫切除术病例中发生。有数据表明，膀胱损伤的风险在同时行脱垂手术时更高。剖宫产史与宫颈和膀胱粘连有关，可明显增加膀胱损伤的风险。对于这些患者，术中需要仔细操作。术者应锐性将膀胱自宫颈剥离，因为钝性剥离，如使用戴手套的手指或纱布，会降低组织的触感，增加损伤膀胱的风险。迅速识别并修补膀胱损伤十分重要。缝合必须无张力、无渗漏且需用2-0号或3-0号可吸收线缝合两层。术后持续引流膀胱7～14d（取决于损伤的大小和位置）。在严重损伤的情况下，拔除导管之前应进行膀胱造影，以确保没有漏尿、膀胱已得到充分修复。

- 据报道，经阴道子宫切除术（不同时进行脱垂修补）后输尿管损伤的风险高达0.9%[7]。远端输尿管是最易受损的部位，其他容易受损的部位还包括输尿管穿过子宫动脉、主韧带并进入膀胱处、骨盆漏斗韧带处以及骶韧带上方。输尿管损伤是一较少见的并发症，如果采取适当的预防措施，可以在术中及时发现。未能发现损伤可导致永久性上尿路损伤，包括肾功能丧失和复杂的泌尿生殖瘘。术中行膀胱镜检查是发现损伤的一种有效方法，并且我们推荐经阴道子宫切除术后常规膀胱镜检查。膀胱镜术中使用染料以显示输尿管的尿流，虽然这不是常规操作，因为即使不使用染料依然可以看到尿流，但是如果输尿管损伤风险高，使用染料确保输尿管的完整性十分必要。长期以来，静脉注射靛胭脂是一种安全、常用的输尿管可视化技术。最近这种染料出现短缺，人们开始使用一些替代染料，包括静脉注射荧光素，术前口服非那吡啶，膀胱灌注高渗溶液如50%葡萄糖等。如怀疑有输尿管损伤，应请泌尿外科术中会诊。在大多数情况下，输尿管损伤发生在输尿管远端4～5cm处，这种类型的损伤通常可以通过输尿管再植入膀胱（输尿管膀胱吻合术）来修复。通常术中同时放置输尿管支架，膀胱用导尿管持续引流10～14d。随后取出支架并进行静脉尿路造影，以确保修复部位没有狭窄或瘘。

- 膀胱阴道瘘是非常少见的并发症。患者通常会较早出现一系列症状体征，并最终在术后10～14d出现阴道排液。如果在内窥镜检查或膀胱镜检查中不能看到瘘孔，可以进行卫生棉条染色试验，在阴道内插入卫生棉条后向膀胱内注入亚甲蓝染料。如果在近端卫生棉条上发现蓝色染料，应怀疑膀胱瘘。如果没有染色，还应进一步排除子宫阴道瘘，可以静脉用靛胭脂或口服非那吡啶并在阴道内放置卫生棉条。另外，也可以通过静脉肾盂造影或CT尿路造影来帮助诊断瘘。如果瘘孔很小，可在持续引流膀胱6～12周后自行愈合。不能自愈、复杂或较大的瘘孔则需要手术修复。

参考文献

[1] ACOG Committee Opinion No. 444: choosing the route of hysterectomy for benign disease. *Obstet Gynecol.* 2009;114(5):1156–1158.

[2] Barber MD. Difficult vaginal hysterectomy. In: Walters MD, Barber MD, eds. *Hysterectomy for Benign Disease.* 1st ed. Philadelphia, PA: Elseiver; 2010:136–160.

[3] Levy BS. Vaginal hysterectomy: 6 challenges, an arsenal of solutions. *OBG Management.* 2006;18:96–103.

[4] Sightler SE, Boike GM, Estape RE, Averette HE. Ovarian cancer in women with prior hysterectomy: a 14-year experience at the University of Miami. *Obstet Gynecol.* 1991;78:681–684.

[5] Parker WH, Broder MS, Liu Z, Shoupe D, Farquhar C, Berek JS. Ovarian conservation at the time of hysterectomy for benign disease. *Obstet Gynecol.* 2005;106:219–226.

[6] Garry R, Fountain J, Mason S, et al. The eVALuate study: two parallel randomised trials, one comparing laparoscopic with abdominal hysterectomy, the other comparing laparoscopic with vaginal hysterectomy. *BMJ.* 2004;328(7432):129–136.

[7] Ibeanu OA, Chesson RR, Echols KT, Nieves M, Busangu F, Nolan TE, et al. Urinary tract injury during hysterectomy based on universal cystoscopy. *Obstet Gynecol.* 2009;113(1):6–10.

第四篇

宫颈手术
Cervical Surgery

第 9 章

宫颈锥切术
Cervical Conization

Mariam AlHilli　著

常筱晗　译

李　华　校

妇科手术技巧
妇科学

Operative Techniques in
Gynecologic Surgery
Gynecology

一、总体原则

（一）定义

- 宫颈锥切术指手术切除一段锥形宫颈及其中间的宫颈管，包括鳞柱交接部[①]。
- 可使用冷刀切除（宫颈锥切术）或环状电极切除（loop electrosurgical excision procedure，LEEP）来完成该手术。
- 宫颈锥切术既是一种诊断方法，也是治疗方法。
- 宫颈锥切术和 LEEP 均可以对切除组织行组织学评估，但消融手术（冷冻或激光疗法）则无法行组织学评估。

（二）适应证

1. 一般适应证

- 宫颈锥切术或 LEEP 是治疗 2 级和 3 级宫颈上皮内瘤变（cervical intraepithelial neoplasia，CIN 2～3）的金标准。
- 高度敏感性与特异性的宫颈癌筛查方法的出现已使 CIN 的诊断和处理模式发生转变。
- 宫颈锥切术一般在诊断为 CIN 2～3 的育龄期非妊娠患者，或在 CIN 2 或 CIN 3 持续 1 年的年轻女性[②]中进行，以达到治疗目的并排除浸润性病变。
- 近年来提倡宫颈原位癌筛查的保守方法，尤其在年轻女性中，这使得包括宫颈锥切术在内的侵入性诊断方法的使用明显减少。

2. 诊断适应证

- 阴道镜下转化区[③]不完全可见提示宫颈阴道镜检查不满意。
- 宫颈细胞学筛查结果与宫颈活检的组织学结果不一致。
  - 宫颈细胞学为高级别鳞状上皮内病变（high-grade squamous intraepithelial neoplasia，HSIL）或不能排除 HSIL 的不典型鳞状上皮细胞（atypical squamous cells-cannot exclude HSIL，ASC-H），而阴道镜下宫颈活检病理为 CIN 1（替代选择：在 12 个月和 24 个月时同时检查 TCT 和 HPV，或者复核细胞学、组织学和阴道镜）。
  - 对比阴道镜下活检结果，细胞学检查提示更高级别病变。
- 细胞学持续提示不典型增生，或高危型人乳头瘤病毒（human papillomavirus，HPV）持续阳性但阴道镜检查正常。
  - CIN 1 持续至少 2 年但不愿随访。
- 活检证实或细胞学或阴道镜检查疑为微小浸润性宫颈鳞癌。
  - 细胞学、活检或宫颈管内搔刮提示存在宫颈管腺体病变。
  - 宫颈管诊刮出现异形细胞。

3. 治疗适应证

- 保留生育功能的前提下治疗微小浸润性宫颈癌[④]。
  - 若切缘阴性，行宫颈锥切术治疗即可。
  - 切缘阳性高度预示疾病有复发可能，需行进一步治疗（再次锥切或行全子宫切除术）。
- 治疗 CIN 2 或 CIN 3。下列情况下不建议继续观察。
  - 未来无生育计划的女性。
  - 阴道镜检查不充分。
  - 反复发生 CIN 2 或 CIN 3 的女性。
  - CIN 2 或 CIN 3 病灶持续一年的年轻女性。
  - 宫颈管内搔刮出现 CIN 2 或 CIN 3 病灶。
  - 阴道镜检查结果恶化，或细胞学检查中高级别病变持续 1 年。
- HSIL，"即诊即治"。

4. 特殊人群的适应证

- 年龄在 21—24 岁的女性，伴有以下情况。

---

① 鳞柱交接部：宫颈阴道部和阴道的复层鳞状上皮与宫颈管的柱状上皮的交接部。
② 年轻女性：那些咨询了临床医生后，在观察异常病灶期间考虑到治疗宫颈异常病灶带给未来生育的风险超过了患癌风险的女性——未划定特定的年龄范围。
③ 转化区：胚胎期鳞柱交接部和阴道镜上出现的交接部（新的鳞柱交接部）之间的区域。它限定了高级别腺上皮内瘤变的远端界限，并且总是宫颈肿瘤的起源部位。
④ 微小浸润性宫颈癌：病灶浸润基底膜下深度≤3mm，宽度＜7mm（FIGO 分期 IA1 期）或肿瘤浸润间质深度＞3mm 但≤5mm，宽度＜7mm（FIGO 分期 IA2 期）。

➢ HSIL 持续 24 个月，未检出 CIN 2 或 CIN 3。

➢ 每 6 个月密切随访细胞学检查及阴道镜的情况下，CIN 2 或 CIN 3 持续 24 个月。

➢ 及时治疗 CIN 2 或 CIN 3。

■ 妊娠妇女。

➢ 根据临床表现、细胞学检查或活检后高度怀疑浸润性宫颈癌。

➢ CIN 2 和 CIN 3 通常每 12 周进行一次阴道镜检查，如病灶外观恶化或细胞学结果提示浸润性癌，建议重复取活检。

➢ 妊娠期禁行宫颈管诊刮。

二、影像学检查与其他诊断方法

■ 在宫颈锥切前需行阴道镜检查以评估病变范围。

■ 宫颈外口的异常病灶必须在阴道镜引导下或直接行宫颈活检。

■ 宫颈锥切前必须进行宫颈管搔刮以评估宫颈不典型增生，尤其对于宫颈腺癌及在细胞学检查中发现不典型腺上皮细胞的患者。

■ 锥切标本的大小和形状由患者自身情况以及术前阴道镜检查结果决定。

三、术前准备

■ 为了患者的舒适并控制术中大量出血，宫颈锥切术在全麻或局麻下于手术室中进行。对于病灶位于宫颈管深部，或者对于切除宫颈组织的量没有限制的情况下更宜如此。

■ 患者在局麻下即可良好耐受 LEEP 刀，对于年轻、未育及宫颈外口有明显病灶的女性是一理想术式。LEEP 刀与宫颈锥切术相比，切除组织较少。

■ 宫颈锥切术和 LEEP 的选择取决于以下几种因素，包括医生及患者的偏好、是否要求在无热效应的情况下做得完全切除，以及病灶的大小和病变的严重程度（参考"经验与教训"部分）。

■ 在手术之前需要取得知情同意。

■ 核查患者的过敏史，尤其是碘过敏史。若患者存在碘过敏，则建议使用 3%～5% 的醋酸溶液。

■ 其他注意事项如下。

➢ 抗凝药的使用：阿司匹林需要在术前 1 周停用，并在术后恢复使用。华法林需要在术前 5d 停用，并在术后当晚恢复使用。若患者为置入人工心脏瓣膜后、高危易栓症、近期发生的静脉血栓栓塞（3 个月内），抗凝药的使用以及是否要同时用低分子肝素需要咨询血液科医生的意见。

➢ 如果怀疑患者伴有生殖道感染，手术需推迟至感染消退并用抗生素进行适当治疗。

➢ 所有有怀孕可能的育龄期女性都需要进行妊娠试验。

四、手术治疗

■ 锥形标本的形状和大小需要根据患者自身情况决定（图 9-1）。

➢ 窄锥形切除适用于位于宫颈深部的癌灶而宫颈外口正常。

➢ 绝经后妇女通常需要窄锥形切除，因其鳞柱交接部已向宫颈管头端移动。

➢ 如果病灶很大或局限于宫颈阴道部，则需进行宽锥形切除以获取清晰的转化区边缘。

■ 切除组织的量通常取决于以下因素。

➢ 鳞柱交界处的位置：鳞柱交界处位置越高或越深，则切除的锥形应越窄。

➢ 宫颈管内腺体的累及程度。

➢ 通常，锥切术或 LEEP 刀切除的宫颈部分应为 20mm 宽（每侧宫颈切除 10mm），且切除深度不超过 20mm。

体位

■ 用托手架或 Allen 腿架，使患者取膀胱截石位。

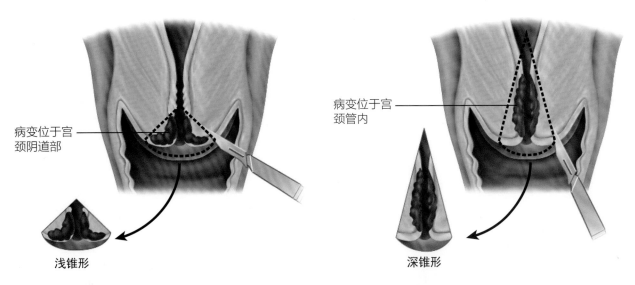

病变位于宫
颈阴道部

浅锥形

病变位于宫
颈管内

深锥形

▲ 图 9-1 对位于宫颈阴道部的病变进行宽基底的浅锥形切除。对位于宫颈管内的病变进行窄基底的深锥形切除

五、手术步骤与技巧

（一）宫颈锥切术

1. 视野

■ 在阴道后壁放置重锤拉钩，并用 3 个 S 形拉钩暴露宫颈（技术图 9-1）。

■ 确保全部宫颈充分可见，且阴道壁被充分拉开以避免损伤。

2. 初步止血

■ 宫颈钳钳夹宫颈 3 点钟和 9 点钟处，向外牵拉。

■ 用 1-0 延迟可吸收缝线在宫颈阴道交界处的 3 点钟和 9 点钟处缝定位线（止血线）并留置缝

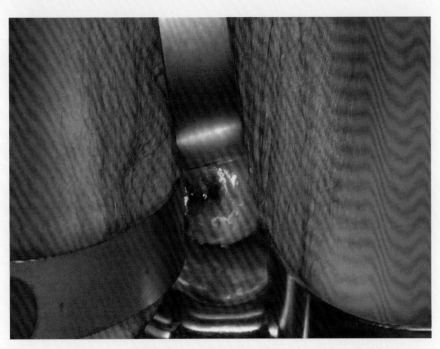

▲ 技术图 9-1 后壁放置一个重锤拉钩，另用三个 S 形拉钩暴露宫颈

线，移去拉钩。这些缝线用于牵拉和止血（技术图 9-2A）。

■ 移去外侧放置的 S 形拉钩并用有齿血管钳分别钳夹每根留置缝线。

用定位线固定标本，并部分阻断子宫动脉的下行支（技术图 9-2B）。

■ 用 18 号腰椎穿刺针向宫颈的四个象限深部（宫颈的 2 点钟、4 点钟、6 点钟、8 点钟位置）（5～10ml/ 象限）注射血管加压素的稀释溶液（0.5ml/100ml 生理盐水 [10U/100ml]）。注射前先回抽以确保没有将药物注射进血管内。待宫颈基质变白后再进行下一步手术（技术图 9-3）。

3. 准备

■ 用卢戈碘溶液涂布宫颈以标定不典型增生的区域。如果患者对碘过敏，则用 3%～5% 醋酸溶液替代。可酌情使用阴道镜（技术图 9-4）。

■ 用宫腔探针判定宫颈管方向及宫颈长度（技术图 9-5）。

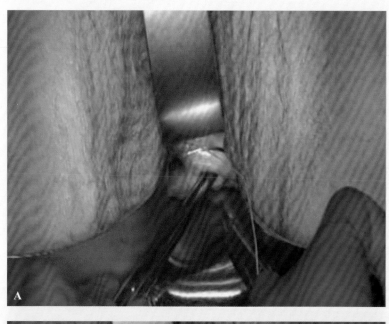

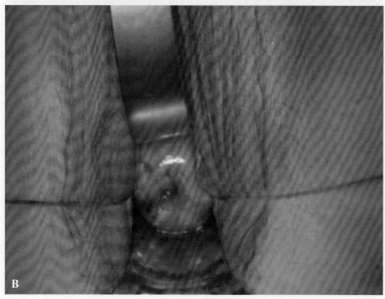

▲ 技术图 9-2　在宫颈外侧留置定位线，用有齿血管钳钳夹留置缝线并用于牵拉宫颈和止血

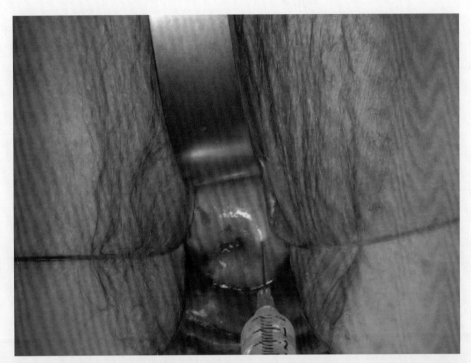

▲ 技术图 9-3　向宫颈的 4 个象限深部注射血管加压素的稀释溶液用以止血，必须观察到宫颈基质变白

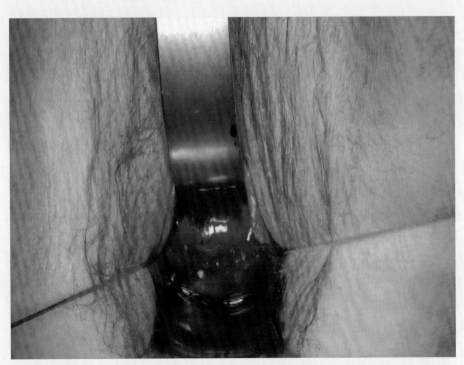

▲ 技术图 9-4　用卢戈碘溶液涂布宫颈以标定不典型增生的区域并识别转化区

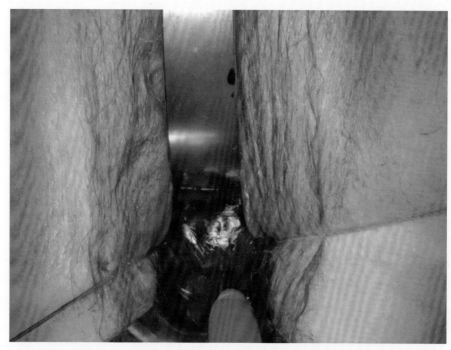

▲ 技术图 9-5　用宫腔探针判定宫颈长度及宫颈方向

4. 切除锥体

- 用 11 号刀片切开宫颈，形成一个从 3 点钟方向开始的顺时针环形切口，包括整个转化区。刀尖需朝向宫颈管方向（技术图 9-6）。

- 以 3-0 丝线缝入锥切宫颈间质 12 点钟处，打结。另两根丝线缝入 4 点钟和 8 点钟处，不要打结。弯钳同时钳夹 3 根缝线，并利用弯钳拉线旋转、操纵锥形宫颈。注意避免手术器械在锥切时触及宫颈阴道部（技术图 9-7）。

- 通过钳夹的缝线牵引锥形后宫颈，并调整刀片方向完成切除，移除楔形宫颈组织（技术图 9-8）。

- 取下未打结的丝线，用 12 点钟处已打结缝线标记标本（技术图 9-9）。

- 用探针检查锥形宫颈组织是否切除足够，并将标本送病理。

5. 宫颈管诊刮

- 用宫颈刮勺彻底地搔刮宫颈。注意在搔刮时不要进入子宫下段（技术图 9-10），其目的是为了排除宫颈管内残留的鳞状上皮或腺体病变。

- 子宫内膜诊刮用以排除子宫内膜疾病。

6. 止血

- 用电凝（30W 的球形电极）和 Monsel 液（硫酸亚铁溶液）联合控制出血（技术图 9-11）。

- 如果出血过多，可以用可吸收缝线连续缝合或 8 字缝合锥切创面。

- 如遇出血可进行以下操作。

  ➤ 向锥切部位注射血管加压素。

  ➤ 荷包缝合锥切部位并打结，但可能会增加宫颈狭窄的风险。

  ➤ 将一片氧化纤维素材料（速即纱）或浸有凝血酶的吸收性明胶海绵塞入宫颈锥切部位。

  ➤ 最后不得已可采取髂内动脉栓塞或子宫切除术。

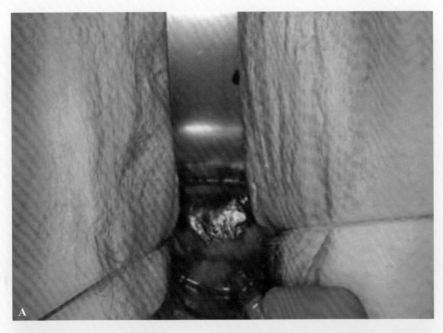

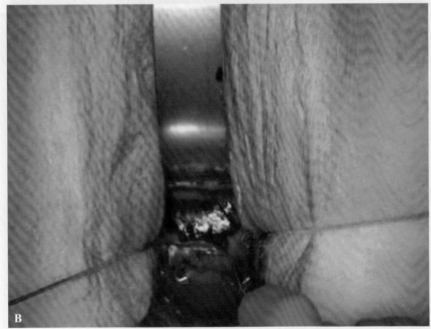

▲ 技术图 9-6 用 11 号刀片从 3 点钟方向开始顺时针切开宫颈（A）至 3 点钟方向结束（B）

（二）LEEP

1. 视野

- 将不导电的尼龙或塑料窥器插入阴道并暴露宫颈。
- 在患者身上粘贴电极片以保证安全。
- 确保全部宫颈充分可见，且阴道壁被充分牵开

以避免损伤。

2. 准备

- 用生理盐水冲洗宫颈及阴道上部。
- 制备血管加压素和利多卡因溶液 20 ～ 30ml [（0.5U/ml）血管加压素加入 30ml 1% 利多卡因溶液中]，用于局麻和止血。

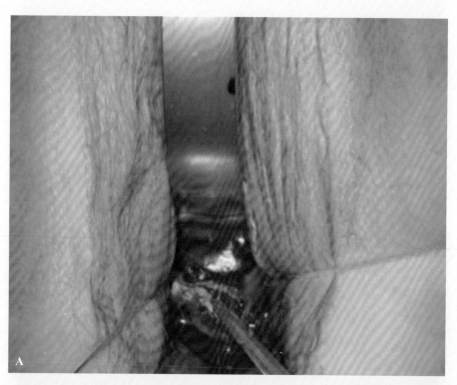

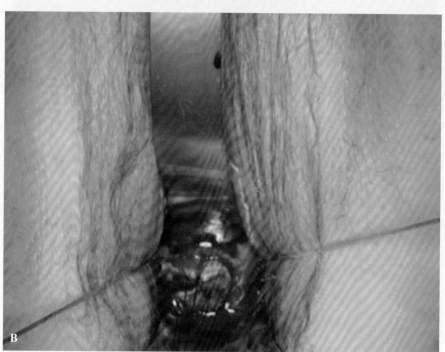

▲ 技术图 9-7　牵拉锥体

A. 以 3-0 号丝线缝于锥形切除宫颈间质 12 点钟处，避免触碰宫颈阴道部位置，并将此丝线打结；B. 另外两根丝线缝于 4 点钟和 8 点钟处，不打结，钳夹 3 根缝线，用于牵拉锥体

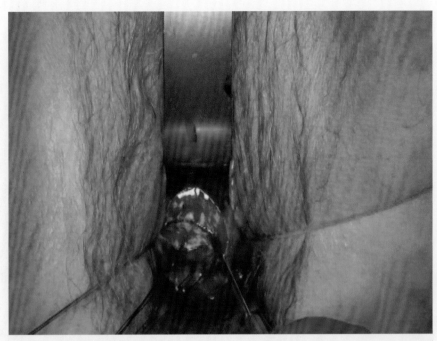

▲ 技术图 9-8 在宫颈间质内做一较深切口，调整刀片方向朝向宫颈管内完成锥切并移除楔形宫颈组织

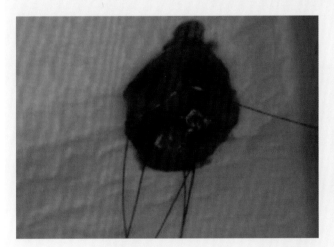 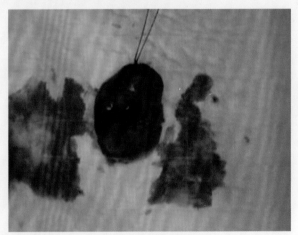

▲ 技术图 9-9 标记标本

取下 4 点钟和 8 点钟的丝线，留下 12 点钟打结的缝线在标本上

- 用棉签将 5% 醋酸溶液涂抹宫颈和转化区，并用阴道镜观察。用卢戈碘溶液确定切缘。
- 阴道镜评估宫颈，明确转化区的位置及病灶分布。
- 确认已连接外科电刀并设定在 30 ~ 40W（40 电切 /40 电凝），排烟装置也已连接。
- 根据病灶的形状和位置以及患者特点选择合适

形状及大小的电切环。

3. 止血和局麻

- 在 12 点钟、3 点钟、6 点钟和 9 点钟处向宫颈间质深部注射 10ml 的 1% 利多卡因和 0.5ml 血管加压素，并在 2 点钟、4 点钟、8 点钟和 10 点钟处向宫颈间质浅层再次注射 10ml 上述药物。

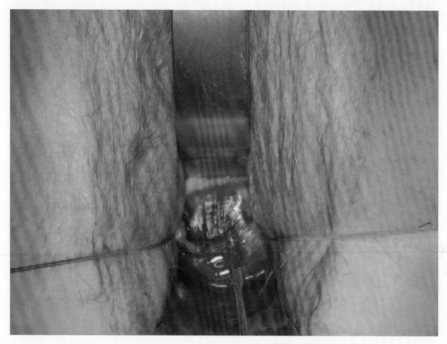

▲ 技术图 9-10　用小刮匙进行宫颈管诊刮

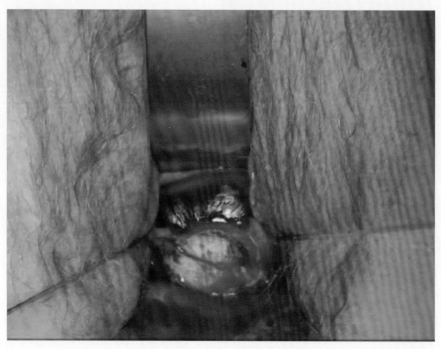

▲ 技术图 9-11　宫颈锥切后外观

4. 锥形切除宫颈

- 用电切环切下锥形宫颈组织。将环置于距组织2mm 处，并在电切之前把环垂直推入宫颈，距离每侧病灶外缘 2～3mm 处。切割组织深度为5～7mm。若切割速度过慢，可能会导致组织过度热损伤。须在阴道镜监测下进行操作。
- 考虑在年老、已绝经或病灶较大、较深的患者中进行二次切割（用方形尖端电极）。
- 用剪刀在 12 点钟处剪开宫颈标本以确定方向，并将标本送病理检查。

5. 宫颈诊刮

- 用尖的宫颈刮匙和细胞刷进行宫颈诊刮。

6. 止血

- 在 40W 电凝电流下用滚球电极烧灼宫颈的外缘和锥切创面。
- 将 Monsel 液涂抹于锥切创面或宫颈上以止血。
- 将雌激素（倍美力）药膏涂于宫颈上。

六、经验与教训

- ○ 当切缘情况对确定残留病灶（微小浸润性鳞癌或原位腺癌）十分重要时，更推荐进行宫颈锥切术，而非 LEEP 手术。
- ✗ 过度烧灼锥切创面（特别是宫颈内边缘）会导致锥切术后 /LEEP 术后宫颈狭窄风险更高。
- ○ 宫颈锥切术较 LEEP 切除组织更多，在更严重、可能会累及宫颈管的病变时考虑应用。宫颈锥切术更好控制切除组织的深度。
- ✗ 定位线位于宫颈外侧宫颈阴道交界处，用于牵拉和固定锥切标本。不建议将定位线缝合位置过低，使缝线位于锥切创面上，因为存在宫颈管转位和掩藏残留病灶的风险。
- ○ 术中使用阴道镜可精确评估需要切除的组织量并降低切缘阳性的发生率。
- ✗ 避免接触宫颈阴道部以最大限度减少人为操作对病理结果的影响。
- ○ LEEP 或宫颈锥切术不影响生育功能。
- ✗ 若 LEEP 或切除锥体深度超过 10mm，会增加早产的风险。必须权衡早产的风险与未处理的 CIN 2～3 病灶的风险。
- ○ 患者在术后 3 周内有阴道分泌物为正常现象。同样，术后两周内可能会出现少量出血。
- ✗ 宫颈锥切术比 LEEP 术后患者的极度早产和低体重新生儿发生率更高。因此，LEEP 更适用于年轻未育的女性患者。

七、术后护理

- 患者在手术当天出院。
- 建议患者术后 28d 避免性交、使用卫生棉条、游泳及盆浴（禁止经阴道操作）。
- 评估预防出血的措施。若出现大量出血情况，如连续 2h 每小时浸湿 1 片大号卫生巾，请患者联系其手术团队。
- 出现下列症状应及时就诊。
  - ➢ 大量出血（连续 2h 每小时浸湿 1 片大号卫生巾）。
  - ➢ 发热 > 38℃。
  - ➢ 子宫痉挛或盆腔痛。
  - ➢ 持续有臭味的白带。
- 患者 4 周后门诊随访并评估出血和宫颈狭窄情况，同时视诊评估宫颈完整度。
- 一般不推荐使用雌激素药膏，尚未证明其可以降低锥切后宫颈狭窄的发生率。

八、预后

1. 宫颈锥切术

- 发生早产和低体重儿风险增加。
- 比 LEEP 出血概率高。
- 治愈率＞ 95%。

2. LEEP

- 发生早产和低体重儿风险增加。
- 发生宫颈狭窄风险增加。
- 有 1%～ 2% 意外发现浸润癌和高级别腺体不典型增生的风险。
- 治愈率＞ 95%。

3. 锥切切缘阳性

- 与切缘阴性相比，切缘或颈管出现不典型增生或癌的患者疾病复发风险显著增加（高达 30%）。
  - 对于 CIN 2 ～ 3 患者，建议术后 4 ～ 6 个月通过细胞学和宫颈管诊刮进行重新评估，并可选择再次切除。
  - 对于微小浸润性宫颈癌或原位腺癌患者，若未来有生育愿望，建议行再次切除 / 锥切以达到切缘阴性。
  - 对于已完成生育的切缘阳性患者，可考虑子宫切除术。

九、并发症

1. 短期并发症

- 出血。
  - 早期出血：术后 48h。
  - 迟发性出血：5%～ 10% 出现在术后 10 ～ 21d，可能由于愈合或缝线吸收过程中血管受到侵蚀。
- 感染：0.2%～ 6.8%。
  - 子宫颈炎：可能持续存在阴道分泌物或出血。
  - 上行性子宫内膜炎：可能出现阴道分泌物、出血、子宫痉挛、腹部压痛或发热。
- 损伤邻近脏器。
  - 意外打开 Douglas 窝。
    - 将 S 形拉钩置于 Douglas 窝中观察邻近脏器有无损伤（肠管或直肠）。然后用 2-0 号延迟吸收线间断缝合阴道黏膜。
    - 若刀片进入 Douglas 窝（或膀胱），则必须进行腹腔镜（或膀胱镜）检查。
  - 子宫穿孔。
    - 若穿孔是由钝器造成（如子宫探针）且患者血流动力学稳定，则观察即可。
    - 若穿孔是由锐器造成或怀疑有子宫侧壁穿孔，则建议进行腹腔镜检查。

2. 长期并发症

- 宫颈狭窄（0%～ 27%）：切口深度为 1 ～ 2cm（较＜ 1cm 相比）、或绝经后，则宫颈狭窄风险更高。
- 宫颈功能不全：临床意义不大。
  - 早产：进行超过一次锥切术的妇女早产风险高。
  - 早产分娩。
  - 未足月胎膜早破。
    - 切除深度过大与更高的早产和未足月胎膜早破风险有关。
    - 切除深度＞ 12 ～ 15mm 风险增加；切除深度＜ 10mm 或最多达 15mm 时风险最小。
- 流产：孕中期流产。
- 复发性或持续性 CIN：5%～ 17%。病灶越大、累及宫颈腺体、切缘阳性、高危 HPV 持续阳性时风险越高。

参考文献

[1] American College of Obstetricians and Gynecologists. Practice Bulletin Number 140: management of abnormal cervical cancer screening test results and cervical cancer precursors. 2013;122:1338–1368.

[2] Apgar BS, Kaufman A, Bettcher C, Parker Featherstone E. Gynecology procedures: colposcopy, treatment of cervical intraepithelial neoplasia, and endometrial assessment. *Am Fam Physician.* 2013;87(12):836–843.

[3] Arbyn M, Kyrgiou M, Simoens C, et al. Perinatal mortality and other severe adverse pregnancy outcomes associated with treatment of cervical intraepithelial neoplasia: meta-analysis. *BMJ.* 2008;337:a1284.

[4] Bereck JS, Hacker NF. *Gynecologic Oncology.* 5th ed. Philadelphia, PA: Lippincott Williams and Wilkins; 2010:547.

[5] Bevis KS, Biggio JR. Cervical conization and the risk of preterm delivery. *Am J Obstet Gynecol.* 2011;205(1):19–27.

[6] Castanon A, Landy R, Brocklehurst P, et al. Risk of preterm delivery with increasing depth of excision for cervical intraepithelial neoplasia in England: a nested case control study. *BMJ.* 2014;349:g6223.

[7] Coppleson MZ, et al. *Gyencologic Oncology.* 2nd ed. Vol 1. Philadelphia, PA: Churcill Livingstone; 1992.

[8] Ghaem-Maghami S, Sagi S, Majeed G, Soutter WP. Incomplete excision of cervical intraepithelial neoplasia and risk of treatment failure: a meta-analysis. *Lancet Oncol.* 2007;8(11):985–993.

[9] Krebs HB. Outpatient cervical conization. *Obstet Gynecol.* 1984;63:430–434.

[10] Kyrgiou M, Koliopoulos G, Martin-Hirsch P, Arbyn M, Prendivilee W, Paraskevaidis E. Obstetric outcomes after conservative treatment for intraepithelial or early invasive cervical lesions: systematic review and meta-analysis. *Lancet.* 2006;367(9509):489–498.

[11] Wright TC Jr, Gagnon S, Richart RM, Ferenczy A. Treatment of cervical intraepithelial neoplasia using loop electrosurgical excision procedure. *Obstet Gyneocl.* 1992;79(2):173–178.

第 10 章

经阴道及经腹腔镜宫颈切除术

Vaginal and Laparoscopic Trachelectomy

Karl Jallad　Robert DeBernardo　Roberto Vargas　著

贺豪杰　译

梁华茂　校

妇科手术技巧
妇科学
Operative Techniques in
Gynecologic Surgery
Gynecology

190

一、总体原则

（一）定义

■ 宫颈切除术用于切除宫颈残端。宫颈残端是指行次全子宫切除术后的剩余部分宫颈。

（二）鉴别诊断

■ 盆腔包块。
■ 宫颈肿瘤。
■ 输卵管脱垂。
■ 阴道囊肿。
■ 阴道息肉。
■ 阴道腺病。
■ 阴道子宫内膜异位症。

二、影像学检查与其他诊断方法

■ 有异常阴道出血的患者需行超声检查。如果可疑盆腔包块，建议行 CT 扫描。
■ 手术前需要行宫颈癌筛查。

三、术前准备

■ 手术入路由宫颈切除的指征、术者的经验及擅长术式、并发症及需要同时进行的其他操作共同决定。经阴道宫颈切除术的术前计划需要从完整的病史及体格检查开始。术者需要特别注意脱垂的程度、是否有盆腔包块及附件区压痛，以及宫颈是否可活动。腹腔镜入路需要考虑患者是否有不明原因的盆腔痛或可疑子宫内膜异位症，或是否有附件 / 盆腔包块需同时处理。估计微创手术中转开腹手术的可能性。
■ 确认宫颈癌筛查结果是近期且有效的。
■ 有严重并发症的患者尚需术前再次经过严密筛查评估。
■ 术前针对风险、受益、可选择方案及不同手术路径进行充分讨论及告知，签署知情同意书。

　　无论何种手术入路，宫颈切除都属于清洁 – 污染手术，术前需预防性应用抗生素。著者通常使用第一代或第二代头孢类抗生素。

四、手术治疗

■ 宫颈切除最常见的手术指征是盆腔器官脱垂、盆腔包块、宫颈细胞学异常、出血及疼痛。宫颈切除是一个相对安全有效的术式。应告知患者出血及泌尿道或肠道损伤风险。

（一）体位

■ 阴式宫颈切除类似于经阴道子宫切除体位（见第 8 章第五节　经阴道子宫切除术）。用普通腿架或气动助力腿架将患者置于膀胱截石位。如果可能中转经腹手术或同时腹腔镜手术时可考虑用气动助力腿架。
■ 腹腔镜 / 机器人宫颈切除术的体位与腹腔镜 / 机器人子宫切除术体位相似。患者取膀胱截石位，用气动助力腿架架腿，并将患者的上肢固定在身体两侧（见 "第 5 章 诊断性腹腔镜" 中的 "体位" 部分）。

（二）方法

■ 如果患者主诉盆腔痛或者可疑子宫内膜异位症，倾向于经腹（开放、腹腔镜或机器人）路径。另外，如果查体或影像学提示盆腔包块，须行经腹手术。
■ 如果患者有显著并发症且无须行经腹探查，或因脱垂而行宫颈切除术则倾向于经阴道手术。

五、手术步骤及技巧

（一）阴式宫颈切除

1. 术前准备

- 消毒患者下腹部、外阴及阴道，铺巾。
- Foley 尿管导尿。

2. 放置拉钩

- 阴道内放置重锤拉钩或阴道拉钩暴露宫颈。
- 用单齿或双齿宫颈钳向下轻轻牵拉宫颈。
- 在宫颈阴道交界四周注射血管收缩药（利多卡因及肾上腺素或稀释的血管加压素）。

3. 切开宫颈阴道交界、推开膀胱

- 用 10 号刀片手术刀或单极电刀环形切开宫颈阴道交界。
- 用组织剪从前方分离阴道及膀胱宫颈间隙。

4. 进入后方子宫直肠陷凹

- 小心扪触后方子宫直肠陷凹。

  ➢ 如果无粘连且无必要进入腹腔，可用 Heaney 钳在残留宫颈上方腹膜外位置钳夹两侧而后用刀或组织剪切除宫颈。

  ➢ 如果需要进入腹腔，向前牵拉宫颈，钳夹后穹窿处组织，以组织剪锐性进入子宫直肠陷凹。

- 而后，触摸后方子宫直肠陷凹以判断是否有肠管粘连。

5. 切断子宫骶韧带进入前腹腔

- 用 Heaney 钳或血管闭合装置钳夹分离子宫骶韧带。如果用 Heaney 钳钳夹，需要用 0 号可吸收缝线缝扎断端（技术图 10-1）。
- 为减少后穹窿切口出血，用 0 号可吸收缝线连续套索缝合。
- 轻柔地在腹腔内放置一块湿润的带标记的开腹用纱布，将肠管向头侧推离视野。
- 如果术者手指可触及宫颈残端，且膀胱与宫颈无粘连，以手指向前推开膀胱宫颈间隙。
- 用组织剪剪开残余组织，到达腹膜层。
- 而后锐性进入腹腔并确认进入间隙正确（技术图 10-2）。
- 仔细检查膀胱，确定无膀胱损伤。
- 放置直角钩或薄拉钩，轻柔拉开纱布使肠管脱离术野。

6. 切开主韧带

- 用 Heaney 钳或血管闭合装置钳夹分离剩下的主韧带。
- 切下残余宫颈，检查止血情况。对任何出血或渗血的断端再次间断缝合。

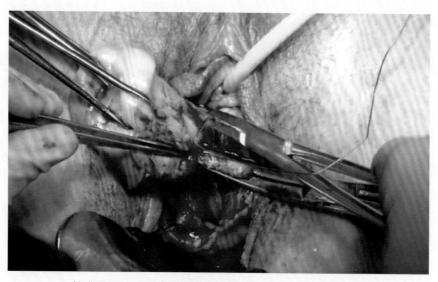

▲ 技术图 10-1　子宫骶韧带已被钳夹、切断，正在缝合过程中

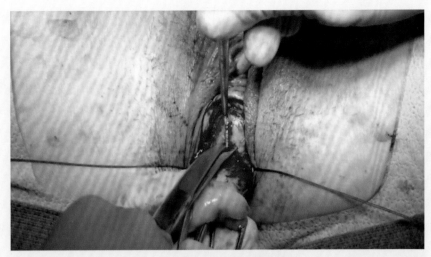

▲ 技术图 10-2　进入前腹膜

向上向前推开膀胱后，用组织剪锐性打开膀胱宫颈腹膜

- 可考虑同时行 McCall's 缝合以预防将来阴道穹窿脱垂。

7. 关闭阴道断端

- 最后，用 0 号可吸收缝线连续或间断缝合阴道断端。

- 行膀胱镜，检查输尿管是否通畅及膀胱的完整性。

（二）腹腔镜宫颈切除

1. 术前准备

- 消毒患者下腹部、外阴及阴道，铺巾。

- Foley 尿管导尿，排空膀胱。

- 杯状举宫器（Koh 杯）举起宫颈，勾勒出宫颈阴道交界处轮廓，或者简单地用阴道海绵棒代替以顶起前后穹窿（技术图 10-3 ）。

2. 腹腔镜 Trocar 穿刺

- 使用传统的腹腔镜入路技术进入腹腔。

- 在下腹部放置 2 ~ 3 个 5mmTrocar，使其处于三角形关系，以确保器械可以充分到达宫颈残端。

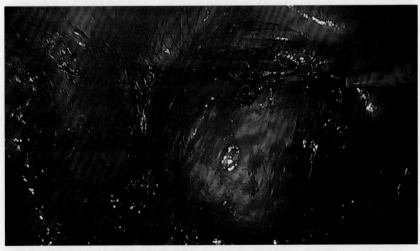

▲ 技术图 10-3　用举宫器向头侧顶举宫颈残端，可显示宫颈残端及宫颈阴道交界处。同样有助于暴露膀胱宫颈腹膜和直肠阴道间隙

3. 打开膀胱宫颈腹膜，推开膀胱

- 用单极电钩环形切开以举宫杯勾勒出的阴道宫颈交界处腹膜。
- 将举宫杯向头侧顶举并稍稍加压以助于推开膀胱（技术图 10-4）。

4. 暴露后腹膜间隙

- 探查子宫直肠陷凹，确认乙状结肠与后腹膜间无粘连。
- 如无粘连，将膀胱腹膜切口向后继续切开，而后稍稍加压将直肠压向后方。

- 如存在粘连，锐性分离粘连，避免在残余宫颈切除过程中直肠损伤。

5. 切断子宫骶韧带及主韧带

- 用超声刀切断主骶韧带复合体。确定刀头的方向与宫颈平行，并在子宫动脉断端内侧。
- 在举宫杯边缘指示的阴道穹窿处切开阴道，达黏膜层，此时举宫杯边缘露出。继续环形切开阴道（技术图 10-5）。
- 用 0 号可吸收缝线连续或间断缝合阴道断端。
- 膀胱镜检查输尿管是否通畅及膀胱的完整性。

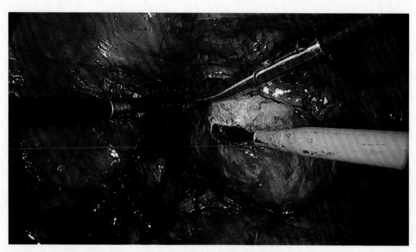

▲ 技术图 10-4　推开膀胱

用单极电钩切开膀胱宫颈腹膜，向下钝性或锐性分离推开膀胱

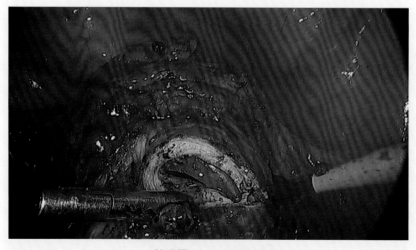

▲ 技术图 10-5　阴道切开

在举宫杯上缘切开阴道穹窿

六、经验与教训

（一）经阴道入路

✖ 宫颈下拉不充分

◯ 牵拉宫颈钳下拉宫颈非常重要。一旦环形切开，术者应钳夹及切断子宫骶韧带以进一步下拉宫颈残端。

✖ 进入腹腔困难

◯ 阴式宫颈切除可完全经腹膜外进行。手术成功和减少膀胱及直肠损伤的关键在于在牵拉宫颈的同时边切开分离边推开膀胱。

✖ 打开前腹膜困难

◯ 从切开的后穹窿伸入手指向前方推开膀胱宫颈间隙。这样可以探清前腹膜，比较容易进入。一旦进入腹腔，仔细检查膀胱，确保膀胱无损伤。

✖ 将肠管自阴道断端推开

◯ 从阴道断端向腹腔内放置一个标记了不透放射线的开腹手术用纱布，推开肠管。用直角钩轻轻压在纱布上，将肠管自术野拉开。

（二）经腹腔镜入路

✖ 无法暴露残端

◯ 重要的是用带举宫杯的举宫器（如 Koh 杯）或用阴道海绵棒向头侧顶起阴道穹窿。

✖ 难以辨识膀胱

◯ 用生理盐水或含染料的液体充盈膀胱（如亚甲蓝）来分辨膀胱边界。

七、术后护理

- 经阴道或经腹腔镜宫颈切除术后患者可在手术当天出院或留院观察一晚。
- 确保患者在出院前排尿顺畅。如同时行更复杂的阴道重建手术，可行排尿试验。
- 建议患者盆腔休息 4～6 周，告知患者不能提超过 7kg 的重物。
- 术后患者门诊复查，并行盆腔检查以确定阴道断端已愈合。

八、并发症

- 宫颈切除并发症发生率低，包括感染、围术期出血、肠管损伤、膀胱损伤、尿潴留、输尿管损伤、阴道断端蜂窝织炎。

参 考 文 献

[1] El-Zohairy MA. Trachelectomy: a review of 15 cases. *J Egypt Natl Canc Inst.* 2010;22(3):185–190.

[2] Hilger WS, Pizarro AR, Magrina JF. Removal of the retained cervical stump. *Am J Obstet Gynecol.* 2005;193(6):2117–2121.

[3] Learman LA, Summitt RL Jr, Varner RE, et al. A randomized comparison of total or supracervical hysterectomy: surgical complications and clinical outcomes. *Obstet Gynecol.* 2003;102(3):453–462.

[4] Nezhat CH, Rogers JD. Robot-assisted laparoscopic trachelectomy after supracervical hysterectomy. *Fertil Steril.* 2008;90(3):850.e1–e3.

[5] Nezhat CH, Nezhat F, Roemisch M, Seidman DS, Nezhat C. Laparoscopic trachelectomy for persistent pelvic pain and endometriosis after supracervical hysterectomy. *Fertil Steril.* 1996;66(6):925–928.

[6] Parkar RB, Hassan MA, Otieno D, Baraza R. Laparoscopic trachelectomy for cervical stump 'carcinoma in situ'. *J Gynecol Endosc Surg.* 2011; 2(1):58–60.

[7] Pasley WW. Trachelectomy: a review of fifty-five cases. *Am J Obstet Gynecol.* 1988;159(3):728–732.

[8] Sheth SS. Vaginal excision of cervical stump. *J Obstet Gynaecol.* 2000; 20(5):523–524.

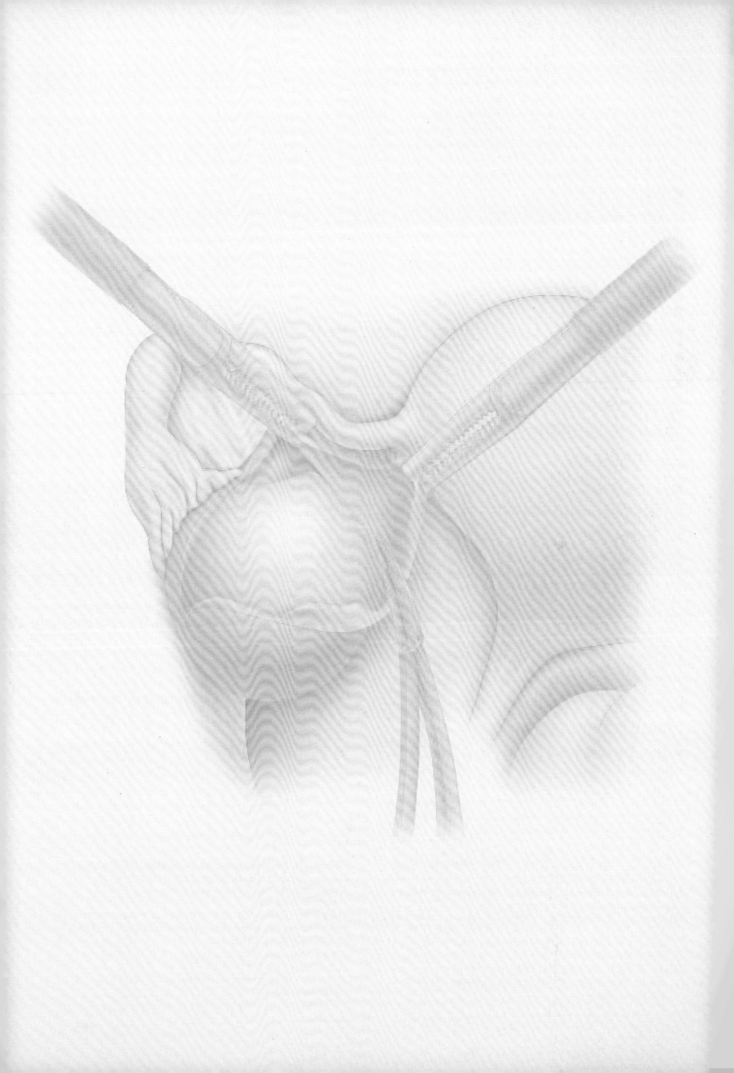

第五篇

附件手术

Adnexal Surgery

妇科手术技巧
妇科学
Operative Techniques in
Gynecologic Surgery
Gynecology

198

第一节　卵巢囊肿剔除术

Sharon Sutherland　著

牛子儒　译

贺豪杰　校

一、总体原则

（一）定义

■ 卵巢囊肿是卵巢表面或卵巢壁内充满液体的囊性肿物。单纯性囊肿含有浆液性液体而无混浊或固体成分，复杂性囊肿可能包含半固体或固体成分。

（二）鉴别诊断

■ 卵巢良性囊肿，如功能性囊肿、子宫内膜异位囊肿、成熟性畸胎瘤、浆液性囊腺瘤，黏液性囊腺瘤。

■ 输卵管良性囊肿，如输卵管卵巢脓肿、异位妊娠、输卵管积水、输卵管系膜囊肿。

■ 卵巢恶性肿瘤，如生殖细胞肿瘤、性索间质肿瘤、卵巢或输卵管上皮癌、转移性肿瘤。

■ 非妇科肿物，如小肠憩室、阑尾脓肿或黏液囊肿、膀胱或尿道憩室、腹膜包涵囊肿。

（三）解剖学因素

■ 规划手术入路时需考虑患者一般状态、既往腹部或盆腔手术史、盆腔粘连性疾病导致的潜在并发症，以及术中相邻脏器损伤的风险。

■ 如果恶性卵巢肿瘤的可能性较小，大多数患者，包括肥胖症的患者，都适合进行微创手术。现已证实无论是否机器人辅助，与开腹手术相比，腹腔镜卵巢囊肿剔除术可减少术后并发症和缩短患者恢复时间。

（四）非手术治疗

■ 直径在 10cm 以下，无症状，CA125 正常的单纯囊肿，可以采用期待治疗，绝经后的患者也同样适用。

■ 可能与卵巢囊肿有关的症状包括盆腔痛、腰痛、性交痛、腹胀、尿频或尿急。对于只有轻度症状的患者，可采取保守治疗包括休息和非处方镇痛药。

■ 大多数功能性囊肿，包括黄体囊肿、黄素囊肿和卵巢滤泡囊肿多表现为血管增生，内部花边样改变，多房成分，亦可表现为薄壁单房囊肿。幸运的是，他们通常在 3 个月内自行消退。对于有症状的卵巢功能性囊肿患者，通过口服避孕药抑制排卵可减少功能性囊肿的复发及相关症状，但口服避孕药并不能加速已有的功能性卵巢囊肿的吸收。

■ 对于因为不孕治疗而产生的多数有症状功能性囊肿的患者，超声引导下囊肿抽吸可以减轻症状，直至囊肿自然吸收。

■ 超声引导下经皮穿刺引流囊肿，通常对长期存在的非功能性囊肿治疗无效，并可导致出血和邻近器官损伤。

■ 最常见的良性复杂囊肿是成熟性畸胎瘤和卵巢子宫内膜异位囊肿。对于卵巢子宫内膜异位囊肿的详细治疗，详见第 12 章。

■ 对于超声发现皮样囊肿但无症状的女性，如果没有迹象或证据提示有恶性的风险，患者可以选择期待治疗。一项接受期待治疗的研究显示，超过 75% 的患者在平均 12.6 个月的随访时间内无手术治疗的必要。卵巢囊肿剔除术更多的应用在年轻、产次多、既往有卵巢囊肿病史、双侧卵巢囊肿或较大的卵巢囊肿患者中。

■ 当高度怀疑为恶性肿瘤时，需要进行详细的术前评估，包括患者的遗传风险、影像学表现和血浆肿瘤标记物等。

- 当阴道超声、CA125和（或）临床评估肿块可疑为恶性时，禁止行卵巢囊肿剔除术。对疑似为恶性肿瘤，但有生育要求的女性，推荐在术前或术中与妇科肿瘤专家及生殖医学专家会诊，以期给患者提供最佳的治疗方案，尽可能保留生育能力。

二、影像学检查与其他诊断方法

- 经阴道超声是对卵巢囊肿最主要的评估方式。对于大多数无症状的囊肿，其性质是根据超声表现决定的，包括卵巢囊肿的大小、回声特点、单双侧等特征，以及恶性肿瘤的迹象，如间隔变厚（＞3mm）、乳头样结构、边界不规则、内部成分复杂并有多普勒血流信号，以及存在盆腔游离液体等。单纯的薄壁、边界规则、无回声的囊肿很可能是良性的。
- 盆腔CT和MRI不作为常规检查，适用于评估是否存在盆腔转移或确定非卵巢或附件来源的肿物，如带蒂的平滑肌瘤。
- 肿瘤标志物CA125可能对术前评估卵巢囊肿性质有所帮助，特别是对于绝经后患者。CA125的正常值小于35U/ml。80%的卵巢上皮癌患者会出现CA125的升高，但在50%病灶局限于卵巢的患者中CA125是正常的。CA125对卵巢癌的特异性在生育年龄女性较低，在子宫内膜异位症、盆腔感染及妇科炎症等良性情况下，CA125亦可能升高。在绝经后伴有附件肿物的女性中CA125的特异性和敏感性最高。其他可能有用的肿瘤标志物还有定量人绒毛膜促性腺激素（β-hCG）、乳酸脱氢酶（LDH）和甲胎蛋白（AFP）。这些标志物的升高可能表明患生殖细胞肿瘤的风险增加，而抑制素A和抑制素B的升高则提示患颗粒细胞瘤的风险增加。
- 宫颈分泌物培养适用于盆腔疼痛怀疑有盆腔炎性疾病的患者。对于此类患者应进行宫颈分泌物培养，并按疾病控制与预防中心的指导意见予以经验性抗生素治疗。对于疑似输卵管卵巢脓肿的患者，若保守治疗无效可手术探查。
- 根据月经史、影像学和实验室检查怀疑异位妊娠的患者，应详细评估，选择合适的药物治疗。手术探查适用于病情不平稳的患者或不符合药物治疗标准的患者。

三、术前准备

- 病史收集应包括月经情况、避孕史、妊娠史和妇科病史（包括性传播疾病）。消化系统、乳腺或其他盆腔恶性肿瘤病史提示卵巢转移癌风险。在高龄和绝经患者中，附件恶性肿瘤的风险是增加的。
- 外科手术史应包括既往腹部或盆腔手术的具体细节，包括麻醉的情况及并发症。
- 家族史应包括妇科肿瘤、泌尿系统肿瘤、乳腺肿瘤和胃肠道肿瘤的特殊细节。如果高度怀疑遗传性恶性肿瘤，应考虑转诊患者至医学遗传学专家处。
- 手术前应向患者告知以下内容。
  - 关于患者目前情况的非手术治疗和手术治疗方法。一般来说，卵巢囊肿剔除术不能作为育龄期女性的功能性囊肿的一线治疗，除非怀疑有卵巢扭转或保守治疗失败。
  - 手术风险包括麻醉并发症、出血和输血风险、感染、术中胃肠道与泌尿生殖系统及血管与神经的损伤、计划外的卵巢和（或）输卵管切除，以及对生育能力的潜在影响。
  - 为保证手术安全，可能会中转为开腹手术，应了解其对术后的长期影响。
  - 影像学报告中可能出现标错侧别等问题，因此，患者应了解这种可能性，并同意切除术中确认的患侧附件囊肿。
  - 如果出血无法控制，疑似恶性肿瘤、脓肿或坏死，卵巢囊肿剔除术可能需要转为卵巢切除术或输卵管卵巢切除术。
  - 疑似恶性肿瘤的患者，应由妇科肿瘤医师或外科肿瘤医师进行术中或术后评估。除非为急诊手术，恶性卵巢肿瘤的首次手术应由接受过妇科肿瘤专科培训的医师实施。

> 卵巢囊肿切除术可能会降低患者的生育力，因过度电凝或意外切除正常组织可能损伤卵巢功能，对于子宫内膜异位囊肿的患者更可能如此。

- 严重并发症的患者应进行严格的术前评估和麻醉评估。此类患者可能需要推迟手术直至患者身体情况允许手术。

- 由于随着年龄的增长，患卵巢恶性肿瘤的风险及良性卵巢囊肿复发的风险增高，围绝经期和绝经后女性接受卵巢囊肿手术时应考虑行卵巢切除术。

四、手术治疗

- 卵巢囊肿剔除术是育龄期、有症状、经保守治

疗无效的良性囊肿患者的治疗首选。

方法

- 腹腔镜手术是良性卵巢囊肿剔除术的金标准。

- 有以下临床指征者应行开腹手术：肿物体积大，高度怀疑恶性或已知盆腔广泛粘连，以及其他因素，如合并结直肠疾病。如果手术团队在设备、培训、技能和（或）经验方面无法胜任安全开展腹腔镜手术，也建议行开腹手术。

- 超声引导下经腹或经阴道穿刺引流可作为恶性肿瘤风险较低但体积较大的囊肿的术前准备，用以缩小囊肿体积，或用于不孕患者促排卵后发生功能性囊肿以缓解症状。

五、手术步骤与技巧

手术室布局和患者体位及手术准备（见第5章）

腹腔镜卵巢囊肿剔除术（有或无机器人辅助）

1. 阴道区域

- 留置无菌 Foley 导尿管，固定水囊，防止术中牵拉脱出。放置尿袋于适当位置，确保麻醉医师和巡回护士监测患者术中尿量。

- 有子宫的患者，需在子宫内放置一个 Hulka 举宫器进行举宫操作。

- 卵巢囊肿剔除术需要至少三个穿刺孔进行操作，其中包括一个 12mm 的 Trocar 以放置取物袋。另外两个 5mm 的 Trocar 不需要缝合筋膜。在怀孕的患者中，患者有较大的盆腹腔肿物或既往有中线切口者，推荐第一个切口入路选在左上腹。

2. 盆腔区域

探查盆腔并进行盆腔细胞学检查。以生理盐水冲洗盆腔，收集盆腔冲洗液进行细胞学检查。探查所有盆腔器官，评估粘连、子宫内膜异位症、包块，或可疑恶性肿瘤种植。只有在需要

暴露视野时才分解粘连。如怀疑为恶性肿瘤，在术中行卵巢囊肿切除或卵巢切除前应请妇科或外科肿瘤医师会诊。如无肿瘤外科会诊，在进行拍照、冲洗及非破坏性活检后应放弃其他操作，并转诊患者至妇科肿瘤专家处进行一次切除及分期手术。

3. 检查附件并确定卵巢是否存在囊肿

使用无齿钳抓持卵巢固有韧带进行检查。

4. 识别同侧输尿管和血管

这可确保这些结构安全远离手术区域（技术图 11-1）。

5. 确定卵巢切口的最佳位置

避开卵巢门和同侧输卵管（技术图 11-2）。

6. 切开卵巢皮质

用电外科器械切开，如低功率的（10W）单极电针或双极器械（技术图 11-3）。

电器械与组织接触点的大小很重要，因为组织受到损伤的程度会随接触面积的增大而扩大。由电器械引起的组织损伤程度，也取决于波形、电流频度和持续时间。电流应用时间越长，组织损伤越大。功率的增加也会增加组织损伤的程度。单极电器械，如单极电针、电钩、电剪等采

用单纯切开或混合切开设置，尽量不损伤邻近组织。单纯切开设定为高频低压电流，使热传导最小化，而电凝设置为低频高压电流时，具有较大的热传导和破坏或损伤邻近组织的风险。混合模式 1 为单纯切开加上部分电凝，混合模式 3 为电凝加上部分电切，混合模式 2 则平衡了凝切功能。一般来说，应该应用低能量的设置，如 45W。只

有当较低的功率无效时，才需要增加功率。也可以选择以高频振动切割为特点的超声刀，使对邻近组织的损伤最小化。

7. 用 Allis 钳钳夹卵巢皮质边缘，沿着卵巢轴切开，暴露囊肿两极

在某些情况下，可以利用吸引器在囊肿和皮质之间分离，利用液体压力分离囊肿（技术图 11-4）。

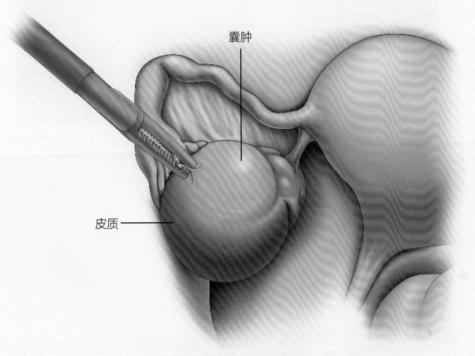

▲ 技术图 11-1 **识别卵巢囊肿**

识别同侧输尿管和血管，以确保这些结构远离手术区域

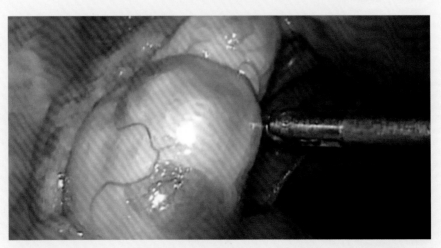

▲ 技术图 11-2 **确定卵巢切口的最佳区域。避开卵巢门和同侧输卵管**

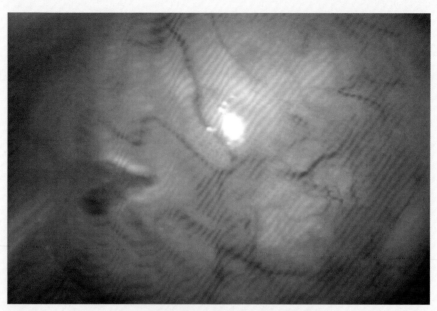

▲ 技术图 11-3　用电灼式电外科器械切开卵巢皮质，如设置在低功率（**10W**）的单极电针或双极。选择一个接触点小的器械，因为组织损伤会随着与电极接触面积的增大而扩大

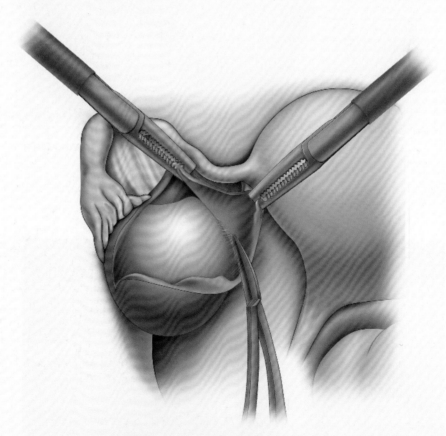

▲ 技术图 11-4　钳夹卵巢皮质边缘，用吸引器在卵巢皮质和囊肿之间进行冲洗，形成剥离面。以剪刀或单极电针沿卵巢轴延长切口，暴露囊肿

8. 用钝头分离钳或吸引器的顶端分离卵巢皮质粘连

- 囊肿切除术前应松解粘连。与子宫内膜异位囊肿相比，卵巢囊肿壁纤维组织更少，轻微施压下容易剥离（技术图 11-5）。

- 过度使用电刀会破坏卵巢间质，降低生育能力。

- 反方向牵开卵巢囊肿与周围皮质（技术图 11-6）。使用钝性和（或）锐性分离，在切除完整组织的同时，必要时对出血的血管进行电凝，从正常卵巢间质内完整剥离囊肿。

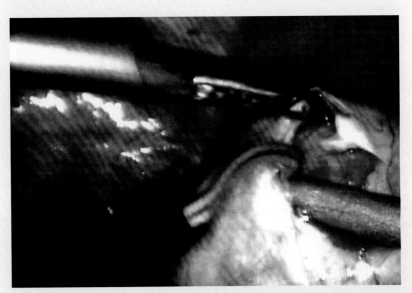

▲ 技术图 11-5　用钝头分离钳对卵巢皮质进行分离和粘连松解，囊肿切除前应进行粘连分解，囊肿壁纤维组织少，较易剥离

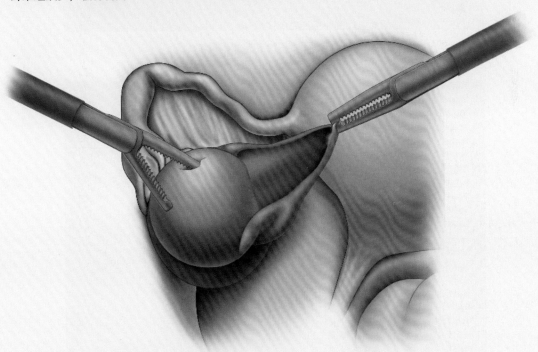

▲ 技术图 11-6　反方向牵开卵巢囊肿与周围皮质，使用钝性和（或）锐性分离，在切除完整组织的同时，必要时对出血的血管进行电凝，从正常卵巢间质内完整剥离囊肿

9. 反向牵拉卵巢囊肿与周围皮质，完整地将卵巢囊肿从卵巢间质中剥离（技术图 11-6）

继续钝性分离剥离囊肿，直到所有组织均与卵巢分离（技术图 11-7）。

10. 将囊肿置于取物袋内（技术图 11-8）

为便于自腹腔取出囊肿，可将取物袋部分提出皮肤切口外，小心打开暴露囊肿表面，用注射器或吸引器抽吸囊液。由于存在未诊断的恶性肿瘤播散的风险，因此不应使囊肿内容物进入腹腔。

虽然可在取物袋内粉碎囊肿，但请注意设备制造商声明不推荐在取物袋内进行组织粉碎，而应扩大腹壁切口，以将取物袋及标本完整取出。

对于含有固体成分的复杂囊肿，如成熟畸胎

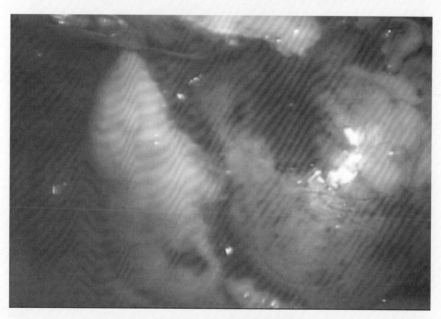

▲ 技术图 11-7　完整剥离囊肿

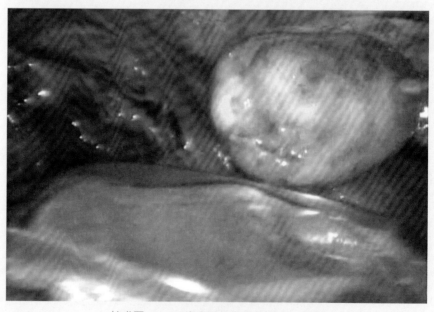

▲ 技术图 11-8　将囊肿放在取物袋内以便取出

瘤，应将穿刺口扩大，确保取物袋不会因囊内固体物质受压而破裂。破裂的取物袋会使囊肿内容物溢出，延长腹腔内抽吸溢出物的时间，使未诊断的恶性肿瘤发生转移，也使从破裂的取物袋中漏出的物质残留在腹腔的风险增加。

11. 冲洗囊肿剥离面及止血

■ 利用低功率电凝止血。缝合卵巢囊肿剥离面亦可止血，注意不要穿透卵巢皮质。亦可应用止血材料止血。

■ 一旦囊肿剥离面已止血，就无必要重新对合卵巢边缘。即使卵巢剩余皮质可能很薄，亦不应去除，以免降低卵巢储备功能（技术图 11-9）。

12. 冲洗盆腔

■ 冲洗盆腔，并进行最后检查以确保没有异物残留。

■ 确认止血后，可应用防粘连物质，如 Interceed。

➤ 如果应用 Interceed，囊肿剥离面必须彻底止血，冲洗液也必须完全吸净。Interceed 应单独包裹在卵巢周围。不要将输卵管与卵巢包裹在一起。

■ 排出腹腔内气体，进行第一次手术器械和纱布计数。

■ 对大于 10mm 的筋膜切口和皮肤切口进行缝合。

■ 从阴道内取出器械，确认无出血。

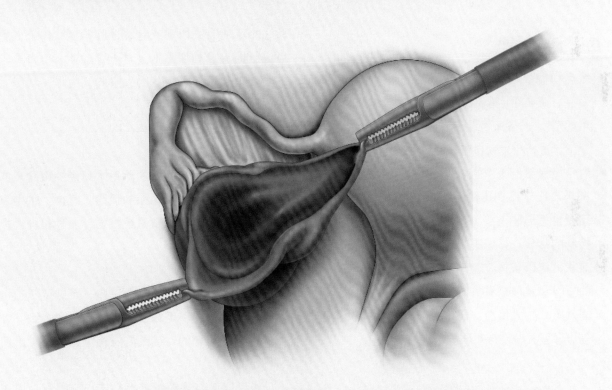

▲ 技术图 11-9　一旦囊肿剥离面已止血，就无须重新对合卵巢边缘。即使卵巢剩余皮质可能很薄，亦不应去除，以免降低卵巢储备功能

六、经验与教训

○ 正确识别囊肿界限是完成囊肿剔除术的关键。识别并钳夹囊肿壁，反方向牵拉将其与周围卵巢间质分离。

✗ 较大的皮样囊肿可能会在操作过程中破裂。通过快速抓取并抬高囊肿壁以减少内容物溢出，可避免其进一步外溢和污染。如果囊肿大小适中，直接从囊肿内吸出囊内容物，避免溢入盆腔。如果囊肿非常大，内容物有可能继续溢出，使用 Endo-loop 关闭囊肿壁并继续进行囊肿剔除术。

○ 注意识别囊肿界限，有助于提高手术效率，减少卵泡损伤，并减少出血。

✖ 在腹腔镜诊断的卵巢扭转患者中，约有一半的患者最近的超声检查提示卵巢囊肿有正常的多普勒血流信号，所以对于临床高度怀疑卵巢扭转的患者，应积极进行腹腔镜检查。卵巢扭转的典型表现为突发的严重盆腔痛和腹膜刺激症状，如恶心和（或）呕吐。在某些情况下，患者类似的疼痛会持续几天或几周。卵巢扭转最初的血管发现包括静脉血流和淋巴管回流障碍，此时可发生卵巢水肿、缺血和触痛。当恶性肿瘤风险低的患者发生扭转时，要将卵巢复位，并行卵巢囊肿剔除术，以减少再次扭转的风险。即使对残留组织的活性存疑，也要小心保留卵巢间质。尽管血流受限，缺血变紫的卵巢组织仍可能保留一些有活性的间质组织，应该被保留，以对育龄期女性保持卵巢功能。

○ 在 CA125 水平正常的女性中，直径在 10cm 以下的单房囊肿通常是良性的，可以通过腹腔镜抽吸囊肿液，以减少大切口开腹手术的并发症。使用腹腔镜剪刀或单极器械在囊肿表面切开一个小切口，然后立即插入吸引器尖端，快速吸出囊液。囊液对于组织学诊断很少有帮助，可以丢弃。

七、术后护理

■ 术后初期护理取决于手术入路、术中或术后并发症。请参阅"第 5 章 诊断性腹腔镜"的"术后护理"。一般来说，患者应该在术后 2～6 周，于门诊进行手术切口常规复查并回顾病理结果。

■ 对于接受微创手术的患者，可在手术后 4～6h 携带口服止痛药出院。若患者围术期出血多，顽固性恶心和（或）呕吐，有口服镇痛药无法控制的疼痛，排尿不畅，或在出院前存在其他症状，应延长住院时间。应给予所有患者明确的指导和紧急联系方式，如出现严重疼痛、顽固性呕吐、大出血、伤口裂开、发热或尿潴留等可联系医院进行处理。

八、预后

对于单纯引流或卵巢囊肿部分切除的患者，囊肿液可能会重新积聚，并使症状复发。尽可能的切除卵巢囊肿组织会减少囊肿的复发。对于未确诊的恶性肿瘤患者，囊肿内容物的播散，可能提高恶性肿瘤的分期，不利于患者生存预后。因此，不应对有高风险或有恶性肿瘤症状体征的患者进行卵巢囊肿切除术。对于育龄期有生育要求的女性，若存在有症状的大囊肿，应尽一切努力保留卵巢组织。

九、并发症

■ 已知的所有卵巢囊肿剔除手术路径的风险及麻醉并发症；出血和输血的风险；感染；术中胃肠道损伤、泌尿生殖系统损伤、血管和神经损伤；和计划外卵巢切除及（或）输卵管切除，可能对生育能力有影响。

■ 如果卵巢囊肿剥离面出血过多，可进行压迫止血。如有必要，用深部缝合重新对合组织。如果出血是局部的，或是广泛性渗出，可考虑使用止血材料。

如果卵巢与盆腔侧壁有粘连，输尿管受损伤的危险较高。可在卵巢囊肿剔除术前，进行粘连松解和腹膜后切开以暴露卵巢。有关广泛粘连包裹的卵巢切除术的相关信息，请参见本章"第三节 卵巢残余物切除"。

参考文献

[1] American College of Obstetricians and Gynecologists (ACOG). *Management of Adnexal Masses.* Washington, DC: American College of Obstetricians and Gynecologists (ACOG); 2013. (ACOG practice bulletin; no. 83.)

[2] Levine D, Brown DL, Andreotti RF, et al. Management of asymptomatic ovarian and other adnexal cysts imaged at US: society of radiologists in ultrasound consensus conference statement. *Radiology.* 2010;256(3):943–954.

[3] Grimes DA, Jones LB, Lopez LM, Schulz KF. Oral contraceptives for functional ovarian cysts. *Cochrane Database*

Syst Rev. 2014;4:CD006134.

[4] Hoo WL, Yazbek J, Holland T, Mavrelos D, Tong EN, Jurkovic D. Expectant management of ultrasonically diagnosed ovarian dermoid cysts: is it possible to predict outcome? *Ultrasound Obstet Gynecol.* 2010;36:235–240.

[5] Davison JM, Zamah NM. *Electrosurgery: Principles, Biologic Effects and Results in Female Reproductive Surgery. Global Library of Women's Medicine, an educational platform for International Federation for Gynecology and Obstetrics.* 2008. 1756–22282008; 10.3843/GLOWM. 10021

第二节　卵巢切除术

Robert DeBernardo　著

卢　珊　译

贺豪杰　校

一、总体原则

（一）定义

卵巢切除术是指手术切除附件或附件的一部分。大多数情况下是指切除包括卵巢和输卵管（附件）组织并切断其血液供应；然而，在某些情况下，也包括单独切除输卵管、卵巢，或卵巢的一部分。本章将着重于讲述整个附件的切除，但也要意识到此手术技巧也可应用于切除部分附件。

（二）鉴别诊断

- 预防性附件切除，以降低乳房、卵巢或其他生殖系统疾病发生的风险。
- 良性附件肿瘤（如浆液性或黏液性囊腺瘤、畸胎瘤、腺纤维瘤及其他）。
- 子宫内膜异位症或子宫内膜异位囊肿。
- 输卵管卵巢脓肿。
- 交界性卵巢肿瘤。
- 恶性卵巢肿瘤（如上皮性肿瘤、生殖细胞肿瘤或性索间质肿瘤）。

（三）解剖学因素

了解解剖结构对卵巢切除术的手术步骤很重要。很显然，在病理状态下，卵巢与子宫、输尿管、髂血管及肠管的解剖关系会发生不同程度的改变，不同的病例、不同的病理情况下发生的解剖变异程度会有所不同，但是手术的基本操作步骤是不会改变的。对于外科医师来说，详细了解正常附件及周围组织的解剖结构可以使其在面对病理状态时游刃有余。任何外科手术，第一步都是要恢复正常的解剖结构，这对于复杂的附件切除术尤其重要。一旦分离粘连，重新建立正常的解剖关系，手术的复杂程度就会降低，可以更容易地切除卵巢。

卵巢是位于骨盆内的腹膜外器官，通过血管蒂连接到子宫角（图 11-1）。卵巢的动脉血供来源于肾血管下方的腹主动脉，静脉紧邻卵巢动脉下方。静脉通常分支庞杂，在某些病理状态下可能会迂曲充血。右侧卵巢静脉直接回流入下腔静脉，而左侧卵巢静脉汇入左肾静脉（图 11-2）。卵巢血管在盆腔的走行与输尿管平行并与输尿管毗邻。与输尿管一样，卵巢血管也是在髂血管分叉水平跨过骨盆入口。在骨盆入口水平，卵巢血管位于输尿管的外上方。打开覆盖卵巢血管的后腹膜，可帮助理解输尿管与卵巢血管的关系（图11-3）。卵巢血管进入卵巢，并经卵巢的交通支进入位于子宫角的子宫–卵巢蒂（卵巢固有韧带）。子宫–卵巢蒂的血管沿其走行向卵巢和输卵管供血。同样的，腹膜覆盖了卵巢及其血供、输卵管和子宫[1]。

"恢复正常解剖结构"这个概念预示着需要对这些解剖关系的完全理解。有经验的盆腔手术术者更能了解和运用妇科器官、直肠和泌尿生殖系统之间的解剖关系并作出手术决策。最重要的解剖学概念是膀胱、输尿管、直肠以及卵巢、输卵管、子宫均是腹膜外脏器，而非盆腔内的脏器（图11-4）。一旦理解了这种解剖学关系，我们就会发现只有乙状结肠和结肠是真正的盆腔器官。实际上，对于多数手术来说，这种区分并不重要。然而，对于复杂的卵巢手术，了解这些解剖关系十分重要，可以确保手术操作迅速、安全、没有意外损伤。

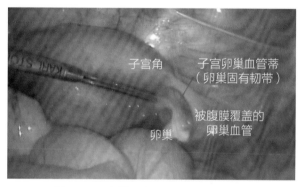

▲ 图 11-1 卵巢固有韧带（子宫–卵巢蒂）

卵巢与子宫角相连，并与子宫血供共享丰富的血管交通支

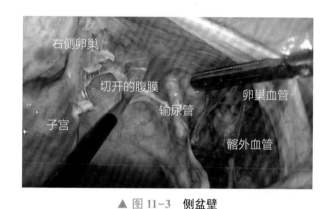

▲ 图 11-3 侧盆壁

打开右侧盆壁腹膜，暴露输尿管、髂外血管和卵巢血管（向外侧分离）

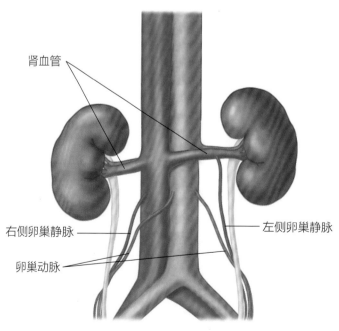

▲ 图 11-2 卵巢血管

卵巢动脉起源于肾血管下方的腹主动脉。右侧卵巢静脉直接回流入下腔静脉，左侧回流入左肾静脉

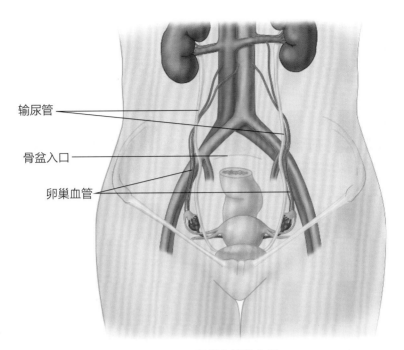

输尿管

骨盆入口

卵巢血管

▲ 图 11-4 卵巢血管的走行
卵巢动静脉走行于腹膜后，与输尿管毗邻，跨过骨盆入口后供给卵巢血供，并与卵巢固有韧带血管相交通

虽然这仅是一个微妙的区别，但却是一个重要的区别。对于存在多处粘连的复杂的盆腔手术，盆腔包块可能会与侧盆壁粘连，认识到这种关系将使术者能够审慎地进行手术。分离小肠肠襻与直肠乙状结肠之间的粘连与分离附件或子宫之间的粘连有本质上的不同，如果意识到这一点，分离粘连就变得容易了。事实上，由于卵巢与真正的盆腔器官之间没有直接的连接，可以很容易地沿着肠襻走行锐性分离肠襻与子宫或卵巢肿瘤的粘连。最好进行系统性的手术操作，即从正常解剖区域开始，向解剖复杂区域进行。用此方法，术者如遇到解剖复杂区域，可以先转向粘连较轻的手术区域操作；这样可以更容易地处理最初难以成功分离的粘连区域。仔细分离粘连及小心止血非常重要，因为肠襻和附件之间的区域很容易被血液所掩盖。锐性分离往往比电切分离更有优势，因为如果术者在正确的解剖层次上进行分离，几乎不会出血，也不用担心电凝产生的热传导。能量器械，如超声刀或 Ligasure 会使腹膜边缘粘在一起，在处理粘连时会起反作用。

（四）非手术治疗

在某些情况下，附件肿块可以选择非手术治疗，应根据患者的具体情况进行个体化选择。附件肿块的保守治疗内容较多，在此仅讨论几项指导原则。一般来说，有症状的或复杂病变的附件肿块应通过外科手术治疗。此外，直径 8cm 及以上的附件肿块通常无法自行吸收，且发生扭转的风险高，此种情况保守观察的效果令人质疑。应用手术缓解患者症状和评估恶性肿瘤风险的同时也需考虑手术本身可能存在的风险，包括手术并发症、对未来生育力的影响以及可能在某种程度上丧失内分泌功能。对于绝经前的女性来说，当附件肿块考虑为出血性或功能性囊肿时，合理的处理方式是 6 周后重复进行影像学检查。如果此时病变持续存在，建议手术干预。

二、影像学检查与其他诊断方法

■ 影像学检查在评估卵巢肿瘤中的作用越来越重要。最常见的影像学检查是超声检查，其无创、价廉且适用范围广，同时有助于对卵巢肿块特征的判断。单纯的囊性肿块无论其大小，大部分是良性的。是否选择手术治疗因患者而异，但直径 8cm 及以上的单纯囊性肿块或囊内有固体成分的囊肿不太可能自行消退，在大多数情况下，需要手术切除。超声评估中"复杂"的卵巢肿块涵盖范围较广，从有分隔的单纯囊性病变到带有多个小囊腔的大的实性肿物均包括其中。许多良性肿瘤在超声检查中也可呈现为复杂肿物，如子宫内膜异位囊肿、腺纤维瘤、黏液性囊腺瘤等。其他的影像学检查，如 MRI，也难以对这些包块进行区分和除外恶变。在某些情况下，CT 扫描可能有帮助。事实上，上述检查即使未能提供关于附件肿块更多的信息，但仍可帮助医师获得所需重视的其他高危特征，如肾积水、腹水、淋巴结肿大、大网膜种植，以及其他提示卵巢恶性病变的特征 [2, 3]。

- 肿瘤标志物检查常用于盆腔肿块的术前评估，常用的包括 CA125、CEA 和 CA19-9。肿瘤标志物的检查结果可能有助于将患者适当分流到肿瘤医师处。在患有良性附件肿块的患者中，CA125 的升高相当常见，CEA 和 CA19-9 的升高程度较轻，但都很少超过正常范围的 1 ~ 2 个标准差。一些肿瘤标志物的检查，如 ROMA，可能会增强检查的特异性。一名 40 岁有复杂包块的女性患者，有进行性疼痛，持续数年的病史，CA125 80U/L，结合这些特点考虑该患者更有可能是子宫内膜异位症而不是卵巢恶性肿瘤。尽管如此，在上述问题上还是应该小心谨慎。应该在手术前制订好术中若发现为恶性肿瘤的相应处理方案。可以在手术中进行快速病理学检查并给予相关的妇科肿瘤处理。在术前无法准确获得妇科肿瘤病理学结果而术中发现是恶性肿瘤的情况下，最好的方法通常是先明确诊断（包括切除卵巢或仅行简单的活检），其后再行全面治疗。有研究表明，卵巢癌患者的手术质量直接影响其生存率。对于卵巢癌患者，无论是肿瘤分期手术或肿瘤细胞减灭术，由普通外科医师、泌尿科医师和妇科医师

联合治疗的效果均不如妇科肿瘤医师 [4]。

三、术前准备

- 附件肿物的病理类型涵盖了从简单的卵巢囊性病变到与结肠或侧盆壁致密粘连的复杂肿块。在进行盆腔肿块切除时，子宫直肠陷凹封闭是一个很难克服的挑战。通常，当外科医师意识到可能将要面对一个复杂的病例时，重要的是如何做最好的准备。在某些情况下，特别是考虑到可疑恶性肿瘤时，最好的办法是将患者转诊至专科医师处。

- 仔细了解患者的内科和外科病史与术前影像和肿瘤标志物检查同样重要，同时也是着手进行术前评估的第一步。虽然附件肿块的鉴别诊断范围广泛，但了解患者的病史通常可以缩小鉴别的范围以节省时间。合理的方法是首先确定肿块是良性还是恶性。年龄本身就是一个有用的信息，例如无论肿瘤标志物或超声报告的复杂性如何，如果没有个人或可疑恶性肿瘤家族史，40 岁以下的上皮性卵巢癌相当罕见。此外，青春期前或青少年患者的肿块具有较高的恶性肿瘤风险，因此常常需要谨慎对待。患者的月经史同样很重要。附件包块，如颗粒细胞肿瘤，腺纤维瘤，或 Sertoli-Leydig 肿瘤等可能分泌性激素，由此导致月经改变及出现其他临床症状，如乳房胀痛、声音变粗，或毛发分布呈男性改变。疼痛史是另一个需要关注的重要特征。急性疼痛可能提示出现扭转，这不仅需要急诊手术干预，还可能会改变肿瘤的超声表现，从而更易诱导医师怀疑恶性肿瘤。慢性疼痛伴有复杂肿块可能提示为子宫内膜异位囊肿及病变广泛的子宫内膜异位症。

- 术前评估将决定最适合患者的手术方式，这将同术者的技术特长共同影响最终的术式。无论是微创手术还是开腹手术，切除卵巢的步骤都是相似的。本章的余下部分将着重讨论切除卵巢肿瘤的手术方法。总的来说，有三种方法切除卵巢，即经腹腔、经腹膜后和逆行切除。每

一种方法都有其优点，且适合于不同的病理或术中解剖状况。一个专业的妇科医师应具有此三种术式的手术技能。

四、手术治疗

- 切除附件的手术方式选择取决于附件包块的病理学特征、患者自身特点以及术中情况。手术适应证不同，手术复杂程度也不同。当附件切除术作为预防性手术，例如对于有卵巢癌高危因素的女性患者，其解剖结构通常是正常的，因而手术较为简单。对于良性的附件肿块，手术是否更具挑战性取决于术中的病理结果。最复杂和困难的手术常见于严重的子宫内膜异位症或恶性肿瘤。既往手术、憩室或其他情况可能导致粘连，增加卵巢切除术的难度。术前评估对于制订最佳的手术方案至关重要，同时也有助于术前向患者说明手术范围及可能的并发症。在考虑了上述所有因素后，外科医师可以选择最佳的手术方式。

- 外科医师在权衡上述因素及自身技术后再选择手术方式，包括开腹手术、腹腔镜手术或机器人手术。微创手术通常可以减少术后疼痛、加快康复及尽快恢复到基本功能状态、减少术中出血、降低感染率。然而，在某些情况下，尤其是在处理具有挑战性的病例时，手术并发症诸如意外的胃肠道损伤发生率可能更高。造成并发症的原因除了受术者腹腔镜或机器人手术熟练程度及技术水平影响，也与手术过程中的病理改变有关。因此，一个优秀的术者要了解自身局限性，从而选择一种最适合患者的手术方式。基于此点，在选择开腹手术方式还是微创手术方式的时候，同样需要权衡术者自身技术水平及对手术难度的判断。即便如此，术前制订的手术方案也可能会在手术时改变。根据手术中的病理情况，手术方式可能须从微创手术改成开腹手术或是从机器人手术转变成腹腔镜手术[5]。

（一）术中评估

- 无论采用何种手术方式，附件切除术的第一步均为探查盆腹腔。通过探查可以明确是否存在意料之外的情况，例如粘连，因其可能会影响手术范围。只有此时才能确定手术计划并开始手术。术中如发现粘连，应首先处理粘连以恢复正常解剖结构。上述步骤一旦完成，切除附件肿块就变得相对简单。

- 在某些情况下，例如子宫内膜异位症或盆腔恶性肿瘤，粘连可能会很致密或彻底改变正常的解剖关系。在这两种疾病中，腹膜参与了疾病的发生过程，因此保留这部分腹膜是不可能的。此时，对解剖结构的了解有利于手术进行。例如，术者可以利用在卵巢和乙状结肠之间有一层腹膜这个知识点进行手术。通常最好的手术入路是从侧方打开腹膜后间隙，然后自头侧向下进入骨盆。这样的操作有如下优点：第一，开始进行手术的区域内没有解剖异常，可以识别和游离用于供应卵巢血供并来源于肾血管下方主动脉的卵巢血管。多数情况下，可以在骨盆入口水平完成此操作，如情况特殊，也可在腹腔完成。另一优点是术者可以直接观察到输尿管和髂血管，从而减少了损伤的可能性（图11-5）。即使在盆腔内存在密不可分的致密粘连，通常在此处也很容易将腹膜与腹膜后结构分离。打开腹膜，进入腹膜后间

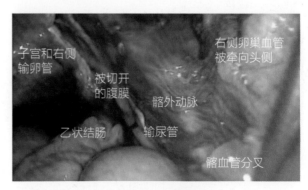

▲ 图 11-5　腹膜后

打开右侧盆壁腹膜，暴露横跨髂总动脉的输尿管。断开卵巢固有韧带，卵巢及卵巢血管被牵向头侧

隙，游离骨盆漏斗韧带，使卵巢肿块从侧面附着处分离出来。在某些病例中，输尿管易被损伤，此时可利用血管阻断带辅助游离输尿管（图11-6）。有时为了将输尿管从卵巢肿物上分离，必要时可以将输尿管从腹膜上完全游离至其进入膀胱部分。尽早游离卵巢血管也可以减少失血。失血不仅可能会危及患者的健康，还会使术野变得模糊，使本已分离困难的解剖结构变得更为复杂。

- 一旦肿块被移至内侧，如果不同时切除子宫，就可以结扎剩余的血供，即卵巢固有韧带。此血管蒂内有许多静脉交通支，易撕裂而导致腹膜后血肿。可以采用多种方法进行卵巢固有韧带血管丛的结扎—缝扎、使用能量器械（如双极或超声刀）或血管夹。每种方法在价格、方便程度、速度、闭合血管程度方面都有其自身优点。具体选择取决于术者习惯和具体术中情况。在分离结扎血管后，轻轻牵拉即可移除大多数复杂的肿物。只有在晚期子宫内膜异位症、卵巢恶性肿瘤或憩室脓肿的情况下，才可能需要切除直肠乙状结肠、部分或全部盆腔腹膜。

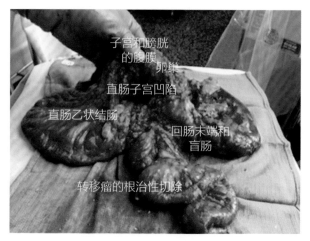

▲ 图 11-7　根治性整块切除。根治性切除往往是清除盆腔转移性卵巢癌的最好办法

根治性肿块切除联合直肠乙状结肠切除术的主要优点是可以将骨盆内的所有腹膜及其包裹的病灶全部切除（图11-7）。

（二）体位

- 需行复杂盆腔手术者均采用截石位。因为这种体位更方便术者进行针对膀胱、阴道及直肠的操作，而无须中途更换手术体位。所有的患者术前均需会阴及阴道准备，在完善术前准备或麻醉后留置 Foley 尿管。

（三）方法

- 经腹手术：最常见的附件切除手术入路，尤其是对于简单的附件良性病变。

- 腹膜后入路：一种解剖学切除方式，对于复杂、盆腔粘连及恶性肿瘤患者，该类手术方式相对安全。

- 逆行切除：相对少见，在处理卵巢血管时，对于难以辨认盆腔输尿管走行的患者可采用此种手术方式。

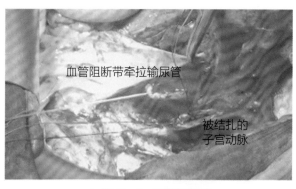

▲ 图 11-6　游离输尿管

打开腹膜后间隙，放置血管阻断带轻轻牵拉输尿管，将更易游离输尿管

五、手术步骤与技巧

（一）经腹附件切除术

经腹附件切除术是最直接的一种手术方式，

常用于卵巢良性包块的切除。手术中需要提起附件，使之远离侧盆壁，使血管有一定张力，同时确认腹膜后的输尿管不被损伤。卵巢的血管大多是经腹膜结扎。在行腹腔镜手术操作时，往往应

用能量器械，例如用 Ligasure 来关闭血管，而开腹手术则采用缝扎的方法。

经腹附件切除术有许多优势，如简单快捷。对于处理附件良性病变、单纯囊肿，甚至是与侧盆壁无粘连的实性包块，该手术方式都是一种很好的选择。但其最大的缺点是需在腹膜内凝切卵巢血管。当术者提拉卵巢血管并用能量器械切断时，其血管断面呈斜角，断面较大。而如果打开腹膜，将血管游离出来，垂直于血管进行切断，则断面较小，止血也更安全，这是一个重要的区别。卵巢血管止血不彻底会导致腹膜后出血，需要输血治疗，甚至需要再次手术止血（技术图 11-10 ）。

（二）腹膜后入路

对于更复杂的手术，腹膜后入路通常是首选。虽然所涉及的步骤更为复杂，但这种手术入路可明确识别关键结构（如输尿管、髂血管），从而节省手术时间，避免不必要的损伤。进入腹腔后，可以从卵巢病灶的对侧腹膜后开始手术。此入路不仅可以将输尿管及髂血管游离出来，还可以将粘连的卵巢包块和腹膜与上述关键结构分

离开。在离断卵巢血管后，可以切除卵巢，即使卵巢与其他盆腔结构存在致密粘连，只要了解如何可以避免输尿管及髂血管损伤，手术也就变得相对容易及安全。

这项技术依赖于术者可以熟练地进行腹膜后手术操作。在分离粘连及游离肠管以避免肠管损伤后，打开后腹膜即可开始进行手术。最好的入路是在侧盆壁外侧沿着腰大肌打开后腹膜，因为此处无易损伤的关键结构。在左侧盆腔，通常需要将直肠乙状结肠从腹膜附着处游离以找出此间隙。虽然并不经常需要，但沿着 Toldt 线分离左侧及右侧结肠对手术还是有益的，因其有利于分辨骨盆入口处的卵巢血管和输尿管。对于任何一种盆腔病变，从头侧进入腹膜后间隙，会更易识别上述结构并沿此逐步切除到异常区域。一旦分离出卵巢血管，就可以游离并结扎。经典的做法是开腹手术中应用缝线结扎，而微创手术中应用能量器械进行凝切。然而不管是哪种方法，原则是相同的。先游离血管，再垂直于血管长轴方向进行结扎，以确保形成安全的血管蒂。不推荐进行血管的缝合，这样操作会适得其反，因为骨

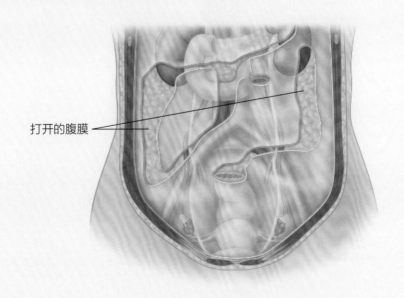

打开的腹膜

▲ 技术图 11-10　腹膜

腹膜覆盖腹主动脉、下腔静脉、输尿管及卵巢血管。腹膜覆盖的脏器还有直肠、子宫、附件及膀胱

盆漏斗韧带具有广泛而迂曲的静脉血管，这样的操作可能会使其受损而形成腹膜后血肿。处理好血管后，就可以在减少出血的情况下将卵巢肿块从盆腔附着处分离出来，并且确保没有损伤输尿管。

在某些情况下，输尿管与盆腔肿块致密粘连。此时，谨慎的做法是在骨盆入口处识别输尿管，因为此处输尿管会跨过髂血管分叉（技术图11-11）。这几乎是确认输尿管的最佳位置，因为无论盆腔或腹腔的病变如何广泛，这种解剖关系也不会改变。一旦辨明输尿管，应仔细将输尿管从腹膜上剥离，保留完整的输尿管外膜，并在其周围放置血管阻断带。轻柔地牵引血管阻断带，就可以安全地将输尿管与卵巢肿块分离。

这种方法可以使术者在确保切断骨盆漏斗韧带及避免输尿管损伤的情况下将卵巢肿块从盆壁上剥离。唯一残留的血供来自卵巢固有韧带。如果保留子宫，就将其结扎切断。如果患者稍后行子宫切除术，就可以保留卵巢固有韧带。值得提醒的是切断卵巢固有韧带的方法在微创及开腹手术中会稍有不同。

（三）逆行切除

最不常用的切除卵巢肿瘤的方法是逆行切除。这与上面讨论的腹膜后入路切除术相似，但基本上步骤相反。当外科医师打开腹膜后却仍不能确定输尿管时，这种手术方式是有帮助的。因为此时在处理卵巢血管时，有可能会意外结扎输尿管。这种情况在子宫内膜异位症或腹膜后纤维化患者中并不少见。术者可以从子宫底部逆行手术，而不是先结扎骨盆漏斗韧带。第一步是沿腰大肌和髂外血管向圆韧带方向延伸腹膜切口。如果腹膜后间隙自近头侧打开困难，或是病变阻碍了输尿管的暴露，术者也可尝试从下方操作。将圆韧带向头侧牵拉，并将子宫向中线牵拉，往往可以进入腹膜后间隙。向盆腔内侧分离暴露直肠旁间隙有助于游离卵巢固有韧带，并将输尿管留在下方。在此位置可切断卵巢固有韧带，将卵巢

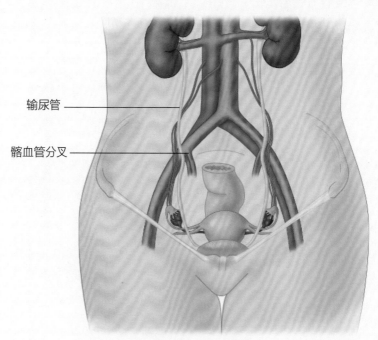

输尿管

髂血管分叉

▲ 技术图 11-11　输尿管

输尿管和卵巢血管平行走行，其在骨盆入口平面跨过髂总动脉分叉处。此处最易识别输尿管，并沿着它进入盆腔

肿块以逆行方式移向头侧。轻轻牵拉，以电灼或锐性分离的办法将肿块游离出盆腔，再进一步游离卵巢血管。一旦在骨盆入口处暴露卵巢血管，就可以安全地进行结扎。利用这种手术方式，尽管有时不能很好地辨清输尿管，但也不会损伤到输尿管。一旦肿块被切除，使用逆行方法辨认输尿管并可以沿其走行确认是否损伤输尿管。

总之，附件切除方法的选择取决于患者各种因素以及实际病变情况。这些因素将最终决定何种手术入路最为明智，是经腹、腹膜后还是逆行切除。

正如之前所讨论的，每种手术方法都有其优点，因此，专业的妇科医师应熟练掌握每种手术方法。

六、经验与教训

（一）恢复正常解剖

○ 在开始预先计划的手术步骤之前，通过分离所有粘连和识别正常的解剖标志，恢复正常解剖结构。

（二）打开腹膜后间隙

○ 打开后腹膜可以快速而准确地识别主要的血管和输尿管，以确保在手术切除附件之前避免将其损伤。

（三）游离直肠乙状结肠

○ 在处理左侧附件包块时，这是一个有效的办法。

（四）在进行复杂的腹腔镜手术时应用双手完成

○ 在进行复杂腹腔镜手术时，术者最好双手操作，而不是尝试与助手沟通配合。额外添加一个 Trocar 常常可使一个困难的手术变得更容易。

七、术后护理

■ 卵巢切除术后的护理更多地取决于手术方式——是开腹手术还是微创手术，而非手术本身。一般来说，机器人手术或腹腔镜手术切除附件可以作为门诊手术。在开腹手术的情况下，术后我们通常建议患者尽早进食、下地活动，尽量减少静脉输液。

八、并发症

■ 卵巢切除术最可怕的并发症是意外的损伤输尿管或肠道。前述技术将有助于减少此类并发症发生；然而，我们应认识到，在某些情况下，由于病变的特殊性，这些损伤往往是不可避免的。避免并发症的关键是术中及时发现这些损伤。如果在术中及时确认肠道或输尿管损伤并进行相应修补，那么这些损伤就显得无关紧要了。延迟发现损伤不仅需要紧急或二次手术来处理并发症，还可能会危及生命。正确的手术技巧，对腹部和盆腔解剖的深入了解，将使妇科医师能够在较少损伤的前提下进行复杂的手术治疗。

参考文献

[1] Conor D, et al. *Netter's Surgical Anatomy and Approaches.* Elsevier Saunders; 2014.

[2] Valentin L, Ameye L, Franchi D, et al. Risk of malignancy in unilocular cysts: a study of 1148 adnexal masses classified as unilocular cysts at transvaginal ultrasound and review of the literature. *Ultrasound Obstet Gynecol.* 2013;41(1):80–89.

[3] Goodrich ST, Bristow RE, Santoso JT, et al. The effect of ovarian imaging on the clinical interpretation of a multivariate index assay. *Am J Obstet Gynecol.* 2014;211(1):65.e1–65.e11.

[4] Sölétormos G, Duffy MJ, Othman Abu Hassan S, et al. Clinical use of cancer biomarkers in epithelial ovarian cancer: updated guidelines from the European group on tumor markers. *Int J Gynecol Cancer.* 2016;26:43–51.

[5] Chen I, Lisonkova S, Allaire C, Williams C, Yong P, Joseph KS. Routes of hysterectomy in women with benign uterine disease in the Vancouver Coastal Health and Providence Health Care regions: a retrospective cohort analysis. *CMAJ Open.* 2014;2(4):E273–280.

第三节　卵巢残余物切除

Swapna Kollikonda　著

唐天一　译

贺豪杰　校

一、总体原则

（一）定义

- 卵巢残余物综合征（ovarian remnant syndrome，ORS）定义为卵巢切除术后的患者中发现持续存在的、经组织学证实的卵巢皮质组织。Kaufmann 在 1962 年首次报道了 ORS，Shemwell 与 Weed 则在 1970 年对之进行了定义。

- 卵巢滤泡囊肿、子宫内膜异位、黄体、浆液性囊肿、腺癌、透明细胞癌，以及子宫内膜样癌均可出现于卵巢残余物中。

- 导致 ORS 出现的危险因素包括手术技术欠佳、由于既往盆腔手术继发粘连所致的盆腔解剖结构改变、盆腔炎性疾病、阑尾穿孔，以及炎症性肠病等。根据 Nezhat 等进行的小样本研究，腹腔镜术后出现 ORS 概率的升高则可能与环状结扎线和直线型吻合器的不正确应用有关。在腹腔内粉碎卵巢并取出的技术也可能导致卵巢组织取出不完全，并种植在其他部位。

- 随着对该疾病重视程度的增加与影像学技术的发展，我们发现了越来越多的此类病例。

- 由于腹腔镜下卵巢手术的开展，卵巢组织可能种植在腹壁穿刺处、前腹壁，以及其他腹腔器官，并导致 ORS。

- 通常来说，残余的卵巢组织会被前次手术、内膜异位症或盆腔炎所致的瘢痕组织所包裹，因而导致慢性疼痛，这也是此病一个常见的临床表现。卵巢切除术后盆腔痛的患者中，有 18% 存在残留的卵巢组织[1]。其他较为少见的临床表现包括盆腔肿物、背痛、各种肠道症状，以及输尿管受压症状。

（二）鉴别诊断

- 残余卵巢综合征（residual ovary syndrome，ROS），继发于保留卵巢术后。

- 多余卵巢（在胚胎发育时期，由游走的含有卵巢滤泡组织的性腺细胞发育而成）。

- 在鉴别诊断中最重要的一点就是要除外其他可导致慢性盆腔痛的疾病，如膀胱疼痛综合征、盆底肌筋膜异常及肠易激综合征。

（三）解剖学因素

- 卵巢残余物也可发现于侧盆壁（最为常见）、阴道穹窿、膀胱、肠壁、输尿管或子宫骶韧带。

（四）非手术治疗

- 抑制卵巢组织的功能是治疗的主要原则。可以选择 GnRHa、达那唑、避孕药、注射甲羟孕酮，或皮下埋植依托孕烯以达到治疗目的。若仍有子宫，也可考虑放置左炔诺孕酮宫内节育器（LNG-IUD）。这些治疗方式目前尚无优劣之分。

- 也有采用放疗的病例，但由于此种治疗方法对周围组织的损害而不受推崇。

二、影像学检查与其他诊断方法

- 有时在行盆腔检查时，会触及附件区肿物，需要进一步行影像学检查以确定是否为卵巢残余物。

- 经阴道超声是首选且性价比最高的影像学检查。

- 若卵巢残余物与输尿管、膀胱或肠管关系密切，或超声检查的结果不确切，可在术前进一步行 CT 和 MRI 以协助诊疗。

- FSH 和雌二醇的水平也可以与超声结果相结合以辅助诊断。FSH 和雌二醇的水平应为绝经前的范围（FSH < 40mU/ml，雌二醇 > 30pg/ml）。若该患者同时行激素替代治疗，则需停药至少 10 天后再检测激素水平。

- GnRHa 刺激试验也能够帮助诊断，在接受 3d 醋酸亮丙瑞林治疗后（1mg SC/d）1 ～ 4d 雌二醇水平升高为阳性结果。

三、术前准备

- 术中腹腔镜下超声监测能够帮助定位卵巢残余物的位置，尤其是针对盆腔解剖结构改变的患者。

- 应用氯米芬 50 ～ 100mg，每日 2 次，共用 10d，可令残余的卵巢组织更加明显。

- 术前行肾盂造影可评估输尿管的情况，并可预估术中的难点。

- 在进行知情同意谈话时，需要解释所有可能出现的风险，包括但不限于感染、出血、损伤周围脏器或大血管等。知情同意中还需包括同意切除并修补受累脏器。

- 若卵巢残余物与膀胱相近，或需要行输尿管松解术及切除部分膀胱，则建议行膀胱镜检查。在术中行膀胱镜时，应用亚甲蓝、靛胭脂或荧光素钠能够更清楚看到输尿管口喷尿。

四、手术治疗

- 若药物治疗无效或出现副作用，或药物治疗有禁忌证，或卵巢残余物导致了泌尿系统或消化道梗阻表现，或者卵巢残余物可疑有恶变，均需行手术治疗。

- 目前手术入路包括开腹、腹腔镜，或机器人辅助腹腔镜手术。

- 腹腔镜手术能达到和开腹手术同样的效果。由于腹腔镜的高分辨率显像的放大作用，能够对组织进行更精细的分离，并更容易定位卵巢的残余组织，从而更能发挥优势。腹腔内压力的升高能够减少分离组织的渗血，令腹膜后的术野更清晰。对于有多次手术史的患者，腹腔镜手术的损伤也更小。

- 机器人辅助手术能够在行粘连松解术时提供三维视野，放大倍数更高、工具更灵活。其缺点是没有触觉及花费较高。

（一）体位

- 无论是开腹或腔镜手术，均推荐应用 Allen 腿架行膀胱截石位。合适的体位对于避免神经损伤非常重要。

- 双臂需固定于患者身体两侧，半内旋，并在骨性结构较突出的部位如腕部与肘部放置合适的棉垫。需注意要避免肩部过度外展，以防止臂丛损伤。

- 在胸部需进行合适的固定。

- 臀部需恰好位于手术床的边缘。髋部不能过度屈曲，大腿屈曲不超过 90°、外展不超过 45°，以避免闭孔神经、坐骨神经及股神经的损伤。在膝部外侧需放置合适的衬垫，避免腓总神经压迫综合征。膝部角度需调整至 90° 左右并轻度内收。足部也需要合适的衬垫。

- 在放置好举宫杯后，腿架即可放低使大腿与腹部处于同一平面，膝部成 90° 且大腿内收，以利于手术器械操作。
- 助手需避免术中依靠或压迫下肢。
- 在开始放置第一个穿刺套管时手术床处于水平位，其后行辅助孔穿刺时需调整至头低位（< 30°）。
- 应用真空防滑垫、胶垫等防滑装置，可减少头低位时患者的滑动。

（二）方法

- 手术的主要目标是打开后腹膜后间隙，及分离直肠旁间隙，辨清输尿管并将输尿管拉向外侧，高位结扎骨盆漏斗韧带。

- 通过以下两种方式打开后腹膜：①打开圆韧带旁的腹膜进入腹膜后间隙；②可以从卵巢血管下方的骨盆入口处提起腹膜，切开并进入腹膜后间隙。
- 无论采用哪一种入路，均需定位输尿管并将其从骨盆入口处游离至跨越子宫动脉处，这样才能够安全的在卵巢残余物周围进行止血操作。直肠旁间隙的外侧为输尿管，内侧为直肠及其系膜，基底部为骨盆底。
- 在切下肉眼可见的卵巢残余物同时，也需同时切下其周围的部分正常组织，以避免复发。
- 根据 Fennimore 等的研究 [2]，卵巢间质能够沿骨盆漏斗韧带向上蔓延最多 1.4cm，因此，在预防 ORS 方面，必须注意在距离卵巢组织至少 2cm 处钳夹并离断骨盆漏斗韧带。

五、手术步骤与技巧

卵巢残余物切除术

1. 核对

- 应严格核对以确保对正确的患者进行正确的手术。首先如上述摆好患者体位。

2. 准备

- 消毒铺巾。铺巾遵循腹腔镜手术的原则。留置 16 号 Foley 尿管。有子宫的患者可放置举宫器协助暴露阴道穹窿部及膀胱 – 宫颈间隙。若已切除子宫，用卵圆钳夹纱布置于阴道穹窿。由于多数患者因既往手术造成了广泛粘连及盆腔解剖结构异常，可在直肠内放入直肠探子（EEA sizer）以帮助辨认直肠界限。EEA、举宫器或卵圆钳外露部分均需要套上无菌手套，方可在术中抓握以保证无菌操作。输尿管支架的放置仍存在争议，因有报道其硬度可导致输尿管损伤。也有应用光纤制成的输尿管支架，使其在术中发光显影，但这一技术依然存疑，因为术中若需达到输尿管可视，需将摄像头光源调暗。若预估有肠管粘连，术前行肠道准备可能有益，但这一步骤也有争议。

3. Trocar 放置

- 建议放置胃管行胃肠减压。手术床应保持水平位，确认电极片贴于患者大腿处。可在穿刺口处应用布比卡因等局麻药物，以帮助减缓术中术后穿刺口的疼痛。若进行腹腔镜手术，首个穿刺口选择脐部，可先用气腹针穿刺形成气腹，或直接用可视 Trocar 穿刺，或采用开放性进腹（Hassan 法）。若患者腹部有既往手术留下的下腹中线切口瘢痕，则在左上腹 Palmers 点（肋缘下 3cm 锁骨中线处）进行穿刺，此处遇到粘连的概率很小，应当是安全的。若灌注气体初始压力小于 10mmHg，则可确认已进入腹腔，随即向腹腔内充入 CO_2，气腹压力应小于 15mmHg。其后将患者置于头低位。然后在直视下穿刺置入另外 3 个 5mm Trocar，2 个在右，1 个在左。穿刺点之间距离应保持在 8 ～ 10cm，以保证器械活动度最好，并避免器械间相互干扰。外侧 Trocar 放置应在直视下进行，在距中线

8cm 耻骨上 5cm 处观察腹壁下血管（外侧脐韧带），以避免将其损伤。为获得清晰的视野，通过辅助 Trocar 进气，通过摄像头 Trocar 排出烟雾。

4. 粘连松解

- 预估前次手术粘连和瘢痕。首先探查盆腔，然后锐性分离网膜及肠管粘连，双极电凝止血。如需暴露左侧卵巢残余物，则需将乙状结肠从真骨盆入口到子宫直肠窝向内侧游离。

5. 定位卵巢残余物

- 多数病例中，卵巢残余物与侧盆壁粘连（技术图 11–12）。

6. 识别解剖标志、输尿管并切除卵巢残余物

- 在腹股沟管深环处识别圆韧带，追踪至内侧，电凝、切断，由此进入腹膜后间隙（技术图 11–13）。沿髂外血管走行，与骨盆漏斗韧带平行向头侧延长腹膜切口，打开腹膜后间隙（技术图 11–14）。而后可探查到输尿管走行于腹膜后阔韧带内侧、骨盆漏斗韧带下方（技术图 11–15A）。但若患者前次进行了子宫内膜异位症的手术，输尿管可能很难识别。若输尿管难以辨清，则进一步向头侧及外侧延长腹膜切口至骨盆入口处。识别输尿管后，向下游离输尿管至与子宫动脉交叉处，若卵巢残余组织与膀胱粘连，则需游离至膀胱三角处。在分离直肠旁间隙时，需确保输尿管和髂内动脉均位于外侧壁。避免在血管之间进行操作。需在卵巢上方至少 2cm 处电凝骨盆漏斗韧带。理想情况下，向头侧分离至骨盆入口处、髂总血管分支上方。在骨盆漏斗韧带的下方开窗（技术图 11–15B），以便于凝固止血并横断该韧带（技术图 11–15C）。尝试尽可能切除病灶周围足够的正常腹膜组织，以避免复发（技术图 11–16）。首先将卵巢残余物与其周围的输尿管、血管分离，再切除其周围组织（技术图 11–17）。

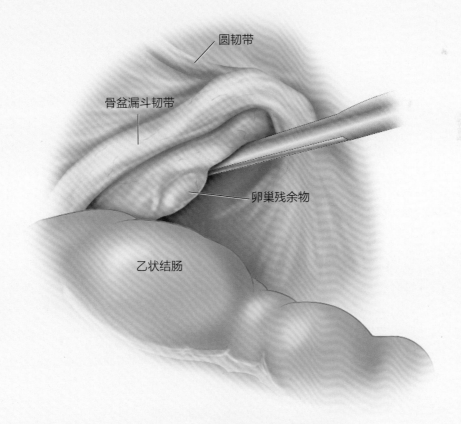

圆韧带

骨盆漏斗韧带

卵巢残余物

乙状结肠

▲ 技术图 11–12　与侧盆壁粘连的卵巢残余物

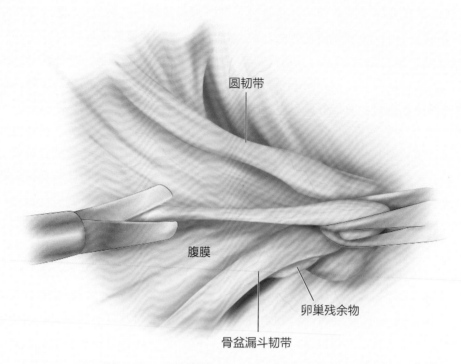

▲ 技术图 11-13　毗邻圆韧带平行于骨盆漏斗韧带方向的腹膜

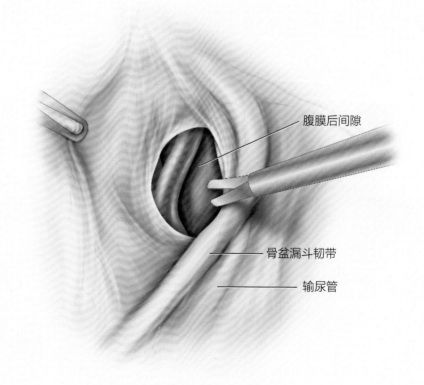

▲ 技术图 11-14　腹膜后间隙

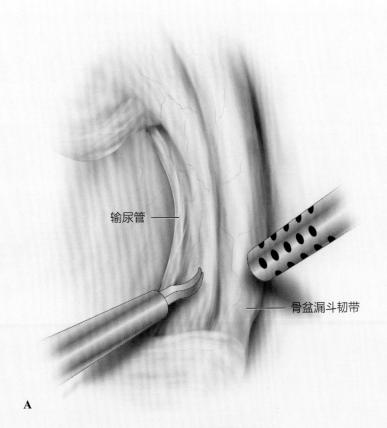

A

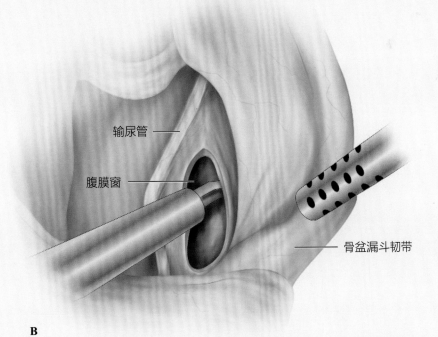

B

▲ 技术图 11-15　A. 在骨盆漏斗韧带下方阔韧带内侧叶的输尿管；B. 游离骨盆漏斗韧带

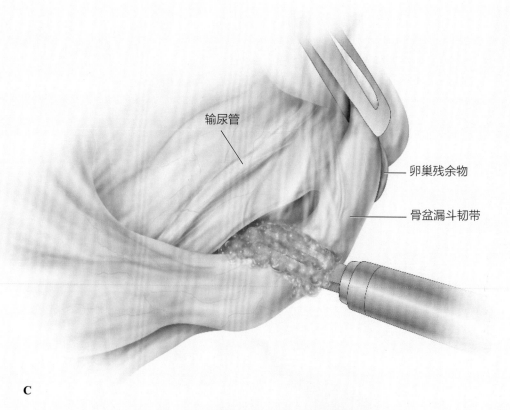

输尿管

卵巢残余物

骨盆漏斗韧带

C

▲ 技术图 11-15　**C.** 在骨盆入口水平电凝骨盆漏斗韧带

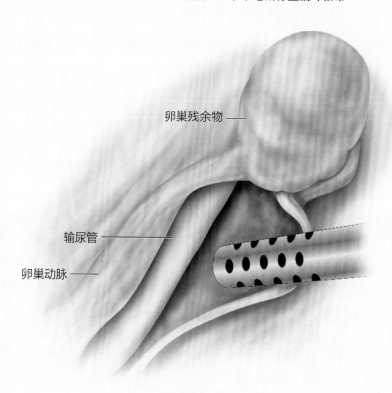

卵巢残余物

输尿管

卵巢动脉

▲ 技术图 11-16　将卵巢残余物从周围组织分离后切除

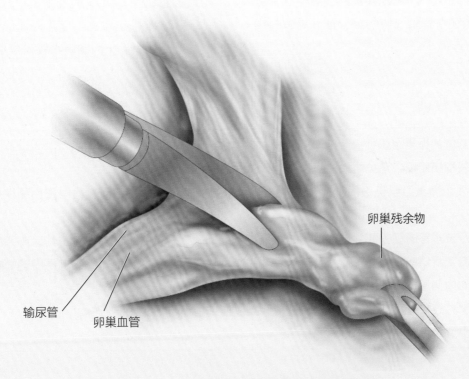

卵巢残余物

输尿管   卵巢血管

▲ 技术图 11–17　卵巢残余物与输尿管及卵巢血管的关系

7. 取出标本

- 将切除组织完整取出也非常重要，对子宫内膜异位症的患者而言更是如此，因其可以在腹腔内种植并导致复发。若考虑有恶性可能，则需将标本置于取物袋中取出。卵巢残余物组织需送病理检查以确诊。

8. 止血

- 在大血管处用双极电凝，小的出血用单极电凝，以确保充分止血。最后冲洗术野，并将腹腔内压力降至 0 后观察 30s，最后检查创面是否出血。

9. 缝合筋膜及皮肤

- 所有＞ 8mm 的穿刺口均用 0 号可吸收线缝合关闭筋膜。用 4–0 号可吸收线缝合皮肤。

10. 术中特殊情况处理

- 卵巢残余物也可能与阴道穹窿、膀胱、肠管、输尿管，以及子宫骶韧带粘连，在这种情况下，需打开盆腔各个间隙至解剖结构清晰，并小心

切除卵巢残余物，避免损伤周围脏器。

- 与肠管粘连。
  - ➤ 若卵巢残余物与肠管粘连，并侵及肌层，则需要切除部分肠壁。肠壁可用 3–0 号可吸收线单层或双层缝合。需要进一步行结肠充气试验以确定缝合口无漏气。充气过程中需应用肠钳夹闭乙状结肠。
- 与膀胱或输尿管粘连。
  - ➤ 若卵巢残余物种植包裹于膀胱深处，则需打开膀胱阴道间隙。在阴道内插入探子，有利于确定膀胱的界限。输尿管需游离至膀胱三角水平。有时还需要切除部分输尿管，并行膀胱输尿管吻合术。
- 与阴道穹窿粘连。
  - ➤ 若卵巢组织与阴道穹窿粘连，则需同时切下粘连处的阴道组织，并行修补术。
- 其他。
  - ➤ 若患者仅行单侧卵巢切除术，则 FSH 水平可

能无明显变化，许多时候我们会忽略这部分患者可能存在卵巢残留物综合征并导致持续的不适与疼痛。

➤ 巨大包块伴 CA125 的升高提示恶性可能，但 CA125 水平正常也不能除外此诊断。由于肿瘤位于腹膜后，因此腹水较为罕见。

六、经验与教训

◯ 防止穿刺部位的卵巢组织种植。

✖ 使用取物袋取出组织，避免组织溢出，并用大量生理盐水冲洗穿刺部位。

◯ 目前识别残余卵巢组织仍很困难，因为前次手术后盆腔粘连重，在切除过程中损伤输尿管的风险也升高。

✖ 永远首先定位子宫圆韧带并尝试经此入路打开直肠旁间隙，暴露并游离输尿管使其远离卵巢残余物。

◯ 由于左侧有乙状结肠的视野干扰，且骨盆漏斗韧带相对较短，因此左侧卵巢更容易出现 ORS。

✖ 能够通过向内侧游离乙状结肠来预防。

◯ 若卵巢周围粘连极重，钝性分离可能会造成卵巢皮质残留而导致复发。

✖ 建议全程小心锐性分离。

七、术后护理

■ 尽量避免应用非口服的镇痛药物。可选择口服非甾体抗炎药或阿片类。尽早恢复正常饮食。除非为了切除卵巢残余物而切开膀胱，否则应尽早拔除尿管。出院时需嘱托若有腹痛加重、恶心呕吐、发热等情况需返院。需 2 周后行术后复查。

八、预后

■ 手术治疗卵巢残余物综合征是有效的，尤其是在没有其他疼痛相关诊断的患者中最为有效。

■ 在 Mayo 诊所由 Magtibay 等 [5] 进行的一项大型研究中，186 例患者中只有一例复发，90% 的患者在遵循上述外科原则时症状消失，这是 Webb

于 1989 年最初描述的 [9]。

九、并发症

■ 卵巢残余物开腹手术中损伤膀胱、输尿管及肠管的发生率在 3% ～ 33%，尤其是开腹手术损伤输尿管的风险要显著高于腹腔镜手术 [3]。

■ 最近 Nezhat 等 [7] 报道 69 例腹腔镜治疗卵巢残余物的手术中，4 例出现了术中并发症，术中并发症的发生率为 5.8%，但无输尿管损伤。这一系列和其他的研究表明 [1, 4]，腹腔镜治疗卵巢残余物的并发症发生率与开腹手术相当或低于开腹手术。

■ 在 Zapardiel 等 [10] 所做的一项对照研究中，与其他手术方式相对比，腹腔镜手术失血及术后并发症更少，且住院时间更短。

参 考 文 献

[1] Abu-Rafeh B, Vilos GA, Misra M. Frequency and laparoscopic management of ovarian remnant syndrome. *J Am Assoc Gynecol Laparosc.* 2003;10(1):33–37.

[2] Fennimore IA, Simon NL, Bills G, Dryfhout VL, Schniederjan AM. Extension of ovarian tissue into the infundibulopelvic

ligament beyond visual margins. *Gynecol Oncol.* 2009;114 (1):61–63.

[3] Kamprath S, Possover M, Schneider A. Description of a laparoscopic technique for treating patients with ovarian remnant syndrome. *Fertil Steril.* 1997;68(4):663–667.

[4] Kho RM, Magrina JF, Magtibay PM. Pathologic findings and outcomes of a minimally invasive approach to ovarian remnant syndrome. *Fertil Steril.* 2007;87:1005–1009.

[5] Magtibay PM, Nyholm JL, Hernandez JL, Podratz KC. Ovarian remnant syndrome. *Am J Obstet Gynecol.* 2005;193:2062–2066.

[6] Narayansingh G, Cumming G, Parkin D, Miller I. Ovarian cancer developing in the ovarian remnant syndrome: a case report and literature review. *Aust N Z J Obstet Gynecol.* 2000;40(2):221–223.

[7] Nezhat C, Kearney S, Malik S, Nezhat C, Nezhat F. Laparoscopic

management of ovarian remnant. *Fertil Steril.* 2005;83:973–978.

[8] McIntyre RC Jr, Stiegmann GV, Pearlman NW: Update of laparoscopic ultrasonography. *Endosc Surg Allied Technol.* 1994;2:149.

[9] Webb MJ. Ovarian remnant syndrome. *Aust N Z J Obstet Gynaecol.* 1989;29(4):433–435.

[10] Zapardiel I, Zanagnolo V, Kho RM, Magrina JF, Magtibay PM. Ovarian remnant syndrome: comparison of laparotomy, laparoscopy and robotic surgery. *Acta Obstet Gynecol Scand.* 2012;91:965–969.

第四节　附件扭转的处理

Marjan Attaran　著

李璐瑶　译

贺豪杰　校

一、总体原则

（一）定义

- 附件扭转的定义是卵巢和（或）输卵管的扭转，通常围绕子宫 – 卵巢韧带扭转，如果发生在卵巢，则通常是骨盆漏斗韧带的扭转（图 11–8），其占所有妇科急诊的 2.7%。由于一部分患者未接受手术，无法做出明确诊断，该比例可能偏低。患者通常表现为突发的下腹部疼痛，可能是持续的或间断的。附件扭转的确切原因尚不清楚，但该疾病发生时，常并存附件包块，如卵巢囊肿、输卵管积水或卵巢冠囊肿。在某些情况下，子宫 – 卵巢韧带过长亦被认为可导致扭转。该疾病在育龄女性中高发，但在月经初潮前的女性中也不少见。

- 由于性腺血管的扭曲，静脉血流首先受阻，从而导致卵巢水肿。一旦动脉血流受阻，卵巢和输卵管就会出现缺血，并可能坏死。

- 卵巢扭转的典型症状是急性腹痛 / 盆腔疼痛伴附件肿块和腹膜刺激征。其他症状可能包括恶心和发热，但发热可能发生得更晚一些。

- 扭转最常发生于右侧，这可能是由于乙状结肠在左侧，减少了左侧发生扭转的空间。

（二）鉴别诊断

- 正如 Cohen[1] 的一项研究指出的，附件扭转的术前诊断准确率最多为 44%，其中 66 例可疑附件扭转的患者接受腹腔镜诊断，只有 29 例实际发生附件扭转。下腹部疼痛的其他原因必须鉴别。包括以下几种情况。

- 卵巢囊肿破裂。

- 阑尾炎。

- 盆腔炎。

- 异位妊娠。

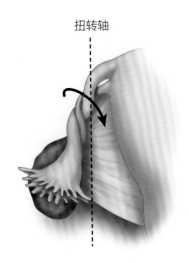

扭转轴

▲ 图 11–8　卵巢和输卵管沿子宫 – 卵巢韧带上方扭转

- 结肠炎。
- 肾盂肾炎。
- 肾结石。
- 肌瘤变性。

（三）解剖学因素

- 大多数扭转病例都有卵巢肿瘤。小于 5cm 的囊肿与较大的囊肿相比，更不容易引起扭转。
- 在可能存在盆腔粘连的情况下，如子宫内膜异位症和既往盆腔炎，扭转的可能性较小。然而，输卵管积水可能导致单独的输卵管扭转。
- 良性卵巢囊肿比恶性病变更易发生扭转，因为恶性病变可以侵犯邻近组织，从而阻碍卵巢活动和扭转。
- 在怀孕早期，随着子宫的增大，黄体可能会自发扭转。
- 卵巢扭转也可发生在先天发育异常，如子宫 – 卵巢韧带延长或由于苗勒管发育不全导致卵巢位置异常的患者中。
- 由于卵巢增大，接受卵巢刺激治疗的患者发生卵巢扭转的风险增加。由于双侧卵巢呈多囊性改变，因此诊断极为困难。

二、影像学检查与其他诊断方法

- 盆腔超声通常是首选用于辅助诊断的影像学工具（图 11-9）。
- 与经腹超声相比，经阴道超声能更好地显示卵巢血管。
- 间接诊断征象包括卵巢 / 附件肿物增大、增大的卵巢周边多发囊性结构、卵泡间组织增厚、子宫直肠陷凹或增大的附件周围积液。卵巢的位置也可能是异常的，它可能位于子宫前方或对侧附件区。
- 扭转的唯一直接超声征象是"旋涡征"[2]。
- 目前常规采用超声多普勒显示卵巢血流。多普勒检查可能漏诊 60% 的扭转病例，但其阳性预测值为 100%。因此，在确定卵巢血流存在的同时，需要进一步确定是否存在扭转；临床表现有助于指导治疗选择。缺乏血流可能是扭转的晚期症状，此时不仅静脉，动脉血流也已受阻。
- 考虑到患者通常因症状于急诊就诊，CT 扫描可能是首先进行的影像学检查，可表现为附件增大、输卵管增厚、腹水、子宫向扭转一侧偏移。
- MR 的 T_2 加权像表现为卵巢间质肿胀（卵巢间质高信号与水的高信号相似）（图 11-10）。

三、术前准备

- 附件扭转的妇科急症，应尽快处理。
- 临床表现和可疑扭转是决定手术的关键因素。
- 必须与患者和家属就保留生育的愿望进行讨论。

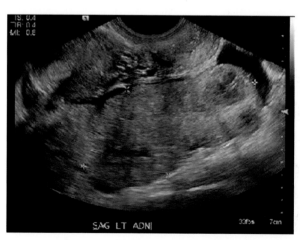
▲ 图 11-9　经阴道超声下扭转卵巢的图像

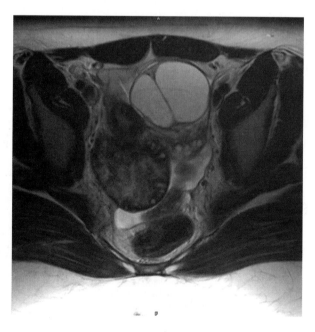
▲ 图 11-10　肿胀增大的右侧卵巢（MRI 图像）

患者越年轻此问题就越重要。

■ 如果患者既往有扭转病史，应讨论是否需行卵巢固定术。

■ 对于绝经后女性行一侧卵巢切除术是合理的。只有 2% 的扭转病例是继发于恶性肿瘤。然而，上述可能性需告知患者。

四、手术治疗

■ 一旦诊断为卵巢扭转，必须立即急诊手术。手术目的是明确病因，确定或排除扭转。如果发现扭转，手术目标是复位扭转附件。没有证据表明，在复位扭转附件患者中发生血栓栓塞事件的发生数量增加。

（一）体位

■ 在准备腹腔镜手术时，患者应置于截石位。年幼的儿童和青少年可取仰卧位。

五、手术步骤与技巧

（一）扭转复位

■ 腹腔镜进腹后首先评估盆腔状况。记录附件扭转的方向和圈数，以及附件的大小和颜色。在极少数情况下，为卵巢供血的血管会完全自截。但在大多数情况下，卵巢可以很容易被松解开（技术图 11-18 和技术图 11-19）。

■ 使用两个较低的穿刺口，钝头的抓钳置于肿物的任一侧，向扭转的相反方向旋转。通常扭转是松弛的，卵巢很容易恢复正常位置（技术图 11-20）。

（二）评估扭转原因

■ 在等待复位后的附件再灌注时，要仔细检查附件扭转的原因。最常见的是卵巢肿物、囊肿或输卵管系膜囊肿，上述通常需要切除。但有时肿物呈黑色、肿胀，很难清楚发现明显的肿块或囊肿。在这种情况下，松解扭转附件后，手术即可终止。患者在接下来的几周内，可以通

（二）术式选择

■ 典型的术式是腹腔镜手术。一经确诊，需复位附件，并评估扭转的原因。

■ 如果肿块巨大、可疑恶性肿瘤或有囊液溢出的危险，建议开腹手术（图 11-11）。

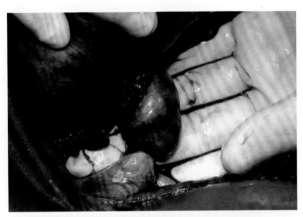

▲ 图 11-11　增大肿胀的卵巢及其扭转的蒂部

过随访超声仔细观察附件的大小和组成。如确实发现囊肿，再行腹腔镜手术剔除囊肿。

■ 在大多数情况下，附件会迅速恢复血供，组织会逐渐变成粉红色。

（三）囊肿剔除 / 囊肿抽吸

■ 如探查发现明显囊肿，则采用低功率电流切开囊肿上的卵巢包膜。轻轻提起卵巢皮质，暴露下方的囊肿壁，并与卵巢皮质分离。当接近囊肿底部时，须注意其血液供应以及电凝小血管。显然，囊肿越大剥离越困难。手术目标是完整切除囊肿，防止囊肿破裂囊内液溢出。可以经其中一个穿刺口放置取物袋，将囊肿减压后从腹壁取出。有时，需做小切口以取出囊肿，特别是有骨头碎片的皮样囊肿。

■ 在大的输卵管系膜囊肿的病例中，必须注意鉴别输卵管的走行。通常输卵管在囊肿上伸展得很薄，容易被忽略。再次确认避开输卵管，在囊肿表面切开，牵拉阔韧带一叶，剔除其下方的囊肿。这些囊肿通常界限清楚，易于分离。

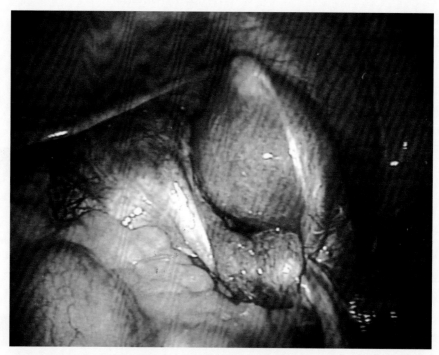

▲ 技术图 11-18　腹腔镜下见扭转的右侧卵巢

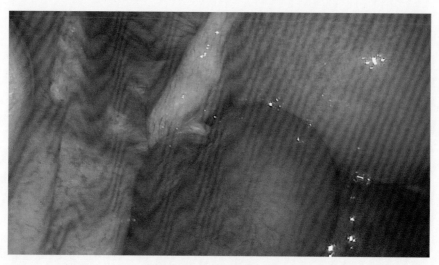

▲ 技术图 11-19　腹腔镜下见促性腺激素刺激后的左卵巢发生扭转

■ 有时，多囊卵巢综合征或促性腺激素刺激下卵巢亦会增大。此时，只需解除扭转以及评估卵巢固定术的可能性。

（四）卵巢固定术

■ 关于卵巢固定术的时机和方法目前尚无一致意见。

■ 在大多数情况下，建议使用不可吸收缝线。

■ 如果子宫 - 卵巢韧带延长，可以使用 2-0 号不可吸收缝线将子宫卵巢韧带近端与远端折叠缝合在一起，缩短韧带，从而减少卵巢的活动度。此方法可作为首选，因其不改变盆腔结构，且输卵管与卵巢的关系保持不变（技术图 11-21）。

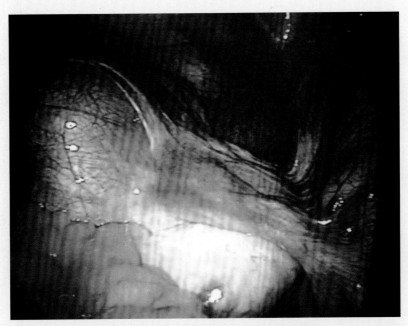

▲ 技术图 11-20 扭转复位后的右侧卵巢

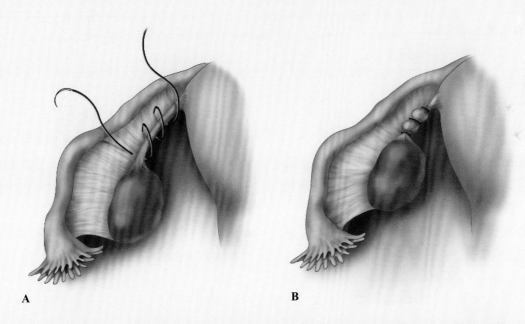

A   **B**

▲ 技术图 11-21 缝合子宫 - 卵巢韧带的近端和远端，然后缓慢收紧并打结，从而缩短韧带

- 在某些情况下，韧带的解剖结构正常，但卵巢增大，如多囊卵巢。此时，可使用 2-0 号不可吸收缝线将卵巢系膜固定于侧盆壁，须小心避开盆腔大血管。也有人认为此方法可能影响输卵管功能（技术图 11-22）。

- 在儿科文献中也曾描述将卵巢缝合于子宫后壁。

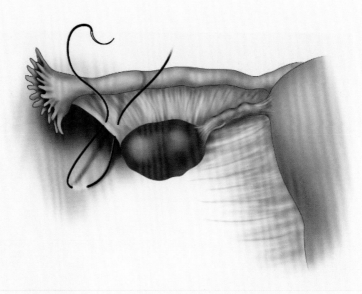

▲ 技术图 11-22　将卵巢系膜缝合至侧盆壁腹膜

六、经验与教训

- 给卵巢再灌注的时间。
- 总有一部分卵巢是可以留下的。

七、术后护理

- 术后短期护理与诊断性腹腔镜手术相似。通常情况下，当患者醒来时，原来的扭转性疼痛已消失，需监测患者的肠道和膀胱功能。
- 疼痛和发热的再次出现可能表明卵巢坏死。这种情况非常罕见。

八、预后

- 88% 至 100% 的接受附件复位术的患者卵巢功能能够得以保留[3]。这类患者的超声检查中发现了卵泡的发育。此外，在之后的外科手术中探查卵巢的外观亦是正常的[4]。
- 在解除扭转时成功剔除囊肿的病例中，58% 的患者病理结果为功能性囊肿[4]。因此有观点认为，在这种情况下，扭转复位时可以不进行任何干预。
- 因此，卵巢囊肿继发扭转病史的患者可以考虑口服避孕药来预防囊肿复发。

九、并发症

- 持续组织坏死后继发术后感染的可能性非常低。
- 理论上，未确诊的病例可能发生卵巢功能丧失。

参 考 文 献

[1] Cohen SB, Weisz B, Seidman DS, Mashiach S, Lidor AL, Goldenberg M. Accuracy of the preoperative diagnosis in 100 emergency laparoscopies performed due to acute abdomen in nonpregnant women. *J Am Assoc Gynecol Laparosc.* 2001;8(1):92–94.

[2] Valsky DV, Esh-Broder E, Cohen SM, Lipschuetz M, Yagel S. Added value of the gray-scale whirlpool sign in the diagnosis of adnexal torsion. *Ultrasound Obstet Gynecol.* 2010;36:630–634.

[3] Oelsner G, Shashar D. Adnexal torsion. *Clin Obstet Gynecol.* 2006;49(3): 459–463.

[4] Oelsner G, Cohen SB, Soriano D, Admon D, Mashiach S, Carp H. Minimal surgery for the twisted ischemic adnexa can preserve ovarian function. *Hum Reprod.* 2003;18:2599–2602.

[5] Sasaki KJ, Miller CE. Adnexal torsion: review of the literature. *J Minim Invasive Gynecol.* 2014;21:196–202.

[6] Huchon C, Fauconnier A. Adnexal torsion: a literature review. *Eur J Obstet Gynecol Reprod Biol.* 2010;150:8–12.

[7] Fuchs N, Smorgick N, Tovbin Y, et al. Oophoropexy to prevent adnexal torsion: how when and for whom? *J Minim Invasive Gynecol.* 2010;17:205–208.

第五节 异位妊娠及输卵管切除

Lisa C. Hickman   Jeffrey M. Goldberg   著

张燕燕 译

贺豪杰 校

一、总体原则

（一）定义

■ 异位妊娠（ectopic pregnancy）指胚胎种植于子宫腔以外。异位妊娠占所有妊娠的 1.5% ～ 2%。

（二）鉴别诊断

■ 异位妊娠最常见的症状包括：下腹部或盆腔痛（99%），月经推迟（74%）以及阴道出血（56%）。因此，应全面进行鉴别诊断，鉴别诊断的内容应该包括妇科及非妇科因素。

■ 对于早孕期的阴道出血和（或）疼痛，鉴别诊断的内容如下。

➢ 先兆流产、不完全流产、完全流产和稽留流产。

➢ 绒毛膜下血肿。

➢ 早孕的生理性改变。

➢ 妊娠滋养细胞疾病。

■ 对于伴有或不伴有阴道出血的下腹部或盆腔痛者，应考虑以下情况。

➢ 附件扭转。

➢ 平滑肌瘤变性。

➢ 痛经。

➢ 子宫内膜异位症。

➢ 黄体囊肿出血。

➢ 盆腔炎性疾病，输卵管卵巢脓肿。

➢ 阑尾炎。

➢ 膀胱炎。

➢ 憩室炎。

➢ 炎性肠病。

➢ 肠易激综合征。

➢ 肾结石。

（三）解剖学因素

■ 98% 的异位妊娠位于输卵管，其中 70% 位于壶腹部，12% 位于峡部，11% 位于伞端，2% 位于间质部。在这些情况下，患者的临床表现和诊断检查将在很大程度上决定进一步的处理计划。这将在以下部分进一步讨论。

■ 异位妊娠在其他部位虽然罕见，但与产科并发症升高有关，因此，需要专业的治疗计划。这些部位包括卵巢、宫颈、腹腔、剖宫产瘢痕、子宫残角及宫内宫外复合妊娠。宫内宫外复合妊娠指囊胚同时在两个不同的部位种植，最常见的是宫腔内和输卵管的同时妊娠。

- 不明部位的妊娠是指患者虽有血清 hCG 的升高，但超声检查并未见妊娠迹象。在妊娠早期有疼痛和（或）出血的女性中，不明部位妊娠的发生率高达 20%。经进一步检查，其中 21% 为异位妊娠，53% 为自然流产，26% 为宫内妊娠[3]。在血流动力学稳定的患者中，可以观察 hCG 水平的趋势并反复进行超声检查，直到确定妊娠部位。然而，对于血流动力学不稳定或有腹膜体征的患者，诊断性腹腔镜是必要的。

（四）非手术治疗

- 处理异位妊娠有两种主要的非手术方法：包括期待治疗和药物治疗。

- 近 20% 的异位妊娠患者可通过期待治疗获得成功。期待治疗包括对 hCG 水平的连续监测，必要时行阴道超声，并对患者临床表现变化密切监测。很难预测哪些患者最适合期待治疗，因此，对于选择该种方案治疗的患者应充分告知其输卵管破裂及需要急诊手术的可能性。可以选择期待治疗的患者应无症状且能够严密随访。有研究表明，期待治疗的结局受初始的 hCG 水平的影响：当 hCG 基线水平＜ 1000U/L 时，90% 的异位妊娠能自行缓解，而当 hCG 基线水平＜ 2000U/L 时，仅有 60% 的异位妊娠能自行缓解。只要患者的 hCG 水平呈稳定持续下降趋势，患者就可以继续期待随访，直到 hCG 检测不到为止。如果 hCG 水平在任何时候出现上升

或平台期，应立即采取药物或手术治疗。

- 药物治疗包括甲氨蝶呤，它是一种叶酸拮抗剂，可使二氢叶酸还原酶失活，从而干扰 DNA 和 RNA 的合成。同期待治疗相似，最适合药物治疗的患者应无明显临床症状、血流动力学稳定，并能够配合随访。甲氨蝶呤的绝对禁忌证包括活动性肺结核或消化性溃疡、酒精中毒、哺乳期、血液学异常、肝肾功能异常、免疫缺陷和药物耐受不良。在开始甲氨蝶呤治疗前，应评估患者能否接受药物治疗，所有患者应进行全血细胞计数、血型、Rh 抗体筛查、血清肌酐、肝功能检查和经阴道超声检查。初始 hCG 水平低于 5000U/L、妊娠囊为 3 ～ 4cm，无胎心搏动者甲氨蝶呤治疗的成功率较高。甲氨蝶呤有几种给药方案，包括单剂量方案、二次剂量方案和多剂量方案（表 11-1）。大量的研究比较了甲氨蝶呤不同治疗方案的疗效。虽然单剂量给药及多剂量给药治疗均对异位妊娠有效（成功率分别为 88% 和 93%），但是有 Meta 分析指出，成功治疗异位妊娠通常至少需给药 2 次。无论选择何种方案，所有血清 hCG 水平适当降低的患者都需要每周测量 hCG 值，直至 hCG 无法检测出。hCG 降至正常平均需要 5 周的时间，最长需监测 15 周。如果患者 hCG 水平在最初测量后的第 4 ～ 7 天出现升高或稳定不降，则视为甲氨蝶呤治疗失败。与期待治疗相似，患者应了解输卵管破裂的警告信号和症状，以及必要时急诊手术的可能性。患者在接受甲氨蝶呤治疗时，应避免服用含叶酸的补充剂、非

表 11-1　甲氨蝶呤给药方案

方　案	甲氨蝶呤剂量	给药方案	监测表	追加剂量
单剂量方案	50mg/m² IM	第 1 天	第 1 天（基线），第 4、7 天	hCG 水平与基线相比降低≤ 15%
二次剂量方案	50mg/m² IM	第 1、4 天		
多剂量方案	1 mg/kg IM 0.1 mg/kg（四氢叶酸）	最多给 4 次，直至 hCG 水平较基线下降≥ 15%：第 1、4、5、7 天 第 2、4、6、8 天给四氢叶酸	第 1 天（基线），第 3、5、7 天	最多给 4 剂

甾体抗炎药、饮酒，避免过度暴露在阳光下，避免性交和剧烈的体育活动。研究表明，人体系统清除单剂甲氨蝶呤最长需 8 个月的时间。因此，在甲氨蝶呤治疗成功后，患者需严格避孕 3 ～ 6 个月。

- 在某些情况下，如宫颈、腹腔、剖宫产瘢痕或间质部的异位妊娠，可选择在超声或腹腔镜引导下直接向妊娠囊内注射药物。甲氨蝶呤（50mg/ml）、氯化钾（2mEq/ml）和高渗（50%）葡萄糖均可成功治疗异位妊娠，它们均因在异位妊娠部位有高的药物浓度而发挥作用。进行局部注射时，需先抽吸妊娠囊内容物，然后再注射以上提到的任何一种药物 10ml。在宫内宫外同时妊娠患者中，直接向异位妊娠囊内注射如氯化钾或高渗糖水可降低对同时宫内妊娠影响的风险。因甲氨蝶呤已知的致畸作用，此时应避免使用。

- 尽管资料有限，但单独使用子宫动脉栓塞术，或结合药物或手术的方法，已安全成功地用于治疗输卵管间质部、宫颈和剖宫产瘢痕部位妊娠。

二、影像学检查与其他诊断方法

- 对于大多数异位妊娠，可以通过定量的 hCG 水平和阴道超声快速诊断。血清黄体酮水平可能在妊娠活力不确定的情况下提供额外的信息。

- hCG 的定量可通过简单的抽血来评估，并且在黄体生成素（LH）高峰后 8d 就可以在母体血清中检测到其水平升高。在正常妊娠中，hCG 由合体滋养层细胞以可预测的方式产生，并在异位妊娠可能发生的时间段内呈线性增加。在 48h 内，如 hCG 水平升高至少 53% ～ 66%，则宫内妊娠的可能性大。并且 hCG 水平将以这种方式持续升高，直到在妊娠 8 ～ 10 周达到约 100 000U/L 的峰值。在 hCG 的连续监测中，偏离这一趋势仅表明妊娠异常，需进一步评估。

- 血清 hCG 的检测具有高度的敏感性和特异性，其最低检测阈值低于 5U/L。hCG 呈假阳性或假

阴性的情况非常罕见，然而，在 hCG 水平处于静止或持续升高的情况下需排除异嗜性抗体的存在，尿 hCG 阴性有助诊断。在可能发生多胎妊娠的患者中，如借助辅助生育技术受孕的女性，hCG 结果需要谨慎解释。在这些病例中，hCG 水平可能会高于预期的妊娠时间，并且不能通过超声检查得到可靠的结果。

- 经阴道超声可早在孕 4.5 ～ 5 周时发现妊娠囊，在 5 ～ 6 周时可看到卵黄囊，在 5.5 ～ 6 周时查见胎儿心脏搏动。将 hCG 水平与超声检查相结合有助于解释结果。一般来说，如已知受孕日期，在受孕后的 24d 或 hCG 水平在 1500 ～ 2000U/L（也称为区分区）时，通过超声可查见宫内妊娠的证据[6]。当超声在宫腔外发现有含有卵黄囊或胎芽的妊娠囊时，可明确诊断异位妊娠。有关异位妊娠的超声表现包括附件区混合回声包块、输卵管妊娠环、后穹窿游离液体，然而，仅这些证据尚不足以诊断宫外孕。当异位妊娠诊断不明确时，彩色和脉冲多普勒超声可协助诊断。随着妊娠进展，动静脉血流增加，这项技术有助于区别宫内假孕囊、宫腔妊娠、输卵管妊娠及卵巢或输卵管囊肿。

- 血清孕酮水平在妊娠期间逐步升高。当先前的检查结果不能确定诊断时，血清孕酮的评估有助于区分正常和异常妊娠。一般来说，孕酮水平 < 5ng/ml 提示无效妊娠，而 > 20ng/ml 提示妊娠存活。然而，这项界定的局限性在于其不能帮助确定妊娠部位。

- 既往后穹窿穿刺是在超声不能确定、临床高度可疑异位妊娠的背景下进行的。利用粗脊柱穿刺针自阴道后穹窿进入，抽取子宫直肠窝积液。当抽吸液符合腹腔内积血时，通常是输卵管妊娠破裂所致。这种检测方法在很大程度上已经不再应用，不仅因为它是有创的，还因为它对腹腔积血的敏感性和特异性不如阴道超声。

- 疑难诊断应作以下特殊考虑。
  - ➤ 输卵管外异位妊娠的诊断因其发生率较低，临床表现各异而非常具有挑战性。具体的用

以诊断间质部、卵巢、宫颈和剖宫产瘢痕部位的妊娠诊断标准见表 11-2。其他影像学检查如 MRI，可能有助于确定妊娠位置。

- Gracia 和 Barnhart[7] 开发了一种有用的算法来检测未知部位的妊娠。如果 hCG 水平高于区分区，并且超声不能识别妊娠，则可以进行诊刮术。如刮出物中无绒毛组织，并且 hCG 水平持续升高，则证实了异位妊娠的存在。如果 hCG 水平低于区分区，应重复测定 hCG 并进行阴道超声的随访。

三、术前准备

- 由于大多数患者已接受上述诊断性检查，因此，异位妊娠常可得以早期诊断，使得保留生育的手术在可控的方式下进行。因输卵管破裂大量腹腔内出血导致血流动力学不稳定的情况已非常罕见。

- 如患者病情不稳定，应行血细胞计数和血型检测，并进行交叉配血。用粗的静脉留置针开放两路静脉通路，静脉输液进行液体复苏，留置导尿管并监测尿量。

- 对于病情稳定，早期未破裂的异位妊娠患者，可计划行保留生育能力的输卵管造口术。然而，如输卵管受损严重或止血困难，经患者同意后可行输卵管切除术。

四、手术治疗

- 必须考虑患者的临床情况、实验室结果、超声检查结果和生育意愿决定最佳手术治疗方案。

- 在输卵管破裂的情况下，输卵管损伤往往无法修复，需要行患侧输卵管切除。重复异位妊娠、既往有同侧输卵管手术史、无法控制的术中出血或已完成生育的患者，也应行输卵管切除术。在最后一种情况下，可结扎对侧输卵管以避孕。

- 在临床情况稳定但不符合保守性手术指征的患者中，对那些希望生育、特别是对侧输卵管在手术中缺失或出现功能损害的患者可个体化实施输卵管造口术。

表 11-2　间质部、卵巢、宫颈、剖宫产瘢痕妊娠、腹腔异位妊娠的诊断标准

妊娠部位	患病率	诊断标准	影像学方法	治疗方法
间质部	异位妊娠中的 2%	• 妊娠囊偏离宫腔线，与其距离 > 1cm • 妊娠囊被一层厚度为 5～8mm 的薄层肌层所包围	超声、MRI	• 腹腔镜宫角切除 • 甲氨蝶呤（MTX）系统治疗 • 病灶直接注射
卵巢	异位妊娠中的 1%～3%	• 患侧具有正常的输卵管 • 妊娠囊（GS）位于卵巢 • 卵巢和妊娠囊通过卵巢固有韧带与子宫相连 • 组织学证实妊娠囊壁存在卵巢组织	超声	• 腹腔镜异位妊娠切除术 • 有病例报道可甲氨蝶呤（MTX）系统治疗
宫颈	在异位妊娠中 < 1%	• 妊娠囊低于宫颈内口 • 宫腔空虚 • 宫颈管扩张呈桶状	超声、MRI	• 甲氨蝶呤（MTX）系统治疗 • 病灶直接注射 • 伴或不伴子宫动脉栓塞术（UAE）的清宫术
剖宫产瘢痕	异位妊娠且有剖宫产史女性中的 6%	• 宫腔空虚 • 妊娠囊（GS）位于子宫前壁下段 • 妊娠囊（GS）与膀胱之间缺乏肌层或肌层菲薄	超声、MRI	• 腹腔镜、宫腔镜或清宫术 • 诊刮术 • 甲氨蝶呤（MTX）系统治疗 • 病灶直接注射 • 子宫动脉栓塞术（UAE）
腹腔	异位妊娠中的 1.5%	• 无具体标准，常见的情况是在膀胱和妊娠囊（GS）之间缺乏肌层	超声	• 根据孕周而定的腹腔镜探查或剖腹手术

五、手术步骤与技巧

（一）麻醉下查体

■ 全身麻醉后，应行轻柔的盆腔检查，以确定子宫的大小、活动度和位置，并评估附件是否丰满。在触诊附件时必须格外小心，因为如果对受累的输卵管施加过大的压力，可能会发生输卵管破裂。

（二）患者体位和无菌手术野的准备

■ 患者应取低截石位，使用腿架将双腿置于中间位置，将重量集中在双足跟处。手臂应用底单包裹收拢在患者的两侧。如患者过于肥胖，可使用护臂固定。在四肢受压处置软垫，以防神经受损。因肩托可能导致臂丛神经损伤，应避免使用。

■ 在摆体位过程中，须与麻醉医师沟通，以确保患者的静脉、脉搏、血氧和通气不受影响。

■ 应在患者下肢放置间歇性充气加压袜，以防止深静脉血栓形成。

■ 消毒腹部、大腿上部和阴道并铺单。

■ 一般不建议使用预防性抗生素。

（三）置入举宫器

■ 可置入举宫器以便暴露输卵管。首先，将双叶窥器置入阴道，单齿宫颈钳钳夹宫颈前唇，使子宫及宫颈处于一条直线。子宫探针确定宫腔的深度和子宫的方向。必要时可轻度扩张宫颈，插入举宫器，撤下宫颈钳和窥器。宫内宫外同时妊娠者不放举宫器，以免影响宫内妊娠。

■ 术中放置导尿管，以避免膀胱充盈。

■ 麻醉时放置的鼻胃管或胃管有助于胃部减压，避免在穿刺 Trocar 时损伤。

（四）进入腹腔

■ 放置 Trocar 的方式技巧很大程度上取决于外科医师的偏好和专业知识。

■ 传统上，选择从脐部开始进入，因其为腹壁最薄的部位。进入时需非常小心其下部的解剖结构，而且不同患者解剖结构也有所差异，这也决定了进入 Trocar 的安全角度。在瘦的患者中以 45° 进入，在肥胖的患者中 Trocar 以 90° 进入。并没有证据表明使用气腹针或光学 Trocar 可降低腹部入路并发症的发生率。此外，在 Trocar 穿刺部位行局部麻醉并没有明显减少术后不适。

■ 对于脐下前腹壁可能存在肠粘连者：如既往曾行腹部手术（特别是腹壁正中的开腹手术）或因盆腔炎、克罗恩病、阑尾破裂而导致盆腔感染的患者，可考虑从腹部左上象限进入。直径为 5mm 的 Trocar 置于左锁骨中线肋骨最低处。同样，必须插入鼻胃管行胃部减压。直视下确保脐部无粘连后从脐部进入直径 10mm 的 Trocar，以便组织取出。确认初始 Trocar 在腹膜内后，CO_2 建立气腹并将患者置于仰卧位。

■ 其他辅助 Trocar 穿刺前进行腹腔探查是非常必要的。应评估腹腔内是否存在粘连，检查腹腔解剖结构，确定腹壁下血管的走向。同时，用腹腔镜从内侧对腹壁进行透照，以识别和避免腹壁的浅表血管的损伤。

■ 腹腔镜直视下确定 2 个 5mm Trocar 的穿刺位置，每个腹壁下象限置 1 个 Trocar。

（五）输卵管造口术与输卵管切除术

■ 对于输卵管造口术，可先用无创钳钳夹受累的输卵管，然后将稀释的垂体加压素（每 100ml 生理盐水加入 20U）注入妊娠囊下方的输卵管系膜内（技术图 11-23）。在输卵管系膜的对侧，用单极电针切开一长度为 1 ~ 2cm 的直线切口（技术图 11-24 和技术图 11-25）。在妊娠囊部位轻微施压，以帮助挤出妊娠产物（技术图 11-26 和技术图 11-27）。这种方法优于直接用抓钳取出妊娠物，因为直接用抓钳取会更容易发生出血。妊娠物取出后，对输卵管缺损部位进行冲洗，尽量避免使用双极烧灼止血以限制热损伤（技术图 11-28 至技术图 11-31）。除非妊娠物自输卵管伞端突出，应避免将其自伞端挤出，因其比造口术对输卵管的损伤更大。输卵管切除术包括电凝切开输卵管峡部，连续电凝切开输卵管系膜。双极抓钳，如Kelppinger，可以与剪刀以及任何血管闭合器械一起使用。手术可以从近端到远端，也可以从远端到近端操作，这取决于哪个方法更为简单。最重要的是尽量靠近输卵管，以免影响卵巢血供而导致卵巢储备减少。

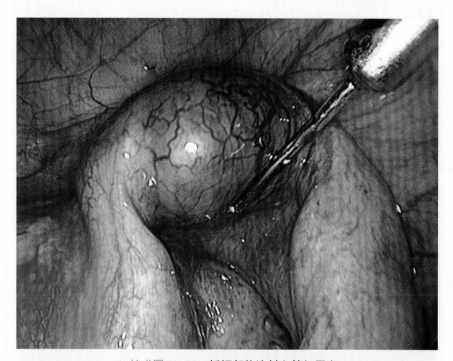

▲ 技术图 11-23　妊娠部位注射血管加压素

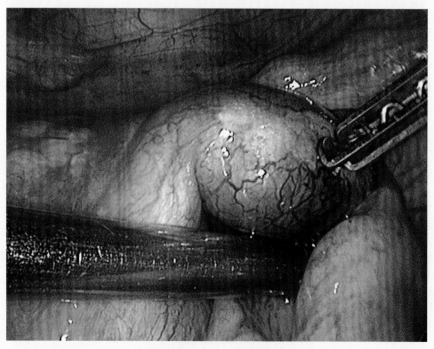

▲ 技术图 11-24　电凝表面血管

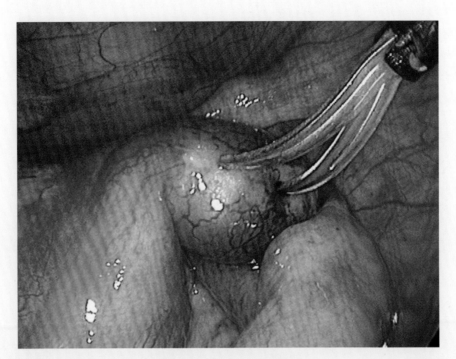

▲ 技术图 11-25 切开输卵管

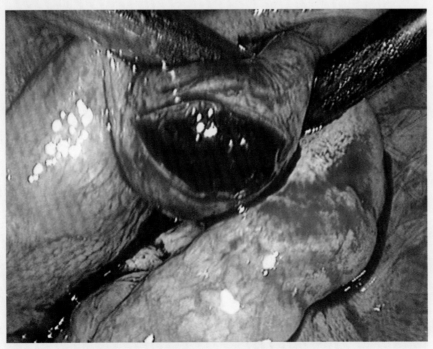

▲ 技术图 11-26 暴露妊娠物

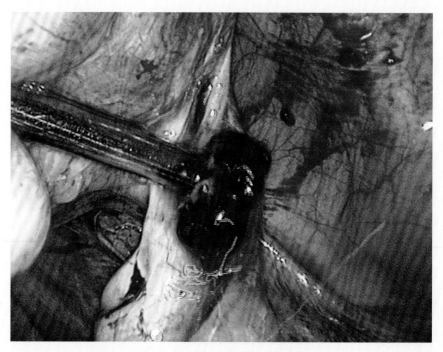

▲ 技术图 11-27　准备取出妊娠物

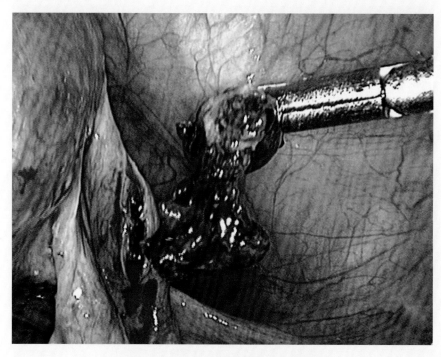

▲ 技术图 11-28　从输卵管内取出妊娠物

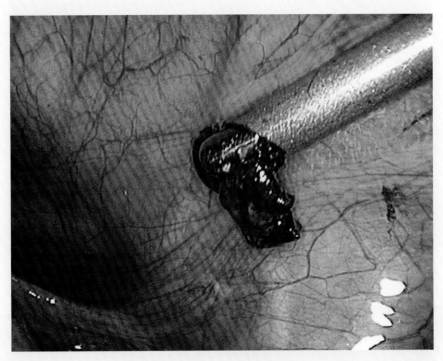

▲ 技术图 11-29 取出标本

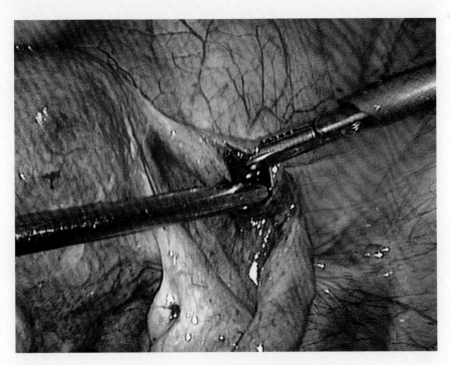

▲ 技术图 11-30 冲洗输卵管

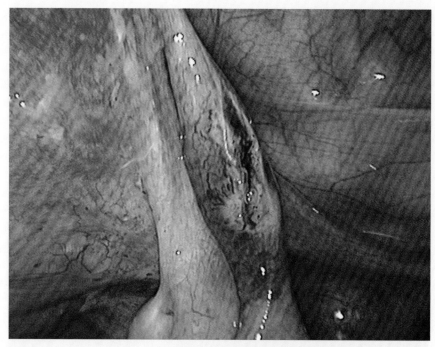

▲ 技术图 11-31　在手术结束时对输卵管进行最后的检查

（六）取出标本

■ 将标本放入标本袋后，直接自 10mm 的脐部穿刺口取出，要避免任何妊娠物残留，残留妊娠物可能重新获得血供而继续生长。

（七）手术结束

■ 充分冲洗盆腹腔并吸出冲洗液。必要时双极电凝确保充分止血。确保取出所有的妊娠物，否则可能会导致持续性宫外孕。可降低腹腔内压力，以确保在较低的腹腔内压下不发生出血。

■ 脐部 10mm 穿刺口处的筋膜必须用延迟可吸收缝线缝合。脐部筋膜以及其他任何大于 8mm 的穿刺口需用延迟可吸收线缝合，以避免切口疝的形成。

■ 释放气腹，确保尽可能地将 CO_2 气体从腹腔排出，以使患者术后舒适。取出所有手术器械。

■ 皮肤切口可以用延迟可吸收缝线皮内缝合或用组织黏合剂闭合。

六、术后护理

■ 若手术操作简单，且患者术后恢复良好，手术当天可出院。如果患者曾发生大出血，需住院观察患者生命体征并进行连续血常规检查。

■ 如患者感觉良好，则可恢复至术前的饮食及活动。

■ 必要时，应给予 Rh（D）免疫球蛋白。

■ 如实施输卵管造口术，应每周随访 hCG 水平，直到阴性。可考虑使用一剂甲氨蝶呤（50mg/m²）来降低持续性滋养细胞疾病的风险。

■ 应告知患者采取避孕措施避免意外怀孕，待其 hCG 降至阴性并且月经恢复后再计划妊娠。

■ 应告知患者目前再次患异位妊娠风险较高，一旦发现妊娠，需立即进行密切随访。

七、预后

■ 异位妊娠史是再次异位妊娠的重要危险因素，约 15% 的患者会再次发生异位妊娠。按治疗方案分层分析，输卵管造口术的再次宫外孕率高于输卵管切除术和单剂量甲氨蝶呤方案（分别为 15%、10% 和 8%）[8]。据估计，不管采取过任何术式，60% 具有异位妊娠史的患者均可成功妊娠。

八、并发症

- 处理异位妊娠时的主要并发症与手术本身的风险有关，包括对麻醉的反应、出血、感染和其他器官（如肠道或膀胱）的意外损伤。

- 下述情况下未能完全去除异位妊娠组织的风险较高，包括妊娠早期进行手术、妊娠囊直径较小、发生输卵管破裂、输卵管造口术操作困难及术后冲洗不充分[10]。对于输卵管造口术，持续宫外孕的风险为 3% ～ 20%。如果腹腔内残留有滋养细胞，则患者 hCG 水平可能持续升高，可通过术后使用单次剂量的甲氨蝶呤来处理。

参考文献

[1] Alsuleiman SA, Grimes EM. Ectopic pregnancy: a review of 147 cases. *J Reprod Med.* 1982;27:101–106.

[2] Bouyer J, Coste J, Fernandez H, Pouly JL, Job-Spira N. Sites of ectopic pregnancy: a 10 year population-based study of 1800 cases. *Hum Reprod.* 2002;17:3224–3230.

[3] Barnhart KT, Gosman G, Ashby R, Sammel M. The medical management of ectopic pregnancy: a meta-anlysis comparing "single dose" to "multidose" regimens. *Obstet Gynecol.* 2003;101:778–784.

[4] Menon S, Colins J, Barnhart KT. Establishing a human chorionic gonadotropin cutoff to guide methotrexate treatment of ectopic pregnancy: a systematic review. *Fertil Steril.* 2007;87:123–127.

[5] Barnhart KT, Sammel MD, Takacs P, et al. Validation of a clinical risk scoring system, based solely on clinical presentation, for the management of pregnancy of unknown location. *Fertil Steril.* 2013;99(1):193–198.

[6] Kadar N, Bohrer M, Kemmann E, Shelden R. The discriminatory human chorionic gonadotropin zone for endovaginal sonography: a prospective, randomized study. *Fertil Steril.* 1994;61(6):1016–1020.

[7] Gracia CR, Barnhart KT. Diagnosing ectopic pregnancy: decision analysis comparing six strategies. *Obstet Gynecol.* 2001;97(3):464–470.

[8] Yao M, Tulandi T. Current status of surgical and nonsurgical management of ectopic pregnancy. *Fertil Steril.* 1997;67(3):421–433.

[9] Mol F, van Mello NM, Strandell A, et al. Salpingostomy versus salpingectomy in women with tubal pregnancy (ESEP study): an open-label, multicenter, randomized controlled trial. *Lancet.* 2014;383(9927): 1483–1489.

[10] Seifer DB, Gutmann JN, Grant WD, Kamps CA, DeCherney AH. Comparison of persistent ectopic pregnancy after laparoscopic salpingostomy versus salpingostomy at laparotomy for ectopic pregnancy. *Obstet Gynecol.* 1993;81:378–382.

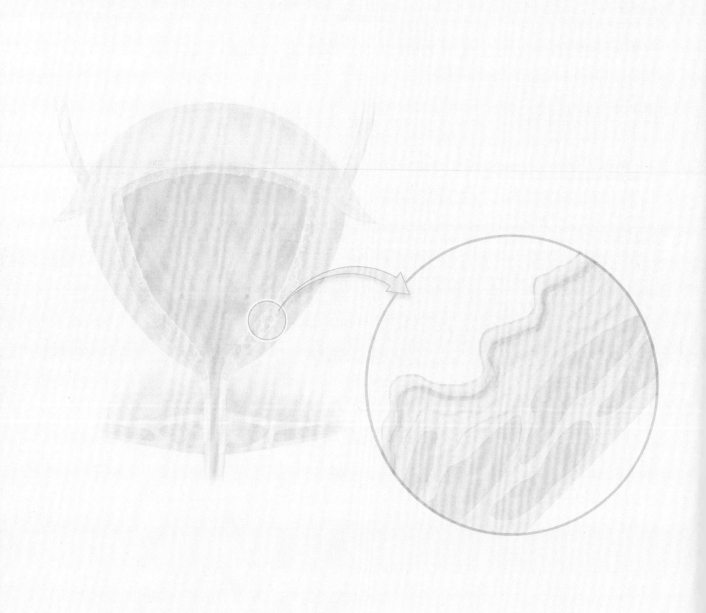

第六篇

子宫内膜异位症手术
Surgical Management of Endometriosis

第12章

卵巢和腹膜子宫内膜异位症手术

Surgery for Ovarian and Peritoneal Disease

M. Jean Uy–Kroh　Tommaso Falcone　著

李泽丽　译

姚　颖　校

妇科手术技巧
妇科学

**Operative Techniques in
Gynecologic Surgery**
Gynecology

246

一、总体原则

（一）定义

- 子宫内膜异位症是一种慢性、良性的雌激素依赖性疾病，以盆腔痛和不孕为特征，激素抑制和手术治疗有效。确诊需留取异位病灶送病理组织检查，病理切片可见子宫内膜腺体和间质。异位子宫内膜常见于盆腔腹膜、腹腔和盆腔器官，也可见于远隔部位如胸腔，发病机制目前仍不明确。

（二）鉴别诊断

- 盆腔粘连、盆腔炎性疾病、排卵痛、慢性盆腔痛、恶性肿瘤及出血性卵巢囊肿。

（三）非手术治疗

- 确诊子宫内膜异位症的唯一方法是在手术时取活检，一旦活检病理证实异位子宫内膜组织，推荐保守性非手术治疗如口服避孕药和非甾体类抗炎药来抑制排卵和缓解疼痛，亦可应用其他药物，如孕激素、促性腺激素释放激素（Gonadotropin–Releasing Hormone，GnRH）激动药及芳香化酶抑制药。对于此类慢性疾病，应以非手术治疗为基础配合手术治疗。

二、影像学检查与其他诊断方法

通过窥器检查偶尔能够发现阴道病灶，经活检可证实阴道子宫内膜异位症。但多数情况下盆腔检查结果并不特异，如子宫活动欠佳、触及附件区肿物、直肠阴道隔及子宫骶韧带结节等，均有一定的提示意义。

- 经阴道超声检查是鉴别卵巢子宫内膜异位囊肿的重要影像学手段（图 12-1）。直肠子宫内膜异位症亦可通过经阴道超声发现，如果辅以直肠造影诊断更加清楚，但需要经验丰富的超声科医生和较高的放射学专业水平。

- 小的子宫内膜异位囊肿可通过间隔至少 6 ～ 8 周的腹部或经阴道超声识别，以鉴别于此期间逐渐退化的出血性黄体囊肿。直径为 4 ～ 5cm

或更大的子宫内膜异位囊肿通常由其特征性的均质回声来诊断（图 12-2）。低回声囊肿可显示为弥漫性低回声，伴有分隔和多房，重复检查也不会有变化。

- 磁共振成像（MRI）与肠造影用于超声检查结果不明确，或临床病史提示侵及肠道或膀胱的深部浸润型子宫内膜异位症患者。

- 不推荐进行计算机断层扫描（CT）检查。

- 对于渴望保留生育力、患有不孕症、年龄在 35 岁或以上，或有卵巢子宫内膜异位囊肿的患者，在生育咨询时可行血清抗苗勒管激素水平检查。

- 子宫内膜异位症目前还没有可靠的血清标记物，某些患者血清 CA125 水平升高，但一般只在高度怀疑恶性时才推荐检测。

三、术前准备

- 麻醉后检查盆腔，确定子宫位置、有无骶韧带结节或附件肿块，这些可能影响切口大小以及腹腔镜 Trocar 置入的位置。

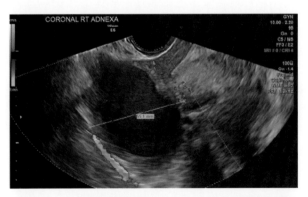

▲ 图 12-1 经阴道超声显示 5.5cm 的子宫内膜异位囊肿

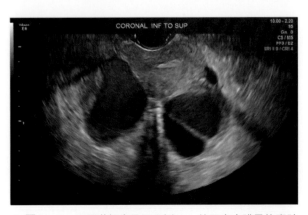

▲ 图 12-2 经阴道超声显示双侧 5cm 的子宫内膜异位囊肿

- 30°或45°的腹腔镜能获得更好的手术视野，尤其是较大的附件区肿物。
- 当行广泛的盆腔侧壁粘连松解或输尿管粘连松解时需行膀胱镜检查。术中静脉注射靛胭脂或10%荧光素钠，或术前口服非那吡啶，通过让尿液显色可以更好地识别输尿管口的喷尿。

四、手术治疗

- 手术指征包括为获取组织学诊断、经药物治疗无效的疼痛、存在药物治疗禁忌证、导致泌尿生殖道或胃肠道梗阻的深部浸润型病灶、可疑附件恶性肿物、提高可能由于子宫内膜异位囊肿导致不孕患者的受孕率及治疗有慢性疼痛症状且有妊娠要求的不孕患者。
- 尽管子宫内膜异位症具有许多类似恶性肿瘤的生物学特性（需组织活检确诊、手术分期、容易复发而非疾病持续状态），但需牢记其为一种良性的慢性疾病。恶性肿瘤的手术原则如切除和减瘤，可能会损害患者的健康，所以子宫内膜异位症手术一定要慎重和适度。不鼓励可能导致严重并发症或身体功能下降的过度手术治疗。
- 当子宫内膜异位症侵及易受损伤和破坏的组织如卵泡时，子宫内膜异位症病灶消融可能更为合适。
- 对于育龄期妇女而言，理想的治疗方式需要平衡无意中破坏卵泡和减少囊肿复发两者的关系。
  - 目前子宫内膜异位囊肿的手术治疗方式在很大程度上受一篇 Cochrane 综述的影响。该综述表明，对于 > 3cm 的子宫内膜异位囊肿，与囊肿切除相比，双极电凝消融的复发率更高。
  - 最近的研究表明，囊肿开窗引流及异位内膜组织电凝气化可能可以在不增加复发率也不影响受孕的基础上更好地保留窦卵泡。
  - 在尚无随机前瞻性研究证实上述观点时，手术医师应再三考虑手术技术在充分治疗有症状的病灶和生育力保护间的平衡。
- 子宫内膜异位囊肿和腹膜子宫内膜异位症手术的关键之一都是从正常组织中识别和分离病灶。
- 手术目的是最重要的，同时决定了手术干预程度。

对部分患者来说，切除盆腔病灶以排除恶性已达手术目的，而其他患者则需要恢复解剖形态，切除深部浸润型子宫内膜异位病灶。

（一）体位

- 采用低膀胱截石位，请参见第 5 章。
- 腹腔镜：包裹患者双臂置于体侧，四肢垫棉垫加以保护，双腿自然分开搭在可调节腿架上，暴露会阴，以便于举宫操作。

（二）方法

腹腔镜微创手术是子宫内膜异位症的首选手术方式。经验丰富的腹腔镜手术医师可以安全地进行广泛的粘连松解、子宫内膜异位病灶的切除和消融。

五、手术步骤与技巧

（一）子宫内膜异位囊肿切除术

1. 识别解剖标志

- 先进行腹腔镜探查以识别解剖标志。这对失去正常解剖结构的患者尤其重要。
  - 双侧的脐内、外侧韧带有助于定位解剖间隙，确保安全解剖（技术图 12-1）。松解粘连并暴露输尿管。

2. 切开子宫内膜异位囊肿表面最薄处的卵巢皮质

- 见技术图 12-2。

3. 松解卵巢皮质与纤维化囊壁间的粘连，必要时行囊肿减压术

- 见到特征性的陈旧血液或"巧克力样囊液"排出时，表明已进入囊肿内，且囊内容物已排出，囊内压随之减小（技术图 12-3）。

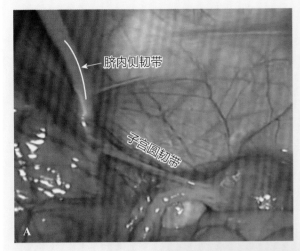

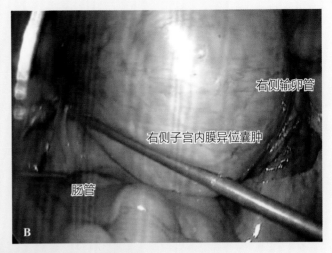

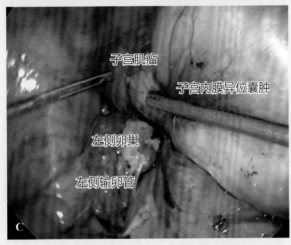

▲ 技术图 12-1　识别解剖标志

A. 脐内侧韧带内含闭锁的脐动脉，并指向髂内动脉前干分支，脐外侧皱襞内含腹壁下血管；B. 失去正常解剖结构的子宫内膜异位囊肿、右侧输卵管和肠管；C. 子宫内膜异位囊肿、子宫肌瘤及左侧附件

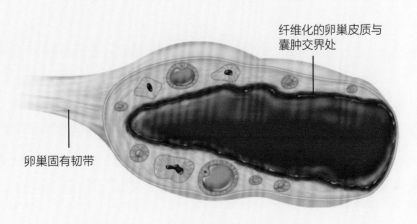

▲ 技术图 12-2　子宫内膜异位囊肿及纤维化囊壁

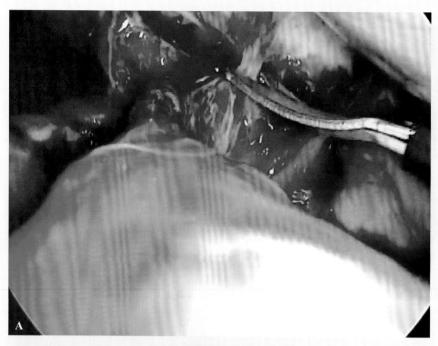

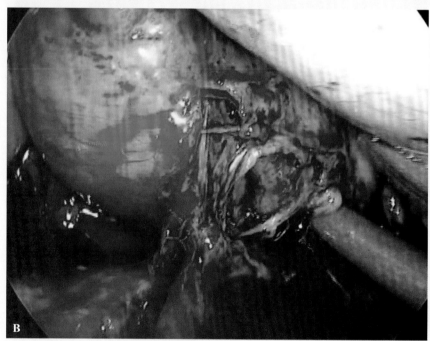

▲ 技术图 12-3　松解粘连，必要时行囊肿减压术

A. 识别并切开较薄的卵巢皮质，暴露子宫内膜异位囊肿；B. 排出囊液，减小囊内压

4. 识别并钝性分离囊壁与卵巢皮质

- 为减少卵泡破坏，应小心地、有控制地朝相反的方向分别牵拉囊壁和卵巢组织（技术图 12-4A）。较大的囊肿可将卵巢囊肿内面外翻以便进一步分离。

- 应避免强行分离组织导致卵泡"剥离"。

- 子宫内膜异位囊肿的囊壁厚而白，并与卵巢组织相互粘连。只要在囊壁与卵巢皮质的间隙内进行钝性分离，就能很快将囊壁分离（技术图 12-4B 和 C）。

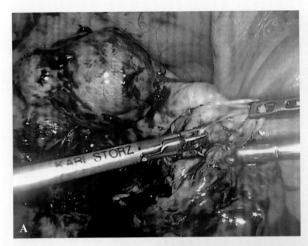

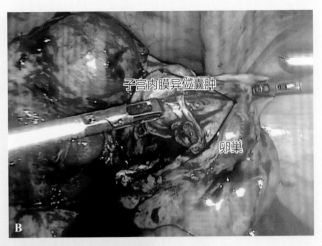

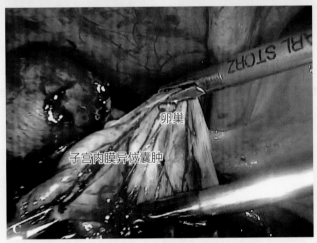

▲ 技术图 12-4 识别并钝性分离囊肿

A. 识别并钝性分离囊肿与卵巢皮质；B. 子宫内膜异位囊肿的囊壁厚而白，且与卵巢组织中度粘连；C. 反向牵拉，沿着病灶与正常组织的间隙轻轻分离组织

5. 气化致密粘连灶

■ 当存在致密粘连，钝性分离困难时，用等离子能量气化致密的粘连灶（技术图 12-5）。

➤ 手持器械应与粘连部位垂直并相距 2～3mm。

■ 根据上述原则继续剥除囊壁。

➤ 低功率双极电凝卵巢门周围纤维粘连，然后用剪刀剪开。

6. 止血

■ 只电凝活动性出血点，避免大面积电凝卵巢皮质表面（技术图 12-6）。

➤ 手持器械应与组织垂直并相距 8～10mm。

■ 卵巢门附近血管较多。

➤ 应用双极电凝处理血管。

7. 剥除囊壁，冲洗并检查创面（技术图 12-7）

（二）腹膜子宫内膜异位症切除术

1. 识别解剖标志

■ 定位血管和输尿管并注意它们与病灶的距离。松解粘连，游离输尿管。评估异位病灶的浸润程度。

2. 抓持并牵拉腹膜的异位病灶

■ 只需要抓持薄薄的腹膜层即可。

3. 用腹腔镜手术剪或射频能量或等离子能量切开腹膜

■ 可以通过气腹分离组织（技术图 12-8）。

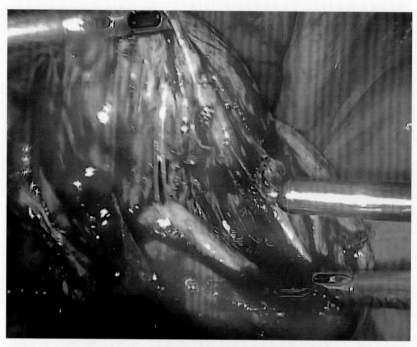

▲ 技术图 12-5　气化或消融粘连灶，不要强行剥离组织

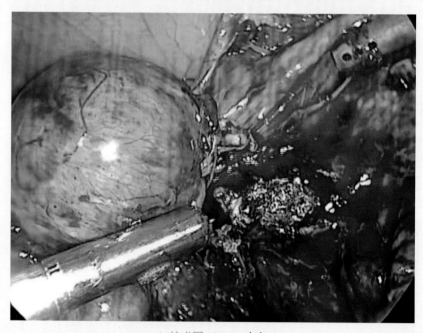

▲ 技术图 12-6　止血

4. 再次牵拉病灶组织将其与盆壁腹膜分离，最后处理浸润最深的区域 / 结节

■ 助手可用腹腔镜抓钳进行反向牵拉促进分离（技术图 12-9）。

5. 一旦分离，应抓住结节以暴露更深的纤维附着点

■ 分离病灶与周围正常组织，切除病灶。

■ 腹壁子宫内膜异位症病灶的附着方式可能非常致密，亦可能是稠厚附着样粘连。

6. 建议用低能量射频、等离子或非热能止血剂进行止血

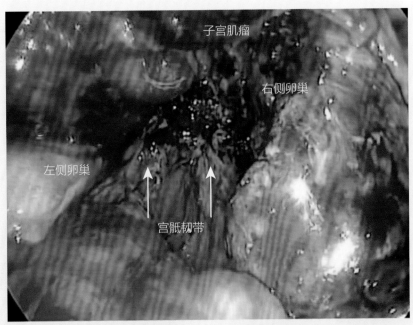

▲ 技术图 12-7 冲洗并检查创面

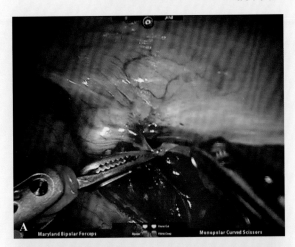

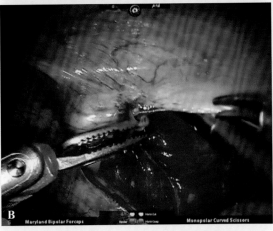

▲ 技术图 12-8 通过气腹分离组织

A. 切开腹膜；B. 通过气腹分离组织

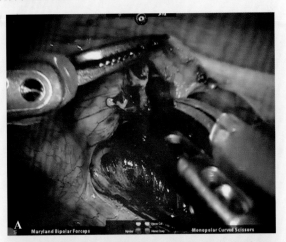

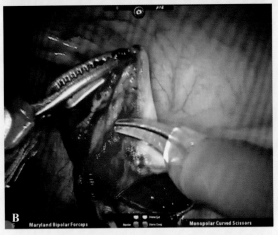

▲ 技术图 12-9 反向牵拉，促进分离

A. 牵拉病灶与盆壁腹膜分离；B. 用腹腔镜抓钳进行反向牵拉促进分离

六、经验与教训

○ 熟知盆腔血管与韧带及腹膜皱襞的解剖关系。当失去正常解剖结构时，熟悉重要的结构及其毗邻组织将有助于安全的组织分离。例如：

- 通过牵拉子宫圆韧带识别腹股沟管深环，其前内侧是髂外动脉的分支腹壁下动脉（包含在脐外侧皱襞内）。
- 沿着脐内侧韧带，越过它与子宫圆韧带的交叉处可找到髂内动脉前干分支。

✖ 不要仅依靠子宫和附件作为解剖标志。也可通过脐正中韧带、脐内侧韧带识别盆腔结构，进而识别输尿管和血管。

○ 注意识别，避免切开卵巢门，过早切开会导致手术刚刚开始即大量出血，这将使子宫内膜异位囊肿切除手术变得十分复杂。

✖ 突然的急性出血不仅会阻碍手术视野、延长手术时间，同时也会损害患者的健康。因此，应立即用等离子或双极电凝止血。

○ 抓持并牵拉腹膜组织，同时用钝性器械在对侧进行反向牵拉，沿着病灶与正常组织的间隙钝性分离，能够减少出血。

✖ 避免对腹膜组织进行水分离，因为它会使组织间隙变模糊，不利于组织切除。

○ 切开后，通过气腹分离未瘢痕化的腹膜组织，创造一个无血管的组织间隙区。

七、术后护理

- 子宫内膜异位囊肿和腹膜子宫内膜异位症切除术的术后护理与其他腹腔镜手术相似。即刻的术后镇痛应包括麻醉性镇痛药，并配合粪便软化剂和非甾体类抗炎药物。

- 所有患者均应采取二级预防，通过术后药物缓解持续性症状，降低复发率。可选用的药物包括各种口服避孕药、孕激素、GnRHa、芳香化酶抑制药、达那唑及激素缓释的宫内节育器等。

八、预后

- 由于术后子宫内膜异位囊肿非常容易再次形成，因此，不主张仅通过切开引流处理囊肿。有 2 项随机研究表明，腹腔镜子宫内膜异位囊肿切除术后患者痛经、性交痛、非经期盆腔痛及异位囊肿的复发率降低，是目前首选的手术方式。与单纯消融术相比，腹腔镜子宫内膜异位囊肿切除术患者再手术率下降。

- 对于渴望怀孕、术前生育力低下的患者来说，子宫内膜异位囊肿切除术后患者自然受孕率有所增加。

- 利用新技术如等离子能量进行囊肿消融是有一定前景的，但仍需随机试验的结果及进一步研究。

- 据报道，子宫内膜异位囊肿的复发率在 6% ～ 17%。术后持续服用口服避孕药的患者复发率可从 29% 降至 8%，而周期性服用的患者复发率只能降到 15%。

九、并发症

- 术中对正常卵巢组织的破坏更加突出了外科手术技术和专业知识的重要性。病理标本证实，正常卵巢组织常与囊肿壁一起被切除，且囊肿越大，正常卵巢组织被切除的越多。

- 根据需要选择压迫、缝扎、血管夹或双极电凝来控制急性出血。大动脉出血不能单靠局部止血剂止血，如果出血多且难以控制，可能需要切除卵巢。

➤ 糟脆组织的局部出血能通过止血剂控制，如氧化纤维素、凝血酶、纤维蛋白封闭剂和微孔多聚糖止血球。建议小心合理地使用这些制剂，因为有可能会引起盆腔炎播散和肠梗阻。

■ 输尿管损伤可能会在术后即刻发现，但如果是热损伤可能需要 2 周才能发现。如果能够熟练掌握输尿管松解术，可以很好地避免直接损伤、穿刺损伤或者热损伤。术中行膀胱镜检查能在一定程度上检查输尿管完整性，同时评估膀胱情况。

■ 肠道的热损伤通常在术后 3～5d 出现明显症状，再次手术入路需要根据患者情况决定，开腹手术可能更能减少污染和并发症发生。

参考文献

[1] American College of Obstetricians and Gynecologists. Practice bulletin no. 114: management of endometriosis. *Obstet Gynecol.* 2010;116:223–236.

[2] Falcone T, Lebovic DI. Clinical management of endometriosis. *Obstet Gynecol.* 2011;118(3):691–705.

[3] Hart R, Hickey M, Maouris P, Buckett W, Garry R. Excisional surgery versus ablative surgery for ovarian endometriomata: a Cochrane Review. *Hum Reprod.* 2005;20(11):3000–3007.

[4] Practice Committee of the American Society for Reproductive Medicine. Treatment of pelvic pain associated with endometriosis: a committee opinion. *Fertil Steril.* 2014;101:927–935.

[5] Shakiba K, Bena JF, McGill KM, Minger J, Falcone T. Surgical treatment of endometriosis: a 7-year follow-up on the requirement for further surgery. *Obstet Gynecol.* 2008;111:1285–1292.

非妇科器官及盆腔外子宫内膜异位症手术

Endometriosis of Nongynecologic Organs and Extrapelvic Sites

M. Jean Uy–Kroh   Tommaso Falcone   著

张　曦　译

姚　颖　校

妇科手术技巧
妇科学

**Operative Techniques in
Gynecologic Surgery**
Gynecology

256

一、总体原则

（一）定义

子宫内膜异位症是指子宫内膜腺体和间质出现在子宫体以外的部位。异位病灶多种多样，可以浅表种植，或者深层浸润多种器官和系统如胃肠道、泌尿道、呼吸道和骨骼肌肉系统。

（二）鉴别诊断

- 良性肿瘤。
- 恶性肿瘤。
- 膀胱过度活动症。
- 膀胱疼痛综合征。
- 肠易激综合征。
- 炎症性肠病。
- 肌筋膜痛。

（三）非手术治疗

- 非手术治疗的方法包括激素抑制治疗，如口服避孕药、孕激素疗法或左炔诺孕酮宫内缓释系统、促性腺激素释放激素拮抗剂和超说明书用药的芳香化酶抑制药。以上治疗可缓解疼痛并缩小病灶，然而许多患者即使接受了最佳治疗，也可能因病灶纤维化和浸润而持续疼痛。物理治疗和疼痛管理或可缓解症状。很多患者会由于顽固性疼痛及无法除外恶性肿瘤而接受手术切除，术后行病理明确良性子宫内膜异位症的诊断。

- 膀胱子宫内膜异位症可考虑试验性药物治疗。如考虑有尿路梗阻，应行肾造瘘或放置输尿管支架。对于有症状的患者，如出现外源性梗阻、存在非手术治疗禁忌证或输尿管膀胱吻合对治疗有益等则是手术治疗的适应证。

- 子宫内膜异位病灶种植引起的肠梗阻、输尿管狭窄和气胸往往需要在缓解症状（置入胃管、输尿管支架和胸腔引流管）的同时紧急手术，并进行药物治疗，监测血电解质、肾功能和呼吸功能。

- 无论病灶位置如何，术后均推荐长期激素抑制治疗。

- 无症状的盆腔外或非妇科器官病灶，在组织学确诊为子宫内膜异位症后，不需要手术治疗，可通过药物治疗管理。对于有可能进展为侵袭性疾病的严重病变患者可通过影像学检查进行随访。

- 相反，有症状但未经组织学确诊的子宫内膜异位症患者，以及影像学提示子宫内膜异位病灶的患者，需要腹腔镜行组织活检以明确诊断。切除术前需要综合考虑患者生活质量、并发症和病灶的压迫症状。通过组织病理学证实子宫内膜异位症是避免对恶性肿瘤进行不恰当药物治疗的关键。

二、影像学检查与其他诊断方法

- 子宫内膜异位囊肿常伴 CA125 等肿瘤标志物升高。因此，我们不推荐对于腹膜浸润超过 5mm 的深部浸润型子宫内膜异位症和具有典型表现的腹膜外子宫内膜异位症患者查上述肿瘤标志物。

- 如果患者病史提示膀胱黏膜受累可能，需在术前行膀胱镜检查。

- 小肠镜和结肠镜很少提示黏膜内或穿透黏膜的子宫内膜异位病灶，但对于鉴别肠道疾病、可疑恶性肿瘤和子宫内膜异位症继发肠道结构改变十分重要。

- 经阴道和经腹超声可发现累及直肠乙状结肠和膀胱的子宫内膜异位症，但需要有经验的超声科医师诊断。

- 计算机断层扫描（CT）对评估盆腔包块和输尿管梗阻有价值，但不适用于评估盆腔软组织。相较而言，术前更推荐应用磁共振（MRI）及小肠造影对盆腔软组织进行评估（图 13-1 至图 13-4）。

三、术前准备

- 门诊查体是发现前腹壁子宫内膜异位病灶简便易行的方法，但患者可能会由于不适、查体不配合导致检查不满意。

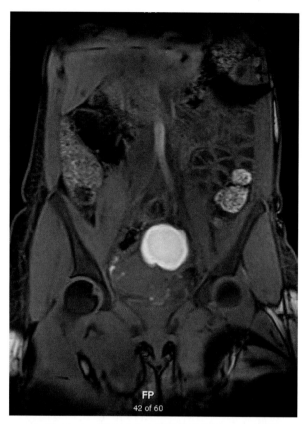

▲ 图 13-1　膀胱子宫内膜异位结节的 MRI 图像

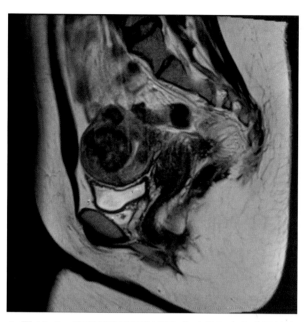

▲ 图 13-3　直肠子宫陷凹封闭和分叶状子宫内膜异位病灶，直肠宫颈病变的 MRI 图像

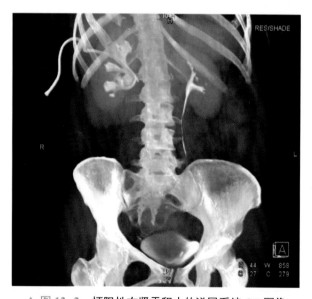

▲ 图 13-2　梗阻性右肾盂积水的泌尿系统 CT 图像

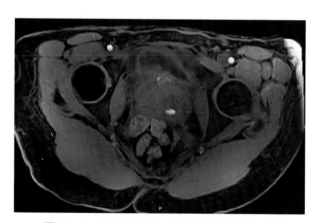

▲ 图 13-4　直肠宫颈子宫内膜异位症的 MRI 图像

- 窥器检查偶可发现易取活检的深色子宫内膜异位病灶。如病灶位于阴道黏膜深层，因其可能与直肠相通，不宜在门诊进行侵入性活检。
- 强烈推荐此类患者就诊于三级医院，由对非妇科器官子宫内膜异位症有经验的外科专家进行综合诊治。子宫内膜异位症可能出现在妇科医师不熟悉的手术解剖位置，尽管病灶非常顽固，但仍为良性病变，不应按恶性病变处理，否则会增加不孕的风险、施加不必要的干预和增加手术相关风险。手术可能导致多种已知的并发症，处理不当甚至有生命危险。即使手术非常

- 需要通过直肠阴道检查发现增厚组织、包块和结节。若患者能够耐受双合诊，可通过检查发现后倾固定的子宫、直肠子宫陷凹和阴道后穹窿不规则结节或触痛。

成功，患者往往需要后续药物辅助治疗以减轻术后并发症。

- 腹膜外子宫内膜异位症患者的药物和手术综合管理，需要在医疗人员和资源配备齐全、能够为患者提供完善医疗服务的大型医疗中心进行。
- 多学科诊疗团队应当包括来自泌尿外科、普外科、肛肠科、成形科、胸外科和疼痛科等科室的成员。
- 腹膜以外的子宫内膜异位症的手术目的在于去除异位病灶、松解粘连和恢复脏器功能。根据患者年龄和是否有生育要求，亦可考虑同时行全子宫双附件切除。

四、手术治疗

（一）非妇科器官及盆腔外子宫内膜异位症分类

1. 泌尿系统：膀胱和输尿管

- 有 0.3% ～ 6% 的子宫内膜异位症会累及泌尿系统。子宫内膜异位症最常见的泌尿系统累及部位为膀胱（84%）、输尿管（15%）、肾（4%）和尿道（4%）。
- 临床表现包括血尿、膀胱或耻骨上疼痛、排尿困难、尿频及腰痛，多为持续性或周期性，以月经期为著。
- 影像学检查可提示膀胱壁局部增厚、水肿或包块。膀胱镜可确诊是否有黏膜受累。
- 输尿管外源性压迫主要由腹膜纤维化引起。输尿管内源性压迫往往由子宫内膜异位病灶种植于输尿管肌层引起。
- 若出现肾盂积水，通常需要行输尿管切除术。

2. 消化系统：肠道和直肠

- 子宫内膜异位症中，病灶位于直肠宫颈或肠道的占 5% ～ 12%，往往并发其他部位子宫内膜异位症。最常见的部位为直肠和乙状结肠，其次是阑尾和小肠 / 回肠。
- 临床表现可有痛经、性交痛、腹胀、便秘、腹泻、排便困难和便血。
- 根据解剖位置不同，肠道子宫内膜异位症可以分为两类：直肠宫颈病变和直肠乙状结肠近端的肠壁病变。
  - ➤ 直肠宫颈病变往往需要行子宫骶韧带切除术和（或）直肠子宫陷凹粘连松解术。
  - ➤ 直肠结节切除或直肠局部切除对疼痛的缓解可能等同于直肠节段性切除的效果，而且术后胃肠道并发症更少。
- 一般而言，肠管切除范围取决于子宫内膜异位症病灶大小、浸润深度和周围组织受累情况。应在保留功能的基础上以最小的范围根除病灶。
  - ➤ 以下情况下行肠管部分切除（盘状切除）。
    - 单一病灶 < 3cm。
    - 位于直肠或乙状结肠的病灶累及肠壁环周不超过 60%。
  - ➤ 有以下情况之一行节段性肠切除术：
    - 深部浸润达到肌层。
    - 单一病灶超过 3cm 或有多个结节。
- 阴道后穹窿和侧盆壁腹膜需要整块切除以清除所有子宫内膜异位症病灶。

3. 骨骼肌肉系统 / 前腹壁

- 剖宫产等手术操作导致子宫内膜播散，可发生医源性子宫内膜异位症。手术过程中，内膜组织可从宫腔内逃逸并在筋膜、肌肉和腹壁脂肪等手术可能暴露的组织表面种植。骨骼肌肉和腹壁子宫内膜异位症的预防、病因以及最佳治疗仍处于未知。未来研究应关注复发率、手术切缘切净率和降低复发率的手术方法等方面。
- 临床表现：周期性或持续性腹痛，往往在既往手术切口或腹腔镜穿刺口附近可触及腹壁包块。
- 75% 的患者主诉月经期及其前后出现腹痛，且有剖宫产史。
- 就诊患者年龄多为 30—40 岁，且就诊前数月至数年曾接受手术。包块大小平均为 4cm，常误诊为切口疝或血管瘤。
- CT 和 MRI 检查可提示特征性病灶（图 13-5 和图 13-6）。

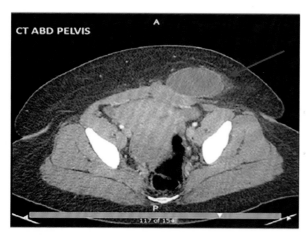

▲ 图 13-5　腹壁子宫内膜异位症，盆腔 CT 图像

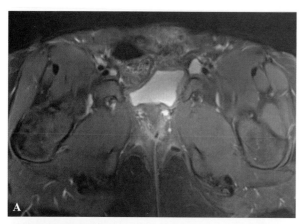

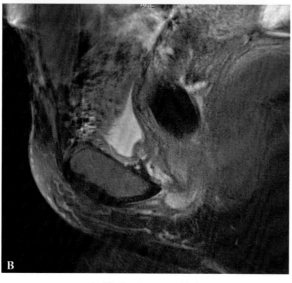

▲ 图 13-6　MRI 检查

A. 分叶状子宫内膜异位病灶浸润膀胱浆膜，前方为左侧腹直肌，MRI 冠状位平扫（参见技术图 13-38）；B. 左侧腹直肌和膀胱分界不清，MRI 矢状位 T_2 加权像（参见技术图 13-38）

4. 其他远处部位

子宫内膜异位症神秘而顽固，甚至可以影响到远处器官或组织，如膈肌、肺、神经和淋巴系统。与盆腔内子宫内膜异位症相似，远处部位子宫内膜异位病灶应更注重减少后遗症、保留或重建器官功能。通过经验丰富的多学科诊疗团队对患者进行个体化的手术和药物管理尤为重要。

■ 胸腔子宫内膜异位症可表现为月经期气胸伴咯血、胸痛和呼吸困难。部分患者无明显症状，无须干预。推荐由经验丰富的妇科医师、胸外科、血管外科和神经外科医师组成多学科团队，对需要手术切除的相应远处部位子宫内膜异位症进行共同管理（图 13-7 和图 13-8）。

（二）体位

■ 患者应取膀胱截石位（腹腔镜手术体位，参见第 5 章）。另一种体位是平卧位。开腹手术体位参见第 8 章。

（三）方法

术前准备

■ 建议所有患者根据静脉血栓风险高低采取相应的预防措施。术前 60min 给抗生素，若术中出现大出血或手术时间延长，在抗生素半衰期 2.5 倍时间时再次追加抗生素。

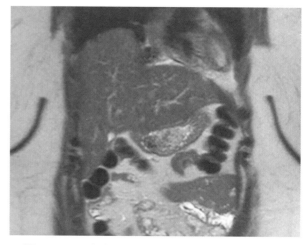

▲ 图 13-7　子宫内膜异位症导致的右侧液气胸伴肝脏膈疝，MRI 冠状位

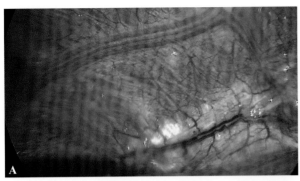
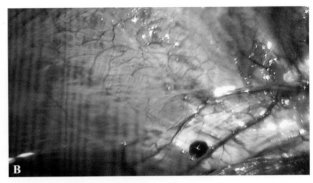

▲ 图 13-8　横膈子宫内膜异位症，注意病灶的多样性

> 泌尿系统和腹壁手术：体重＜ 120kg 的患者可静脉滴注头孢唑林 2g，而体重超过 120kg 的患者可给予 3g。术中约每 4 小时追加 1 次。

■ 胃肠道手术：由于肠道准备和抗生素使用习惯各不相同，建议术前与普外科医师讨论决定。

五、手术步骤与技巧

（一）泌尿系统子宫内膜异位症病灶切除术

如需要可放置举宫器，可置入三腔 Foley 导尿管以便于手术中进行膀胱灌注。具体步骤及腹腔镜入路参见第 5 章。

1. 膀胱腹膜浅表病灶切除术

■ 钳夹正常的膀胱腹膜，锐性切开（技术图 13-1）。

■ 分离腹膜下疏松结缔组织以及子宫内膜异位病灶周围组织（技术图 13-2）。

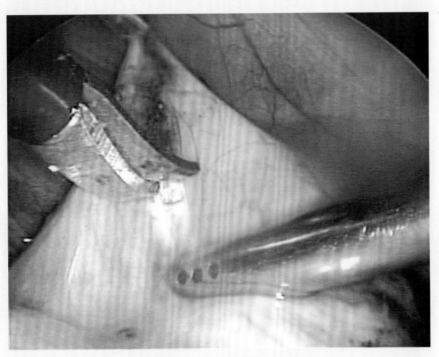

▲ 技术图 13-1　膀胱腹膜浅表病灶

- 可用剪刀、射频或等离子能量器械切除子宫内膜异位病灶。
- 行膀胱镜证实输尿管排尿正常、膀胱黏膜未受累。

2.膀胱肌层受累的深部子宫内膜异位病灶切除术

- 安全而有效的手术重点在于充分了解膀胱解剖结构（技术图 13-3）。

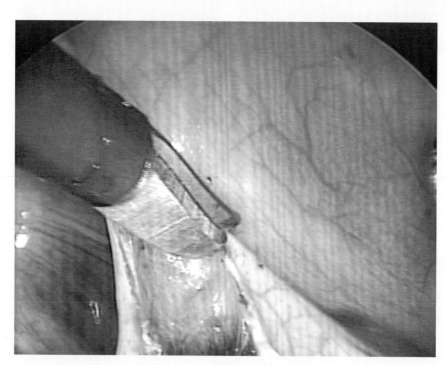

▲ 技术图 13-2　钝性分离疏松结缔组织

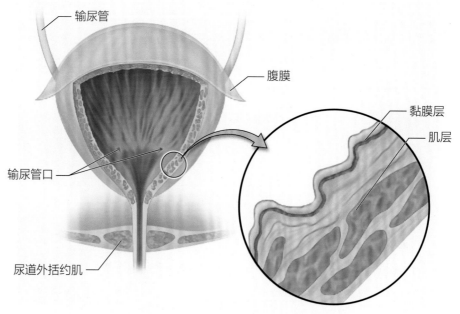

▲ 技术图 13-3　膀胱正常解剖结构和层次

- 从侧面进入，锐性分离病灶种植部位旁的非纤维化组织（技术图 13-4 和技术图 13-5）。
- 钳夹异常组织，朝向病灶方向，而不应朝着远离病灶方向牵拉（技术图 13-6）。

- 识别正确的切开层次：识别结节和正常的膀胱组织之间的界限。
  - ➤ 朝头侧举宫，以便暴露分离该层面。
  - ➤ 一旦分离到正常组织，通过钝性分离使之与

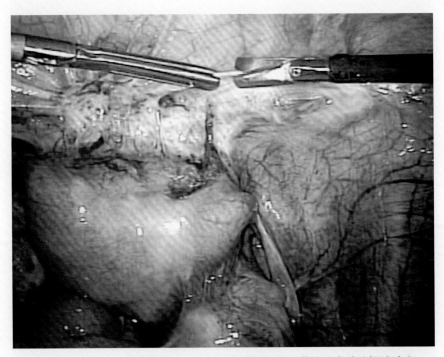

▲ 技术图 13-4　子宫内膜异位病灶浸润膀胱肌层，导致子宫膀胱间隙消失

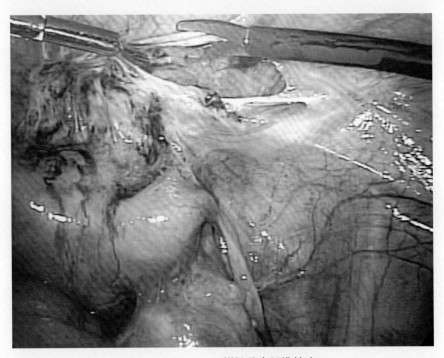

▲ 技术图 13-5　锐性分离纤维粘连

纤维化的病灶组织分开，以最大限度减少正常组织缺失和解剖结构的改变（技术图 13-7）。

- 切除全部病灶结节，以及受累的膀胱腹膜和膀胱肌层（技术图 13-8）。

- 切除种植的病灶和受累的膀胱肌层时，可不进入膀胱内（技术图 13-9）。

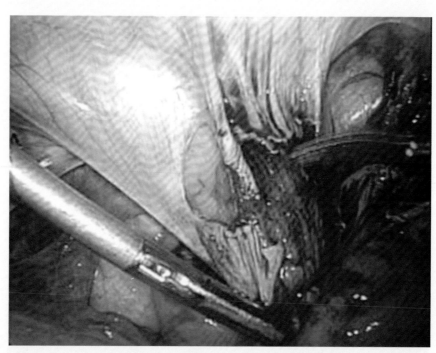

▲ 技术图 13-6　膀胱病灶切除及病灶分离的技巧

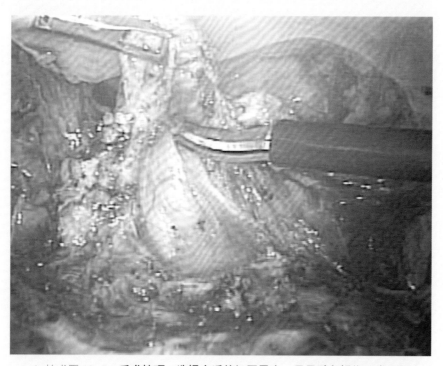

▲ 技术图 13-7　手术技巧：选择合适的切开层次，尽量避免损伤正常组织

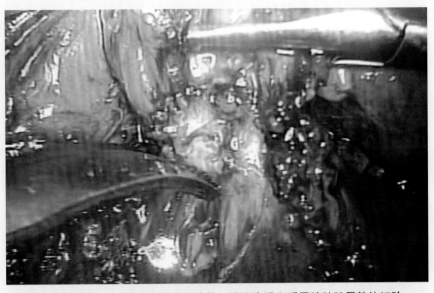

▲ 技术图 13-8 子宫内膜异位结节、膀胱腹膜和受累膀胱肌层整体切除

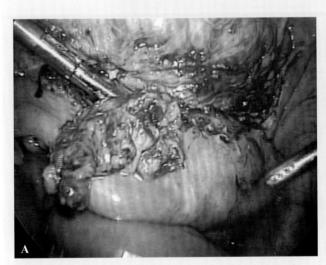 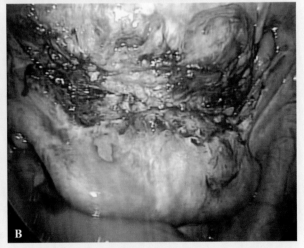

▲ 技术图 13-9 不进入膀胱

A：子宫内膜异位病灶累及膀胱肌层（Allis 钳）；B：无须切开膀胱，重建膀胱子宫间隙

3. 累及膀胱底黏膜的深部子宫内膜异位症切除术

- 首先，行膀胱镜检查及双侧输尿管支架置入（技术图 13-10）。
- 于膀胱底部行膀胱切开术（技术图 13-11）。
- 识别膀胱内 Foley 导尿管的位置，注意输尿管支架和输尿管口与黏膜子宫内膜异位病灶间的距离（技术图 13-12）。
- 行膀胱部分切除术，即环绕病灶锐性切开膀胱

黏膜全层（技术图 13-13）。
- 分两层进行膀胱切口缝合。
  - 对合膀胱黏膜时，使用 3-0 号延迟吸收线连续缝合（技术图 13-14A）。
  - 使用 2-0 号延迟吸收线包埋膀胱肌层（技术图 13-14B）。
- 以无菌液体充盈膀胱，同时腹腔镜探查腹腔和膀胱未见漏液以确保缝合紧密。

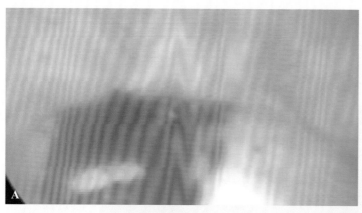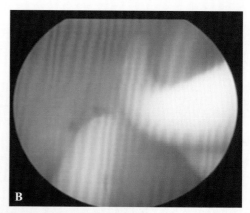

▲ 技术图 13-10　膀胱镜下观

A. 膀胱后壁黏膜子宫内膜异位病灶；B. 左侧双输尿管，置入双输尿管支架

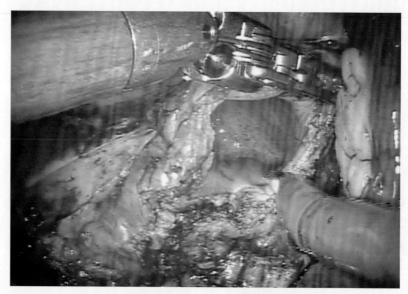

▲ 技术图 13-11　切开膀胱底

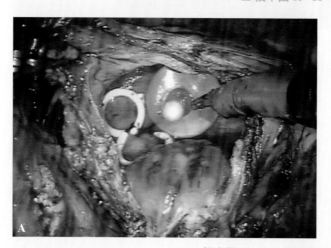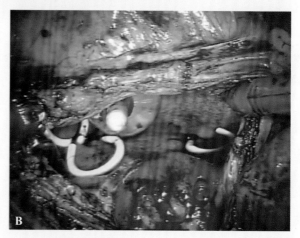

▲ 技术图 13-12　识别膀胱内 Foley 导尿管的位置

A. 注意子宫内膜异位结节从膀胱底延伸至膀胱后壁，左侧的两根输尿管支架及 Foley 尿管；B. 膀胱腔内视野，注意各开口与病灶的距离

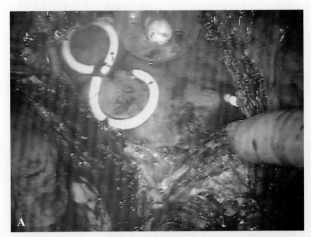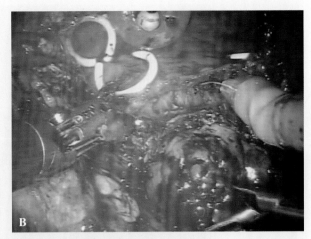

▲ 技术图 13-13　行膀胱部分切除术

A. 环绕膀胱病灶切开黏膜全层；B. 锐性切除病灶及膀胱部分切除

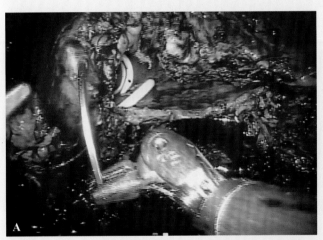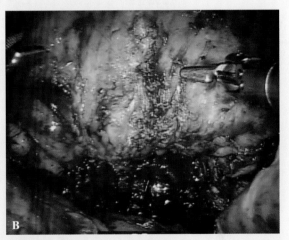

▲ 技术图 13-14　分两层进行膀胱切口缝合

A. 膀胱首层缝合；B. 包埋缝合膀胱

- 从腹腔镜套管口置入盆腔引流管。
- 术后 1 周行膀胱造影证实无膀胱漏液，并拔除导尿管。

4. 输尿管松解术，输尿管评估及手术操作

- 当子宫内膜异位症和纤维粘连累及输尿管时，应行输尿管切除及粘连松解术（技术图 13-15 A 和 B）。
- 在骨盆入口水平打开腹膜（技术图 13-16）。
  - ➢ 钝性分离疏松结缔组织。
- 在阔韧带中段探查并游离输尿管。

  - ➢ 继续分离至主韧带水平。
- 若子宫内膜异位症侵及输尿管外膜，则切除外膜并保留肌层（技术图 13-17）。
- 观察输尿管状态和功能（技术图 13-18）。
- 判断是否有输尿管狭窄、扩张，确保充盈和蠕动良好。

(1) 输尿管膀胱吻合术可用于远端受累输尿管切除及输尿管膀胱再植

- 在输尿管近狭窄处切断、并在双 J 管的辅助下进行吻合。若单纯游离近端输尿管不够吻合，

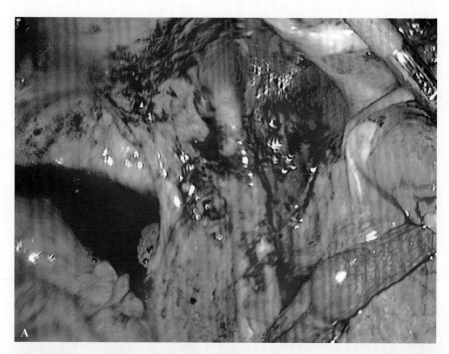

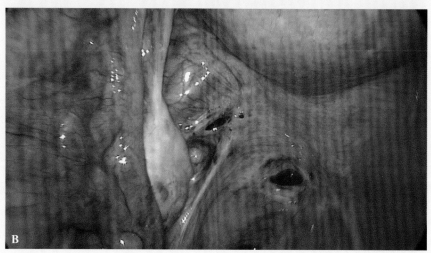

▲ 技术图 13-15 腹膜子宫内膜异位症累及（A）右输尿管和（B）左输尿管

可行腰大肌悬吊术或膀胱瓣成形术以减少张力。术后留置腹腔内引流管及导尿管。

- 术后 1 周左右拔除 Foley 尿管。
- 术后 4～6 周行膀胱镜检查和尿路逆行造影以明确治疗效果，并拔除双 J 管。或者拔除双 J 管后，行 CT 尿路造影以明确输尿管功能正常。

(2) 以下情况可行双 J 管辅助下输尿管 – 输尿管吻合

- 狭窄或梗阻性病灶累及中上段输尿管且有足够长的正常输尿管。
- 确定对侧输尿管有功能（技术图 13-19）。
  - ➤ 手术后，留置腹腔内引流管。
  - ➤ 术后 4～6 周行膀胱镜检查和尿路逆行造影以明确治疗效果，并拔除双 J 管。

（二）胃肠道子宫内膜异位症病灶切除术

1. 直肠宫颈子宫内膜异位病灶切除术

- 辨认双侧输尿管和子宫骶骨韧带等解剖标志。

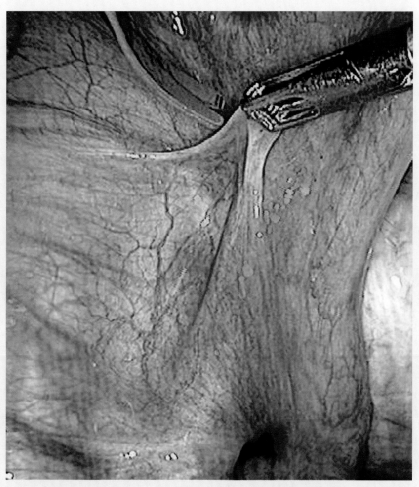

▲ 技术图 13-16　于左侧骨盆入口处松解输尿管

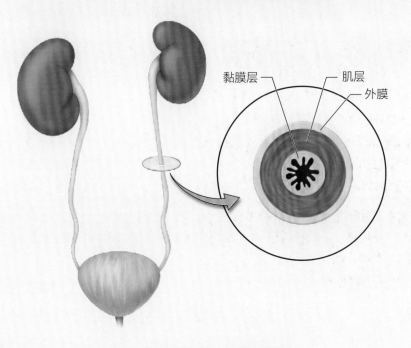

▲ 技术图 13-17　输尿管的层次

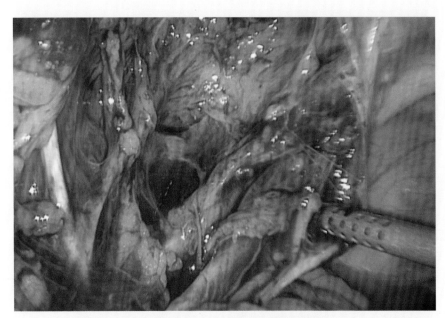

▲ 技术图 13-18　分离左侧盆壁组织

评估脏器受累程度（技术图 13-20 和技术图 13-21）。

- 钝性分离扩大直肠旁间隙，锐性切除纤维粘连组织和子宫内膜异位病灶。
  - ➤ 直肠旁间隙的定义：外侧为髂内血管，内侧为直肠及输尿管，后方为骶骨，前方为主韧带及子宫动脉（技术图 13-22）。
- 将直肠与子宫后方和阴道后壁分离。
  - ➤ 可以在阴道内用海绵棒向尾骨方向顶起阴道

穿窿以方便分离。可在直肠内放入可重复使用的端–端吻合器，将直肠推向骶骨方向（技术图 13-23 和技术图 13-24）。

- 片状切除子宫内膜异位症病灶和周围的纤维结缔组织。
  - ➤ 建议在腹腔镜下观察到病灶的同时触诊阴道穿窿和阴道后壁，以确定完整切除病灶的范围。
  - ➤ 若阴道切除术不可避免，应注意横向缝合阴道组织，以避免阴道狭窄和阴道短缩。

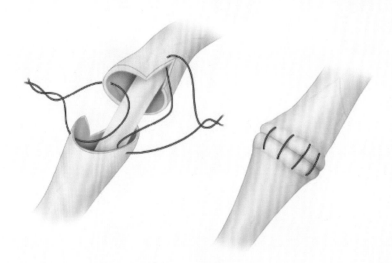

▲ 技术图 13-19　输尿管–输尿管端–端吻合：放置输尿管支架的情况下进行输尿管匙状切开和缝合

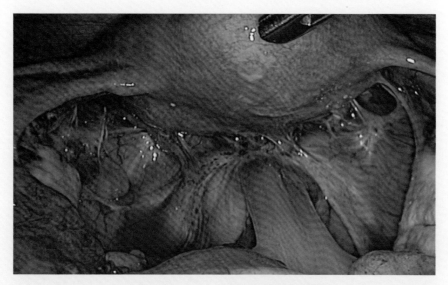

▲ 技术图 13-20　封闭的子宫直肠陷凹

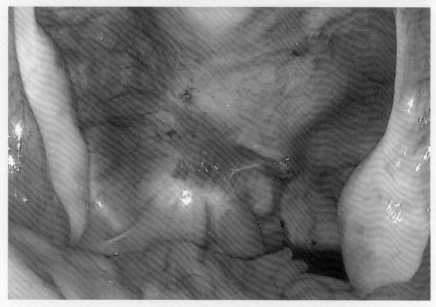

▲ 技术图 13-21　直肠子宫内膜异位结节导致子宫直肠陷凹封闭

- 评估直肠前壁、直肠和结肠的情况，判断后续是否有必要盘状或节段性切除。
- 重建正常解剖结构（技术图 13-25）。

2. 肠道子宫内膜异位症局部切除术
- 为了安全而有效地手术，掌握结肠和直肠解剖结构非常重要（技术图 13-26）。
- 充分评估病灶大小、浸润深度和累及肠壁环周的情况。

- 局限于浆膜内的病灶可用剪刀或电刀锐性切除。
  - ➢ 钳夹病灶，仅切除纤维粘连和子宫内膜异位病灶。
- 探查全部肠壁以明确有无肌层浸润。
- 需要缝合浆膜时，应注意避免造成肠腔狭窄。
- 最后评估肠壁完整性。
  - ➢ 可术中行内镜检查，或结肠充气的同时腹腔灌注液体以确认吻合口密闭性。

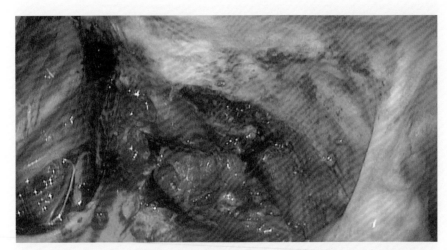

▲ 技术图 13-22　左侧为分离的直肠旁间隙，中间为切开的子宫直肠陷凹

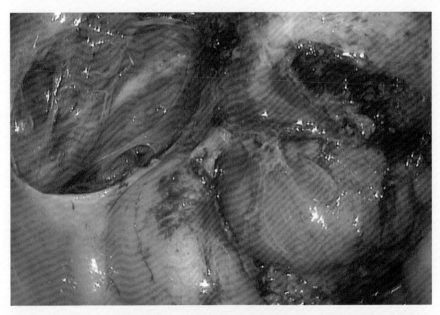

▲ 技术图 13-23　通过阴道海绵棒暴露阴道后穹窿区域（对比技术图 13-22）

- 以下情况可做全层盘状切除：病灶浸润穿透浆膜表面且累及肠壁环周小于 60%。
- 为便于切除肠壁，可于直肠内置入直肠探子或端 – 端吻合器。吻合器在锐性切开全层肠壁时作为支撑物。钳夹病灶组织，仅切除纤维化组织和子宫内膜异位病灶（技术图 13-27）。

3. 双层缝合修补肠壁切口

- 缝合线应与肠腔垂直（技术图 13-28）。

- 使用 3-0 延迟吸收线肠壁全层间断缝合切口。
- 使用 2-0 或 3-0 延迟吸收线或不可吸收线进行第二层间断垂直褥式包埋缝合，又称 Lembert 缝合（技术图 13-29）。
- 评估肠壁完整性（技术图 13-30）。

4. 肠道子宫内膜异位症节段性肠切除术

- 明确受累结肠和（或）直肠应切除的节段。
- 松解相应的腹膜后附着处。

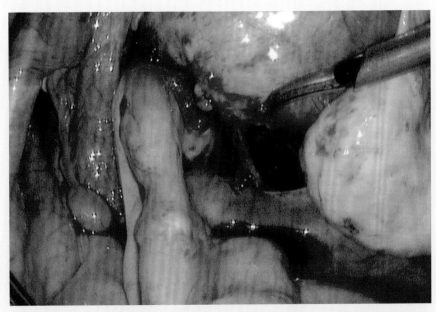

▲ 技术图 13-24　切除过程中，直肠探子将直肠推向左侧，以暴露右侧直肠旁间隙

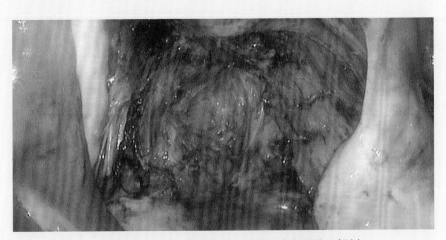

▲ 技术图 13-25　最终外观：重建子宫直肠陷凹解剖

- 使用线性吻合器时，应根据所切除节段近端和远端的厚度选择吻合器宽度（技术图 13-31）。
- 大血管的止血可用缝扎法，切开肠系膜时应使用高能量器械。
- 完成重建的方式有手动缝合、线性吻合器和环状吻合器。
  - 端 - 端吻合时，可于近侧肠管断端放置吻合器抵钉座（技术图 13-32）。
  - 在荷包缝合卡槽内放置单股缝线，固定抵钉座（技术图 13-33）。

- 将吻合器手柄插入远端肠管。
  - 结肠 - 直肠或结肠 - 肛门吻合可经肛门进行低位吻合；若吻合口位于更近端的肠段，可通过肠段切缘进行吻合，如回结肠吻合。
- 闭合吻合器及抵钉座（技术图 13-34）。
- 使用环形吻合器进行吻合。
  - 若吻合口位于更近端的肠段，可用线性吻合器的标准模式进行吻合。一些外科医师倾向于在吻合器缝合线上再次缝合一层加固。
- 检查肠壁完整性，同前所述。

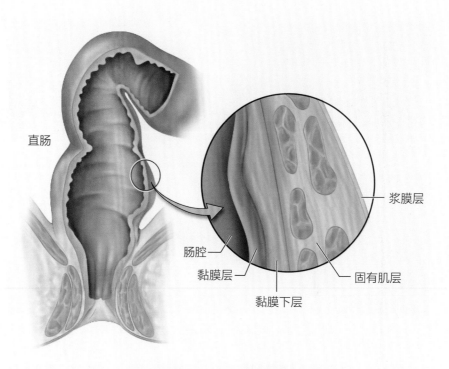

直肠

浆膜层

肠腔

黏膜层

固有肌层

黏膜下层

▲ 技术图 13-26　直肠的层次

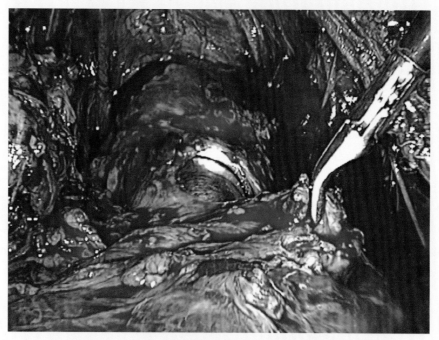

▲ 技术图 13-27　全层切除（盘状切除），可见直肠内的端 - 端吻合器

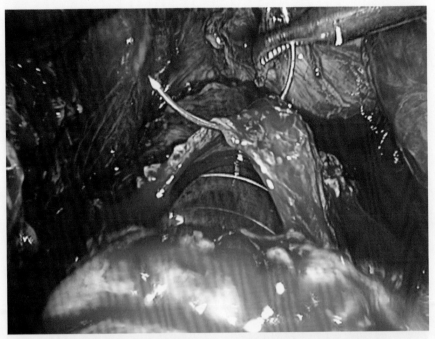

▲ 技术图 13-28 肠壁双层缝合，首层缝合方向应与肠腔方向垂直

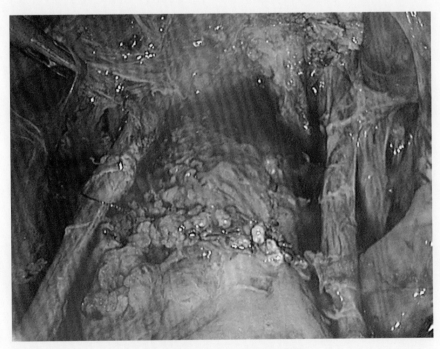

▲ 技术图 13-29 **Lembert** 缝合

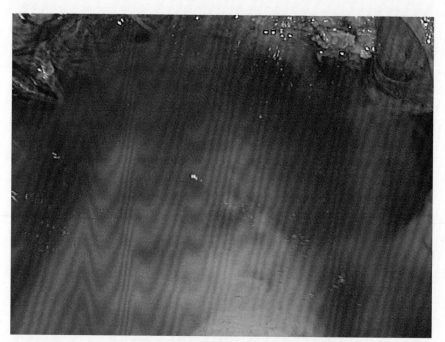

▲ 技术图 13-30　肠壁切口缝合后结肠充气试验不漏气

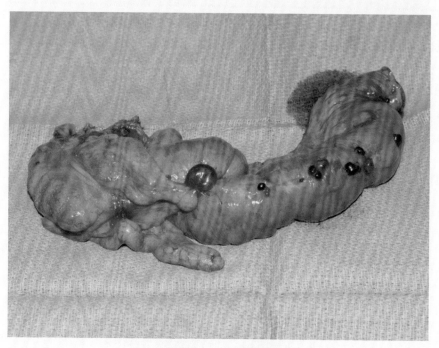

▲ 技术图 13-31　切除的肠段

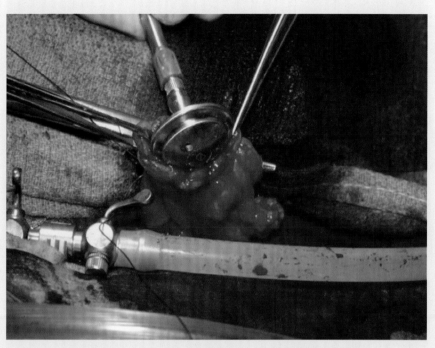

▲ 技术图 13-32　端 - 端吻合技术：近端肠段放置抵钉座

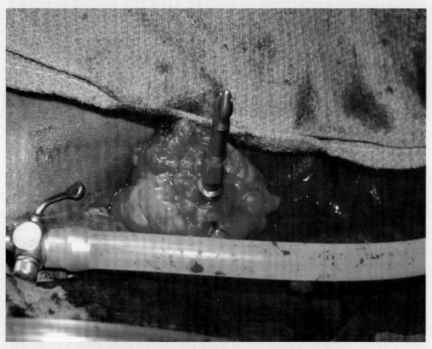

▲ 技术图 13-33　端 - 端吻合技术：荷包缝合固定抵钉座

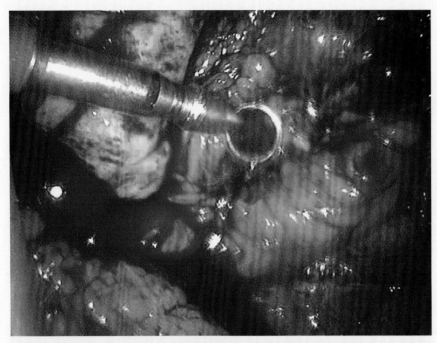

▲ 技术图 13-34　端 – 端吻合技术：闭合吻合器与抵钉座

（三）骨骼肌肉系统 / 前腹壁子宫内膜异位症病灶切除术

1. 腹壁子宫内膜异位症病灶切除术

- 入手术室，患者清醒状态下取仰卧位，在患者配合下标记疼痛和触及包块的位置。

- 诱导麻醉，进行常规消毒手术准备。

- 注入局部麻醉剂，若可能，沿用原手术切口。

- 一旦暴露病灶，触摸病灶以确定其边界。

- 钳夹病灶，用单极电刀松解其与周围纤维组织的粘连（技术图 13-35）。

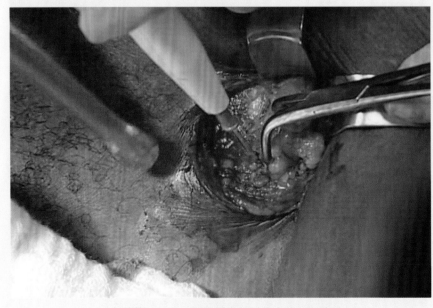

▲ 技术图 13-35　钳夹并切除子宫内膜异位病灶

> 多次触诊包块及周围组织，确保无子宫内膜异位病灶残留。

> 打开筋膜时，可用延迟吸收线标记，以易于再次缝合时识别。

■ 小心操作，直到病灶完全切除（技术图 13-36）。

■ 病灶结节包含腺体、脂肪和纤维组织等多种成分（技术图 13-37）。

> 用延迟可吸收缝线缝合筋膜。

> 皮下组织缺损超过 3cm 时，可用间断缝合封闭无效腔。

> 订皮器或缝线缝合皮肤。

2. 高级腹壁手术技巧

■ 若子宫内膜异位症病灶巨大，或侵犯肌肉、筋膜多层组织，甚至达内脏（技术图 13-38），则

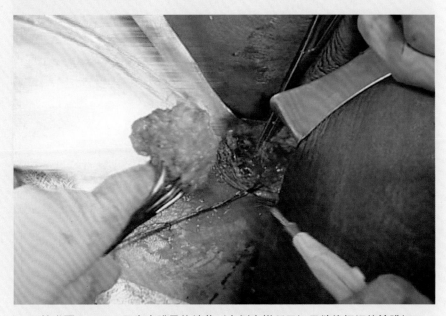

▲ 技术图 13-36　子宫内膜异位结节（左侧巾钳所示）及缝线标记的筋膜切口

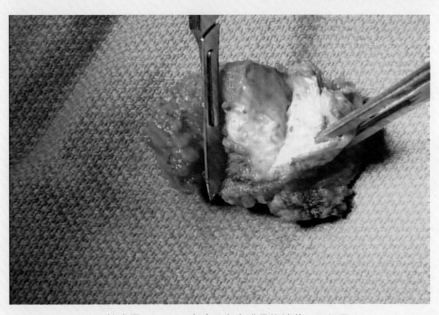

▲ 技术图 13-37　腹壁子宫内膜异位结节，已切开

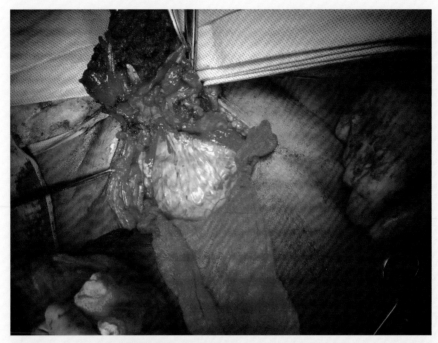

▲ 技术图 13-38　与膀胱粘连的腹直肌、筋膜、皮下组织以及腹壁子宫内膜异位病灶

患者为 31 岁女性，孕 5 产 4，因严重周期性疼痛 10 个月就诊，既往 5 年前行剖宫产。MRI 提示远端腹直肌浸润性包块，大小 10cm×6cm×4cm。包块具分叶状边缘，伴有水肿，呈稍长 T_2 信号，位于先前剖宫产横切口下方且越过中线（图 13-6）。包块侵及左侧腹直肌的 60%，累及范围从耻骨联合上方延伸至脐以上

需要高级的手术技巧来闭合腹壁。

➢ 通过组织松解将腹直肌筋膜移向中线，从而做到无张力修补筋膜。

● 识别并切开腹外斜肌筋膜与腹直肌连接处，切开腹外斜肌腱膜。切口范围可以从肋缘向下至耻骨联合。

● 使用延迟吸收线沿中线间断缝合腹直肌前鞘。

➢ 如需使用网片，应选择适当型号并间断缝合固定，避免损伤深部肠管等器官。可将网片置于腹膜内，在网片上方缝合筋膜。另一种方式是将网片置于腹直肌后方，但需要打开腹直肌后鞘并从侧面分离出该层次，将网片展开后，使用延迟吸收线缝合腹直肌后鞘。将置入的网片缝合固定，然后闭合先前切开的前筋膜（技术图 13-39 和技术图 13-40）。

➢ 如有需要可置引流管。

➢ 用订皮器或缝线缝合皮肤。

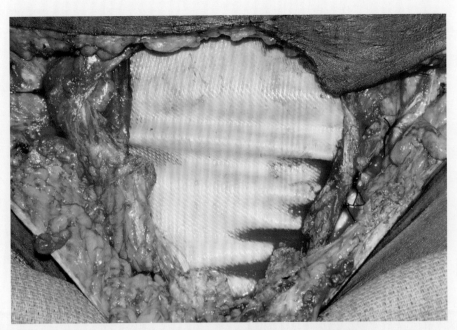

▲ 技术图 13-39　用来修补前腹壁的网片，向足侧牵拉

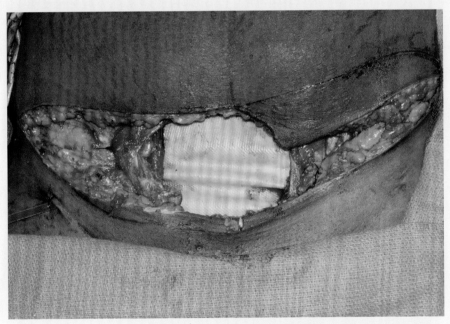

▲ 技术图 13-40　切除大的腹壁子宫内膜异位病灶需要高级腹壁缝合技巧和网片

六、经验与教训

○ 术前应行活检以确认腹膜外子宫内膜异位病灶为良性。

○ 明确手术目标（缓解梗阻、切除包块、减轻疼痛）、并发症、复发的可能性以及术后长期治疗。即使对于急诊病例，如果缺乏术前沟通和治疗目标设定，即使手术水平高超，也会影响长期预后。

○ 开始松解粘连和切除之前，务必分离并探查明确输尿管走行。

○ 膀胱和直肠宫颈子宫内膜异位症的复杂性在于严重的瘢痕形成和解剖异常。可分别于膀胱周围间隙和直肠周围间隙，从病灶侧面开始切除。

○ 修补输尿管瘘口可使用 4-0 号 PDS 缝线间断缝合，并置入输尿管支架。

○ 过度地游离输尿管外膜可能会影响输尿管血供。

○ 视诊和反复触诊相结合有助于切除肌肉筋膜组织的子宫内膜异位病灶。

○ 大的筋膜缺损需使用网片、组织松解修复技术和腹壁重建技术。术前影像学检查和手术团队计划非常重要。

七、术后护理

1. 泌尿系统子宫内膜异位症病灶切除术

■ 引流量较少时可拔除引流管。如果担心有泌尿系统瘘，可于拔管前查盆腔引流液的肌酐。

2. 胃肠道子宫内膜异位症病灶切除术

■ 术后 1d 开始清淡饮食，可根据个人恢复情况逐渐增加饮食。换用口服药物前，可使用患者自控泵静脉镇痛。

3. 肌肉骨骼系统 / 前腹壁子宫内膜异位症病灶切除术

■ 所有腹膜外子宫内膜异位症，无论位置如何，均建议术后采用持续激素抑制治疗，并长期维持。如果切除范围较大，患者可能需要住院数日，术后康复治疗和物理治疗可有助益。术后应进行个性化护理，重视早期下地行走和促进功能锻炼。

八、预后

1. 泌尿系统子宫内膜异位症切除术

■ 对于输尿管粘连松解术、输尿管 – 输尿管吻合术、输尿管膀胱切除术和膀胱切除术的预后尚无大规模对照研究。其原因之一是有观点认为，输尿管子宫内膜异位症和膀胱子宫内膜异位症是两种不同的疾病。一般而言，泌尿系统子宫

内膜异位症手术耐受度好、并发症较少。

2. 胃肠道子宫内膜异位症切除术

■ 有报道，行直肠子宫内膜异位症切除术的病例中，有 70% ～ 80% 的患者短期内疼痛得到有效缓解。然而术后 1 年，约 50% 患者仍需要激素或镇痛治疗。约 1/4 的患者再次接受手术治疗。

3. 肌肉骨骼系统 / 前腹壁子宫内膜异位症病灶切除术

■ 目前已有数篇剖宫产或腹腔镜穿刺部位子宫内膜异位症的病例报道和综述。如前所述，其复发率、最佳手术切缘和降低复发率的手术技巧仍然未知，有必要进行深入研究。

九、并发症

1. 泌尿系统子宫内膜异位症切除术

■ 尿路并发症包括输尿管损伤、瘘和漏尿等。

2. 胃肠道子宫内膜异位症切除术

■ 胃肠道并发症包括失神经支配、直肠阴道瘘、吻合口瘘和盆腔脓肿。一般而言，切除范围越大，出现并发症概率越高。子宫内膜异位症广泛切除手术的主要并发症见表 13-1。

3. 肌肉骨骼 / 腹前壁子宫内膜异位症病灶切除术

■ 极少有恶变的个案报道，其发生率也依然未知。腹壁切除术后主要的并发症有血肿、皮下积液、疝和手术切口部位感染。

表 13-1　直肠宫颈子宫内膜异位症根治手术的主要并发症

副交感神经受损导致的神经源性膀胱功能障碍	4% ～ 10%
直肠阴道瘘	2% ～ 10%
意外直肠穿孔	1% ～ 3%
吻合口瘘	1% ～ 2%
盆腔脓肿	1% ～ 2%
直肠吻合口狭窄	0.5% ～ 1%
输尿管吻合口狭窄	0.5% ～ 1%

改编自 Vercellini P, Somigliana E, Viganò P, Abbiati A, Barbara G, Crosignani PG. Surgery for endometriosis-associated infertility: a pragmatic approach. *Hum Reprod*. 2009;24:254-269

参 考 文 献

[1] Abrao MS, Petraglia F, Falcone T, Keckstein J, Osuga Y, Chapron C. Deep endometriosis infiltrating the recto-sigmoid: critical factors to consider before management. *Hum Reprod Update*. 2015;21(3):329–339.

[2] Chapron C, Dubuisso JB. Laparoscopic management of bladder endometriosis. *Acta Obstt Gynecol Scand*. 1999;78:887–890.

[3] Duepree HJ, Senagore AJ, Delaney CP, Marcello PW, Brady KM, Falcone T. Laparoscopic resection of deep pelvic endometriosis with rectosigmoid involvement. *J Am Coll Surg*. 2002;195(6):754–758.

[4] Fedele L, Bianchi S, Zanconato G, Bergamini V, Berlanda N, Carmignani L. Long-term follow-up after conservative surgery for bladder endometriosis. *Fertil Steril*. 2005;83:1729–1733.

[5] Falcone T, Lebovic DI. Clinical management of endometriosis. *Obstet Gynecol*. 2011;118:691–705.

[6] Horton JD, Dezee KJ, Ahnfeldt EP, Wagner M. Abdominal wall endometriosis; a surgeon's perspective and review of 445 cases. *Am J Surg*. 2008;196:207–212.

[7] Jerby BL, Kessler H, Falcone T, Milsom JW. Laparoscopic management of colorectal endometriosis. *Surg Endosc*. 1999;13(11):1125–1128.

[8] Vercellini P, Crosignani PG, Abbiati A, Somigliana E, Viganò P, Fedele L. The effect of surgery for symptomatic endometriosis: the other side of the story. *Hum Reprod Update*. 2009;15:177–188.

[9] Vercellini P, Somigliana E, Viganò P, Abbiati A, Barbara G, Crosignani PG. Surgery for endometriosis-associated infertility: a pragmatic approach. *Hum Reprod*. 2009;24:254–269.

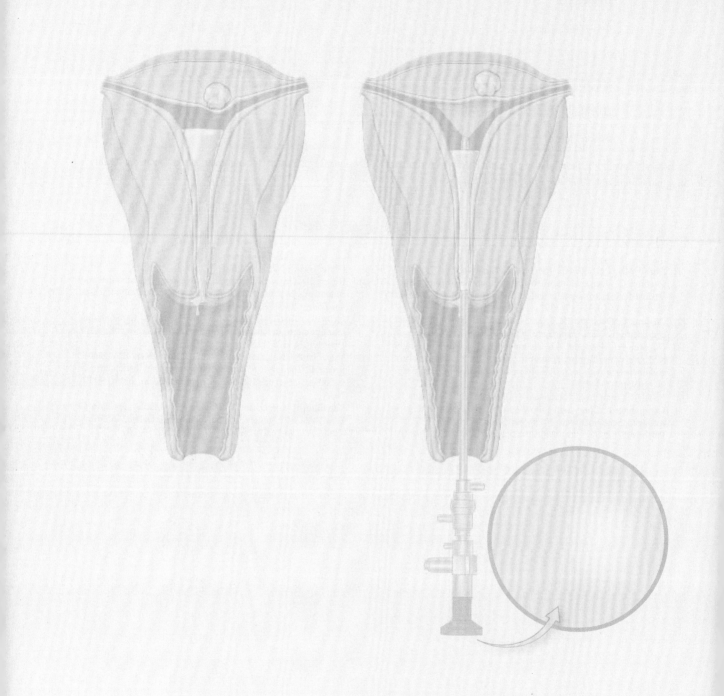

第七篇

外阴及会阴手术
Vulvar and Perineal Surgery

外阴活检和外阴病变切除术

Vulvar Biopsy and Excision of Vulvar Lesions

Oluwatosin Goje **著**

聂禹菲 **译**

姚　颖 **校**

妇科手术技巧
妇科学

**Operative Techniques in
Gynecologic Surgery**
Gynecology

一、总体原则

（一）定义

外阴病变指的是外阴及肛周区域发生的各种病变。临床病史和体格检查是准确诊断的基础，有时需要辅以实验室检查。诊断最大的挑战是辨别正常、正常变异与异常，并需识别潜在的严重疾病或感染。最影响健康的外阴病变是外阴上皮内瘤变（VIN）和癌，而最影响生活质量的是以严重疼痛和瘙痒为特征的苔藓化病变。

（二）鉴别诊断

- 外阴皮肤病：炎性、鳞屑性外阴皮肤病变，根据临床表现可分为两类：丘疹鳞屑病和湿疹性疾病。丘疹鳞屑型疾病界限清楚，无明显抓痕，而湿疹性疾病界限不清，以摩擦后表皮脱落或皮肤增厚为特征。
- 感染性外阴病变：可能源于念珠菌或单纯疱疹病毒（HSV）感染。人乳头瘤病毒（HPV）和梅毒感染可分别表现为尖锐湿疣和扁平湿疣。这些病变分别需要抗真菌、抗病毒和抗生素治疗。
- 其他良性外阴病变包括扁平苔藓、硬化性苔藓、慢性单纯性苔藓。接触性刺激物或过敏源刺激物所继发的慢性刺激也可引起外阴病变。
- 外阴溃疡：溃疡是深达真皮层的病损，分为感染性或非感染性。非感染性溃疡，如白塞病、复杂性口疮和克罗恩病等。外阴溃疡的治疗通常使用激素和免疫疗法，如他克莫司。
- 外阴癌前病变或恶性病变包括外阴上皮内瘤变（VIN）、黑色素瘤、基底细胞癌和鳞状细胞癌。这些病变至少需要活检和切除处理。

（三）非手术治疗

- 进行活检前没有特别的注意事项，但应调整待活检患者的状态。控制糖尿病患者的血糖有助于伤口愈合，抗凝及长期免疫抑制的患者术前应接受多学科会诊以最大获益。抗凝患者国际标准化比率在治疗窗内可以进行操作，但需要准备电刀或化学烧灼以止血。

二、影像学检查与其他诊断方法

- 治疗前应先明确诊断。临床医师应明确病变是否为感染性疾病，可能需要行血液检查、外阴和阴道拭子培养、聚合酶链式反应（PCR）及活检。例如，外阴溃疡患者应该进行梅毒和HSV 血清学检查。应用拭子对溃疡局部取标本行 HSV 培养或 PCR 检测和暗视野镜检。应对溃疡进行活检并送病理检查。
- 外阴阴道镜：高级别外阴上皮内病变（VIN）通常是多灶性的，位于外阴无毛发区域。病变多突起，呈白、红、粉、棕或灰等各种颜色。满意的外阴阴道镜检可识别出其他病变并协助制订活检方案。
- 行阴道镜时需用浸透 3% ～ 5% 醋酸的纱布覆盖局部病变 3 ～ 5min。异常区域可变白（醋白），应对此处取活检。其他区域可能出现不规则边界和不均匀的色素沉着。VIN 通常表现为边缘锐利的平顶丘疹和斑块（见后述"经验与教训"）。
- 有下列特征的病变也应取活检：不对称、颜色变化、边界不规则、大小或外观迅速变化、出血或不易愈合的溃疡。
- 顽固的、无好转的病变必须行活检。如老年女性在接受了充分抗念珠菌治疗后仍持续瘙痒，体格检查见外阴仍有红斑，伴或不伴皲裂和表皮脱落。此类患者可能患有接触性或过敏性皮炎、硬化性苔藓或癌前病变。
- 诊断性外阴活检可在门诊进行，局部扩大切除需在手术室进行，以确保所有受累组织都能切除至皮下组织水平。
- 操作前需与患者讨论该操作的适应证和步骤。告知其有疼痛、出血、感染、瘢痕形成及标本无法诊断的风险，取得患者的书面同意。
- 确保所有器械和耗材都已备好（表 14-1）。

表 14-1　外阴活检用品

活检用品箱

婴儿沐浴液 / 聚维酮碘或氯己定溶液

1%～2% 利多卡因注射液，含或不含肾上腺素

医用手套

2% 利多卡因凝胶

一次性治疗巾

注射器，如 30G 结核菌素注射器（1ml）、1ml 注射器
　或 3ml 注射器

针头，如 22～25G(配制溶液)、25～30G(用于注射)

无菌纱布 2cm×2cm、3cm×3cm 或 4cm×4cm

一次性 15 号手术刀片

3～6mm 的一次性 Keyes 穿刺活检器

小组织钳和 Metzenbaum 剪或 Iris 剪，或含组织钳和
　剪刀的一次性工具包

持针器

3-0 号或 4-0 号薇乔线

医用酒精棉

绷带或创可贴

福尔马林标本瓶

患者指导说明

手术记号笔

硝酸银棒 /Monsel 液

电刀

- 根据活检部位，推荐使用表面麻醉减轻患者
  不适。

- 如果活检部位有角化皮肤，应使用表面麻醉
  （利多卡因乳膏）至少 30～60min。如果该部位
  仅有黏膜，20min 可以达到充分表面麻醉。应
  用 2% 利多卡因凝胶或 2.5% 丙胺卡因乳膏使皮
  肤脱敏，从而无痛地局部注射 1%～2% 的利多
  卡因。可以使用含或不含肾上腺素的利多卡因，
  含肾上腺素的利多卡因可能减少出血，但不能
  用于阴蒂附近。

- 患者取截石位，用氯己定溶液、聚维酮碘或
  婴儿皂液准备术区（取决于患者的过敏史）
  （图 14-1）。

- 用小号针头（27～30G 针头）注射 1～3ml 的
  1%～2% 利多卡因至真皮层（局部麻醉），使
  病变下方及周围形成皮丘（图 14-2）。形成的
  皮丘应宽于活检器械直径。活检前用镊子测试

麻醉程度，通常利多卡因注射约 2min 后可达到
满意的麻醉效果。

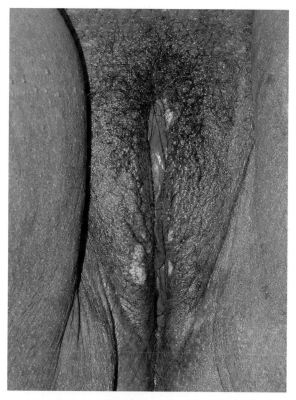

▲ 图 14-1　摆好患者体位并准备活检区域

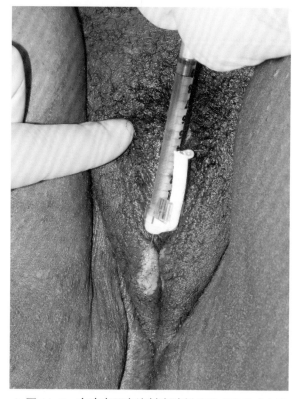

▲ 图 14-2　在病变下方注射麻醉剂并形成皮丘或水疱

三、手术步骤与技巧

外阴活检可采用下列不同的器械和技术：打孔活检（Keyes 打孔活检器）、宫颈活检钳钳取活检，局部病灶剪刀切除缝合，或局部扩大切除术。表 14-1 列出了所需的基本用品。

（一）打孔活检

这种一次性器械可以取下一块柱状组织。当需要取皮肤全层组织明确诊断时可使用该器械。它有多种型号备选，最常用的是 3 ～ 6mm 直径。根据病变情况选择合适的打孔器大小。

检查局部镇痛效果。麻醉充分后，用手垂直伸展皮肤并给予皮肤轻微张力。将活检器垂直置于皮肤表面，用力下压同时 360° 旋转器械直到获得组织，此时表明已达皮下脂肪层，取得了全层活检标本。钳夹固定组织，用 Metzenbaum 或 Iris 剪将其从根部剪除（技术图 14-1）。

适当加压或使用止血剂（硝酸银或 Monsel 液）止血。必要时电凝止血。缝合较大的缺损（＞ 4mm）以预防瘢痕形成（技术图 14-2）。

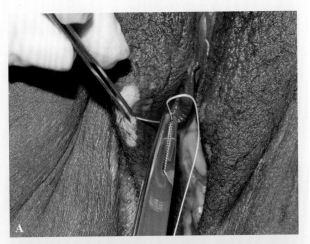

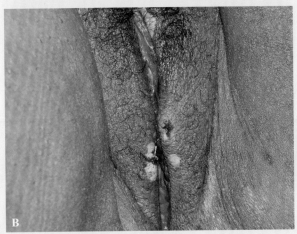

▲ 技术图 14-2　缝合＞ **4mm** 的缺损

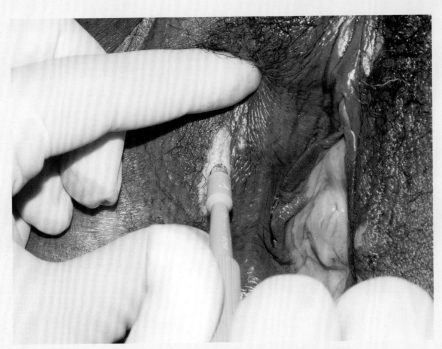

▲ 技术图 14-1　**4mm Keyes** 打孔组织活检技术

- 如果需要对合创面，大多数患者需要缝合；务必使皮缘外翻以对合两侧深部真皮层。这样会减轻伤口挛缩，使瘢痕平整。
- 对于较大缺损，宜从伤口中间向两侧缝合，以防"狗耳朵"形成。如果修补过程中发现有张力，可在伤口边缘 2 ～ 3mm 造口来减少张力。

（二）宫颈活检钳活检（Tischler 活检钳）

- 取宫颈活检的技术同样适用于取外阴病变活检。
- 只需将活检钳打开，夹住病变后将把手扣紧即可取下标本。

（三）局部病灶剪除活检

- 对于糟脆组织，用 3-0 号或 4-0 号可吸收缝线穿过病变，并轻柔牵拉提起组织，用小号剪刀从底部切除病变（技术图 14-3）。注意从缝线下方切除，不要剪到缝线。
- 无论用哪种方法取活检，都应结合加压、缝合、化学止血剂如 Monsel 溶液或硝酸银溶液或电凝的方法妥善止血。

（四）切除活检

适用于因诊断或治疗目的需要完整切除的病变。需要较多时间和专业技术。

通常在全麻或区域麻醉下进行。患者取截石位，按标准手术流程做术前准备。用记号笔围绕病变画一个椭圆，包括周围 2 ～ 5mm 的正常皮肤。评估患者麻醉程度。使用 15 号刀片从一端垂直皮肤稳定持续地向下切开，切至皮下脂肪组织并沿标记的椭圆继续切除。切下的活检标本移除后将暴露脂肪组织。注意从一端到另一端深度均匀地切除，避免到达两端时深度变浅。提起切取组织边缘，用刀片或剪刀在皮下脂肪水平切下标本。用超细针尖电凝小心止血，将组织热损伤降至最低（技术图 14-4）。使用 4-0 号可吸收缝线从缺损中间向边缘闭合，避免"狗耳朵"形成。根据伤口的深度，缺损可能需要缝合两层，先间断缝合皮下组织，再外翻缝合皮肤。

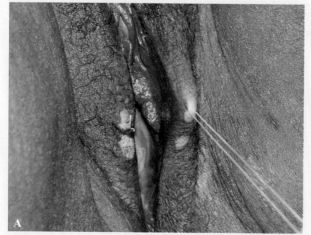
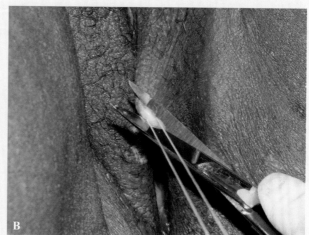

▲ 技术图 14-3　用缝线剪切方法取外阴活检

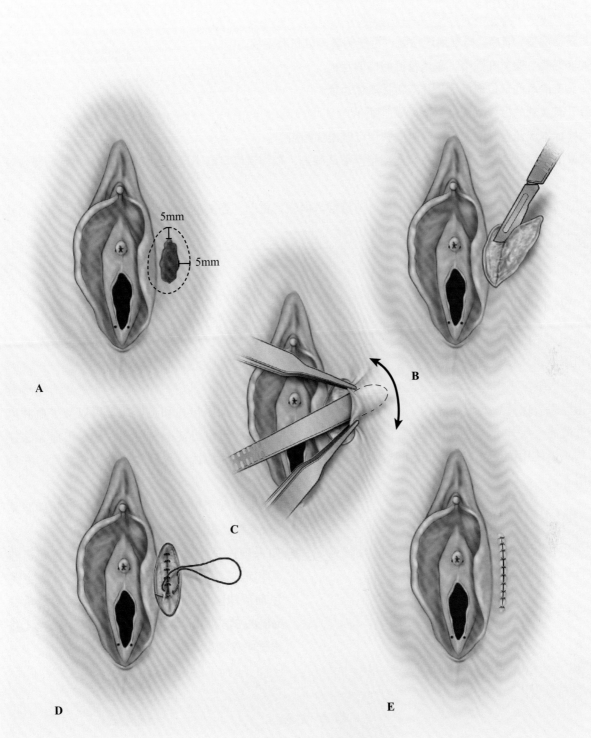

▲ 技术图 14-4 切除活检图示

四、经验与教训

○ 为获得病变/溃疡的精准病理诊断，可能需要多处打孔活检。

✖ 如非必要，避免在阴蒂、尿道及肛门口取活检。

○ 在病变最厚的部位取活检，并应包括溃疡边缘。

✖ 避开有血管的区域取样，以免形成血肿。

○ 活检标本应包含相连的正常健康皮肤和可疑溃疡组织。

✖ 如果活检打孔器的刀片没有将真皮完整横截成圆形，取样深度可能不足。如果发生这种情况，原位更换圆形刀片并加深活检深度。

○ 圆形切口难以重新对合，而椭圆形切口沿缝线方向张力更小、更美观。因此，不要忘记在打孔取活检前绷紧皮肤使圆形刀片可以切出椭圆形切口。

五、术后护理

使用 2% 利多卡因进行局部镇痛并联用非处方的口服非甾体镇痛药。大多数患者可以在外阴活检后当天继续工作和活动。

指导患者保持患处干燥清洁。推荐一天两次坐浴并薄涂一层凡士林直到创面愈合。操作前后患者均不需使用抗生素。创口愈合前禁盆浴，可洗淋浴。

六、预后

■ 如果本次活检未能诊断，可能需要再次活检或进行局部切除。

七、并发症

■ 感染。

■ 疼痛。

■ 出血、血肿、瘀斑。

■ 活检位置瘢痕。

■ Monsel 溶液带来的刺激和皮肤色素沉着改变。

■ 防治以下并发症。

➤ 压迫 5min 可以控制出血，或缝合结扎出血血管。加压包扎和患处冰敷可以减少血肿风险，同时也可能减少疼痛。如果出血无法控制，拆除缝线，找到并结扎出血血管，并再次缝合。

➤ 如果出现严重疼痛、肿胀、发红或脓性恶臭分泌物，患者应告知医师。

■ 如果确诊手术部位感染，应给予覆盖葡萄球菌和链球菌的抗生素。有耐甲氧西林的金黄色葡萄球菌（MRSA）阳性史的患者应使用抗 MRSA 的药物，如甲氧苄啶/磺胺甲噁唑，并根据培养结果调整抗生素。

参考文献

[1] ACOG Practice Bulletin No. 93. Diagnosis and management of vulvar skin disorders. *Obstet Gynecol.* 2008;111(5):1243–1253.

[2] Haefner H, Mayeaux EJ. Vulvar abnormalities. In: Mayeaux EJ, Cox T, eds. *Modern Colposcopy.* 3rd ed. Philadelphia, PA: Lippincott, Williams, Wilkins; 2011:432–470.

[3] Lynch PJ, Moyal-Barracco M, Scurry J, Stockdale C. 2011 ISSVD terminology and classification of vulvar dermatological disorders: an approach to clinical diagnosis. *J Low Genit Tract Dis.* 2012;16(4):339–344.

[4] Mayeaux EJ Jr, Cooper D. Vulvar procedures: biopsy, bartholin abscess treatment, and condyloma treatment. *Obstet Gynecol Clin N Am.* 2013; 40(4):759–772.

[5] Mayeaux EJ. Punch biopsy of the skin. In: Mayeaux EJ, ed. *The Essential Guide to Primary Care Procedures.* Philadelphia, PA: Wolters Kluwer: Lippincott, Williams, Wilkins; 2009:187–194.

前庭大腺及导管手术

Bartholin Duct and Gland Surgery

Megan Lutz 著

聂禹菲 译

姚 颖 校

第 15 章

妇科手术技巧
妇科学

Operative Techniques in
Gynecologic Surgery
Gynecology

一、总体原则

（一）定义

前庭大腺在生理状态下是位于阴道黏膜表面下 12mm 的较深的、不可触及的结构。双侧腺体开口位置位于处女膜环和小阴唇中间 5 点钟和 7 点钟位置。前庭大腺囊肿常指由于导管堵塞、腺体扩张导致的无菌、无痛性的肿物，这一定义是不准确的。前庭大腺脓肿可能会在坐下或行走时疼痛，少数患者可出现发热或畏寒。囊肿不总是脓肿形成的必要途径。

（二）鉴别诊断

- 前庭大腺腺癌或鳞状细胞癌。
- 毛囊炎。
- 平滑肌瘤。
- 脂肪瘤。
- 外阴不典型增生 / 癌。
- 阴道不典型增生 / 癌。
- 尿道旁腺和加特纳管囊肿（Skene 及 Gartner 导管囊肿）。
- 坏死性筋膜炎。
- 直肠周围脓肿。
- 圆韧带囊肿（Nuck 导管囊肿）。
- 纤维瘤。
- 表皮包涵囊肿。

（三）解剖学因素

前庭大腺，位于阴道口附近的外阴浅表间隙中。它的腺体由黏液腺泡组成，腺管则混合了移行上皮、黏液细胞和鳞状上皮，腺管开口被覆鳞状上皮。腺体血供由阴部内动脉的分支供应。腺体深方有密集的静脉吻合网，称为前庭球。前庭大腺切除术有易出血的特点，正是由于前庭球中有这种勃起组织。偶尔在大的腺体切除术中会涉及其他周围结构。坐骨直肠窝作为相对无血管区，存在发生感染及向周围盆腔间隙扩散的风险。

（四）非手术治疗

治疗方法包括观察、坐浴、抗生素、硝酸银消融、CO_2 激光气化、造口术和切除术。没有哪种方法更为优越，但理想的治疗应快速、安全、可以在门诊局部麻醉下进行、复发率低、愈合快。对于 40 岁以下无其他疾病的无痛性前庭大腺囊肿患者，即使囊肿直径达数厘米，亦可观察。如果患者无全身感染征象，对于自发破溃的脓肿或即将自发破溃的脓肿建议仅坐浴治疗。抗生素是未成熟、未破溃脓肿的一线治疗，或是引流后临床未愈合脓肿的二线治疗。应对破溃期间是否需要抗生素辅助治疗进行评估，当患者有下列并发症和（或）症状体征时应同时使用抗生素治疗，如糖尿病、免疫抑制、妊娠、高 MRSA（耐甲氧西林的金黄色葡萄球菌）风险、反复感染、蜂窝织炎或全身感染体征。应用覆盖革兰阴性菌、革兰阳性菌及厌氧菌的广谱抗生素 7d 即可，如阿莫西林、克拉维酸等。为了补充覆盖 MRSA 或类杆菌，可以考虑增加口服克林霉素，共 7d。一项由以色列 Kessous 等进行的研究证实，大肠埃希菌是前庭大腺感染培养最常见的病原体，占 43.7%。阿莫西林克拉维酸经验治疗与平均 32 ~ 50 个月复发具有相关性。过去认为前庭大腺脓肿是性传播感染，但最近 Hoosen 等证明这一观点是错误的。可以在前庭大腺脓肿出现时进行性传播疾病检测，但抗生素的经验治疗不需要覆盖淋球菌和沙眼衣原体。

当脓肿具有以下特征时需要及时手术而不考虑非手术治疗，如脓肿复发、疼痛和红肿、发热、波动感。值得注意的是，尽管切开引流术（incision and drainage，I&D）可以缓解急性疼痛性脓肿的症状，但有研究认为仅行切开引流术不能带来远期受益，而且复发风险增加至 38%，因此不常规推荐。相反更推荐将腺管上皮化为目的的引流。可以通过以下措施实现：硝酸银消融、CO_2 激光、Word 导管或 Jacobi 环置入或行造口术。对于年龄大于 40 岁的女性、免疫缺陷患者、

Paget 病史、有任何妇科恶性肿瘤病史，以及复发性脓肿形成的患者，除了行引流外，还应进行活检。绝经后女性如果前庭大腺肿块质地坚硬且形状不规则，应进行手术以完全切除而非活检。

1. 硝酸银消融

硝酸银消融技术各式各样，其目的都是破坏腺体。将土耳其一项硝酸银消融术的结果与造口术进行对比，发现两者复发率相近（26% vs. 24%）、复发时间相近（2 个月 vs. 1.5 个月）；但两者治疗的副作用不同，前者发生化学烧灼、形成血肿，而造口术则导致分泌物增多。

2. CO_2 激光

CO_2 激光治疗在门诊局部麻醉下进行。使用激光气化、造口或切除前庭大腺病灶，复发率低至 10%。对于壁厚、多房、囊壁 0.5 ～ 1.5mm 的病变，这种方法不太理想。该治疗方法必须包含超声检查、CO_2 激光操作和治疗前后使用抗生素。某些社会因素与复发可能具有相关性，包括精神压力、合成纤维衣物和使用安全套。

3. 留置装置：Word 导管和 Jacobi 环

在门诊局部麻醉下对前庭大腺囊肿进行引流并同时放置 Word 导管或 Jacobi 环，复发率为 4% ～ 17%。

4. 活组织检查

对于超过 40 岁女性，任何类型的前庭大腺肿大均应怀疑恶性可能，因此需要病理进行排除。可使用锋利的尖刀切除表面腺体壁并送病理检查，活检必须充分取材。

5. 造口术

尽管大部分造口术被门诊 Word 导管置入所取代，但其对复发性脓肿效果良好，并且相对前庭大腺切除而言并发症更少。在患者置入 Word 导管或 Jacobi 环失败 1 ～ 2 次且非急性炎症期时可采用造口术，从而避免感染风险。

6. 前庭大腺切除术

前庭大腺切除术是妇科小手术中典型的易出血的手术之一。由于切除了黏液分泌细胞后导致性生活缺少润滑，或更常见的是残存导管堵塞，因此，该手术的后遗症常常包括性交疼痛，故而年轻患者极少采用此术式。对于大于 40 岁的女性，前庭大腺恶变是更需考虑的问题，而腺体切除可以进行彻底评估，因此，在其他方法均失败后可以选用。然而，相对于切除，临床仍然优先选择活检术。前庭大腺腺癌非常罕见，占全部外阴恶性肿瘤的 1%。近 50% 的可疑前庭大腺腺癌实际上是鳞状细胞癌。如果触诊到腺体深方有肿块，因为其接近深方的前庭球而应考虑切除。如果活检结果正常，而肿块持续存在，则需行切除术。如果有溃疡和持续的性交疼痛、实性肿物，或者与正常前庭大腺管位置轻微不同的肿块，则可能是前庭大腺恶变的迹象，需要切除整个腺体以明确诊断。

二、影像学检查与其他诊断方法

- 影像学并非前庭大腺病理诊断常规所需。病史和体格检查可以指导治疗决策。

三、术前准备

- 手术治疗前，在麻醉下进行盆腔检查，重点注意前庭大腺的大小、形状和位置。需进行直肠检查来评估腺体和直肠的位置关系。

四、手术治疗

（一）上皮化

有目的地制造瘘管，或者使前庭大腺脓肿上皮化均优于单纯切开引流，因为瘘管可以预防未来脓肿形成。

1. 硝酸银消融

- 为门诊操作，可以在局部麻醉下进行。
- 切开腺体，用两根固定缝线牵拉腺体切缘，在腔内置入 0.5cm×0.5cm 的硝酸银片，再将缝线打结重新对合腺体。
- 第 3 天拆线和取出硝酸银。仅在脓肿时使用抗生素。

2. CO_2 激光

- 用激光在黏膜表面做 10 ～ 15mm 圆形切口，排出脓液后用激光气化所有腺体表面，包括所有的房腔，深度达 2mm，以达到切除或造口的目的。

3. Word 导管

- Word 导管是一种无乳胶的硅酮留置装置。
- 消毒液清洁前庭大腺表面黏膜和阴道黏膜。
- 在处女膜环附近前庭大腺表面的黏膜注射 1～2ml 不加肾上腺素的利多卡因。根据腺体大小，最好通过加压将腺体暴露在阴道外以更好的暴露表面黏膜。
- 用 11 号刀片手术刀在膨胀最明显的黏膜处切开 2～3mm 的切口，最好在处女膜环内侧，但必要时也可位于其上或在处女膜环外侧。
- 不推荐探查腺体内部，因为这样会过度牵拉延长切口，使 Word 导管掉出。
- 待脓肿内容物流出后，插入未充盈的导管。用最多 3ml 的无菌液体充盈气囊，不能用空气。小心不要在充盈时用注射器刺破或过度加压破坏小气囊。
- 移走注射器并将导管塞进阴道。Word 导管应在原位留置 3～4 周，以保证腺导管上皮化并达到预防将来腺管阻塞的理想效果（图 15-1）。

- 如果腺体太小不能放入 Word 导管，可以选择其他方法留置引流。如果方便手术，可以行造口术。否则可先行切开引流术，等到有条件时再进行其他治疗。

4. Jacobi 环

Jacobi 环是 Word 导管的替代方法。它是一种带穿行缝线的管状结构，缝线通过 2 个单独的切口进出腺体并系成 360° 的环，因此建立了出口并维持长期造口状态。

- 用一根长 20cm 的 2-0 号丝线穿出 7cm 的 8 号橡胶 T 形管制成环形导管。
- 局部清洁并行局麻，用 11 号刀片在黏膜表面切开 3mm 切口。
- 用止血钳穿过脓肿形成腔道，顶起黏膜并切开第二个切口。
- 牵拉 Jacobi 环的一端穿过脓肿切口，将两端系在一起。小心不要结扎太紧，以防缺血（图 15-2）。

（二）体位

- 患者取截石位，小心不要过度弯曲或过度伸展腿部和臀部。按常规经阴道手术进行术前准备和铺巾。

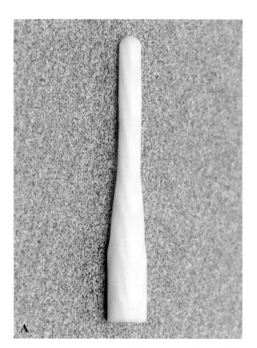
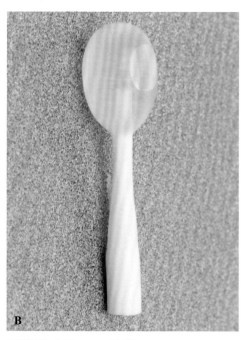

▲ 图 15-1　**A 和 B：用 3ml 无菌液体充盈 Word 导管**

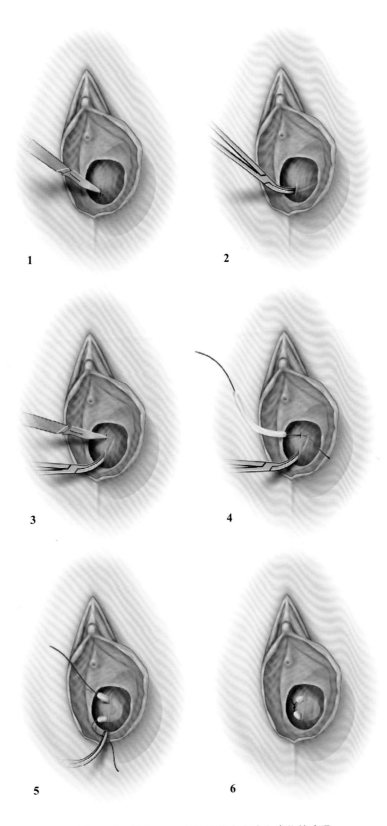

1

2

3

4

5

6

▲ 图 15-2　插入 Jacobi 环使前庭大腺上皮化的步骤

五、手术步骤与技巧

（一）活检

■ 在引流时切除囊壁进行活组织检查，可以切除一小部分囊壁送检。在造口术中，将囊壁部分送病理检查。

（二）造口术

■ 造口术在局部或全身麻醉下进行。进行阴道指诊来具体显示腺体边缘。

■ 使用 15 号刀片手术刀，沿处女膜环按囊肿长度行常规垂直切口。

■ 为了切开和引流，可以在腺体壁上做一个椭圆形切口。

■ 用非损伤性抓钳将腺体边缘和黏膜边缘外翻，用 3-0 号可吸收线间断水平褥式缝合，将腺体壁外侧缝合到阴道口鳞状上皮上，内侧缝合到阴道黏膜上。在距外翻的腺体壁至少 5mm 处的上皮组织进行缝合，可以增加造口术的成功率（技术图 15-1）。

■ 如果开口处瘢痕闭合，后果是感染和囊肿复发。

（三）前庭大腺切除术

■ 手术开始前应进行三合诊评估腺体边缘及其与阴道壁和直肠的关系。腺体深方基底面由髂内动脉分出阴部内动脉的分支供血。前庭球是一个静脉网络，并承担前庭大腺腺体的血液回流。

■ 使用导尿管排空膀胱。

■ 用 Allis 钳向外侧牵拉阴唇。

■ 沿处女膜环向黏膜注射含肾上腺素的 1% 利多卡因，但注意不要注入腺体。

■ 在腺体的黏膜面，在处女膜环上或内侧，使用 15 号刀片手术刀做一个阴道黏膜表面长切口，小心避免同时切开腺体（技术图 15-2）。最好选择黏膜切开，因为它比外阴表皮愈合更快、疼痛更轻。外翻黏膜暴露腺体。感染可能使腺体和黏膜之间的边界不清。

■ 通过牵拉、反向牵拉和组织剪分离出黏膜和腺体之间的界限。在切除过程中，可以注射稀释的亚甲蓝来标记腺体（技术图 15-2）。用 Allis 钳抓住和牵拉腺体壁，以便于分离和暴露血供。

■ 必须预计何处可能出血，而且每一步均须止血。用尖钳钳夹各血管蒂，剪断并用 3-0 号可吸收线缝扎（技术图 15-2）。

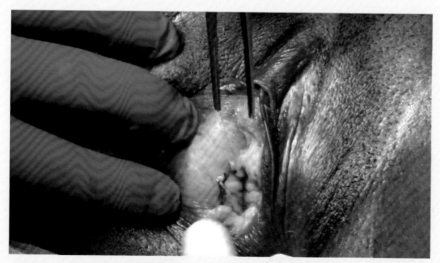

▲ 技术图 15-1　处女膜环处组织容易愈合且美观，是前庭大腺造口术及切除术的最佳切口位置

（图片由 M.Walters，MD 提供）

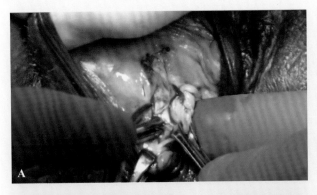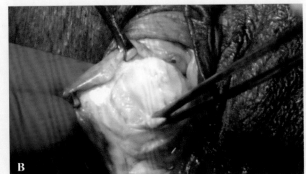
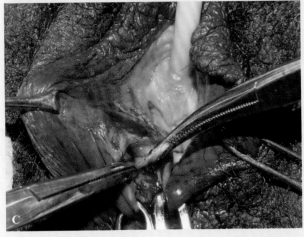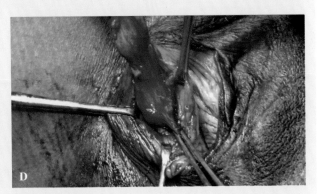

▲ 技术图 15-2　前庭大腺切除术

切口应达到整个腺体全长。虽然 B 图中腺体的轮廓清晰，但其他病例中可能会因腺体和周围组织融合使分离更为复杂，此时亚甲蓝有助于识别腺体边界（C）。在腺体基底部分离、钳夹和结扎所有的蒂部，因为阴部内动脉的分支肯定存在于此处（D）（图片由 M.Paraiso，MD 和 M. Walters，MD 提供）

- 完整切除腺体至关重要，因为腺体组织残留可能会导致囊肿或脓肿复发，并可能导致慢性疼痛。需防止残留多房脓肿。如果腺体边缘因感染而与周围组织融合，打开腺体，将手指放在腺腔内，以其指示进行腺体分离。可将泪管探针插入腺体以做标志。

- 腺体被完全切除后，必须充分止血，主要通过缝合结扎止血，但也可采用电凝、止血剂等方法，并最终以多层缝合来封闭无效腔。单纯使用电凝止血是不充分的。一旦出血，血管会回缩并持续出血，需进一步分离并结扎血管。必

须用 3-0 号可吸收线间断多层缝合关闭整个空腔（技术图 15-3）。小心避免缝线穿过阴唇。间断缝合比连续缝合更为可取，因为连续缝合可能造成异常瘢痕和疼痛。

- 如在前庭大腺脓肿破溃时做前庭大腺切除，需在空腔内放置引流，并在缝合切口时以 5-0 号可吸收线间断缝合，以确保引流通畅。

- 用 3-0 号延迟可吸收线间断缝合引流管周围的阴道黏膜。在结束手术前应进行直肠检查，确保未缝到直肠和阴道壁。术后第 3 天或第 4 天拔除引流管。

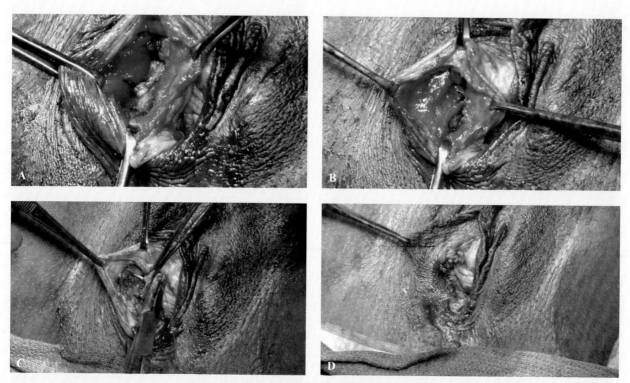

▲ 技术图 15-3　腺体切除后分层关闭切口

严密对合、关闭无效腔是预防包括前庭球在内的静脉网出血的第一步（图片由 M.Walters，MD 提供）

六、经验与教训

✖ 如果 Word 导管球囊因过度充盈而破裂、囊肿切口过长，或放置位置过浅，Word 导管可能会脱落。

◯ Cook 医疗说明书显示球囊最大容量为 3ml。

◯ 为了组织愈合好、美观和减少疼痛，前庭大腺手术切口位置应选择在处女膜环上或内侧。

✖ 在处女膜环外手术可导致解剖结构改变，从而导致慢性疼痛。

◯ 在切除过程中保持脓肿的完整性有助于确定腺体边界并切除。

◯ 一旦进入脓腔，建议通过破口插入泪管探针。通过探针对腺体壁加压，使用细钳和细剪刀有助于在切除残余腺体部分时分清界限。

◯ 每一步都采用钳夹、剪断、结扎缝合方法进行止血。

✖ 不明原因的出血可以导致血肿形成和术后并发症。

◯ 仔细评估多房脓肿，务必切除整个脓肿。

✖ 切除后腺体残留会导致脓肿复发和慢性疼痛。

七、术后护理

■ 术后建议会阴冲洗，不必进行伤口包扎。一般会有排液。可以使用低温吹风机来保持该区域清洁干燥。建议术后盆腔休息 4 周。

八、并发症

■ 由腺体底部前庭球产生的外阴血肿甚至可以扩散到耻骨。术后血肿最常见的治疗方法是卧床休息、冰敷和加压包扎。

■ 腺体切除引起的慢性疼痛可能是由于残留腺体阻塞或者缝合位置所致。如果阴道口明显狭窄，可能需要后期再次手术，可能需要前庭切除术或瘢痕修复。

参考文献

[1] Baggish MS, Karram MM. *Atlas of Pelvic Anatomy and Gynecologic Surgery.* St. Louis, MO: Elsevier/Saunders; 2011.

[2] Benedetti Panici P, Manci N, Bellati F, et al. CO2 laser therapy of the Bartholin's gland cyst: surgical data and functional short- and long-term results. *J Minim Invasive Gynecol.* 2007;14:348–351.

[3] Cobellis PL, Stradella L, De Lucia E, et al. Alcohol sclerotherapy: a new method for Bartholin gland cyst treatment. *Minerva Gynecol.* 2006;58:245–248.

[4] Di Donato V, Bellati F, Casorelli A, et al. CO$_2$ laser treatment for Bartholin gland abscess: ultrasound evaluation of risk recurrence. *J Min Invas Gynecol.* 2013;20(3):346–352.

[5] Ergeneli MH. Silver nitrate for Bartholin gland cysts. *Eur J Obstet Gynecol Reprod Biol.* 1999;82:231–232.

[6] Gennis P, Li SF, Provataris J, et al. Jacobi ring catheter treatment of Bartholin's abscesses. *Am J Emerg Med.* 2005;23(3):414–415.

[7] Heller DS, Bean S. Lesions of the Bartholin gland: a review. *J Low Genit Tract Dis.* 2014;18(4):351–357.

[8] Kessous R, Aricha-Tamir B, Sheizaf B, Steiner N, Moran-Gilad J, Weintraub AY. Clinical and microbiological characteristics of Bartholin gland abscesses. *Obstet Gynecol.* 2013;122(4):794–799.

[9] Kushnir VA, Mosquera C. Novel technique for management of Bartholin gland cysts and abscesses. *J Emerg Med.* 2009;36(4):388–390.

[10] Mayeux EJ Jr, Cooper D. Vulvar Procedures biopsy, bartholin abscess treatment, and condyloma treatment. *Obstet Gynecol Clin North Am.* 2013;40:759–772.

[11] Omole F, Simmons BJ, Hacker Y. Management of Bartholin's duct cyst and gland abscess. *Am Fam Physician.* 2003;68:135–140.

[12] Ozdegirmenci O, Kayikcioglu F, Haberal A. Prospective randomized study of marsupialization versus silver nitrate application in the management of Bartholin cysts and abscesses. *J Min Invas Gynecol.* 2009;16(2):149–152.

[13] Penna C, Fambrini M, Fallani MG. CO(2) laser treatement for Bartholin's gland cyst. *Int J Gynaecol Obstet.* 2002;76:79–80.

[14] Stevens DL, Bisno AL, Chambers HF, et al., Infectious Diseases Society of America. Practice guidelines for the diagnosis and management of skin and soft-tissue infections. *Clin Infect Dis.* 2005;41:1373–1406.

[15] Tanaka K, Mikamo H, Ninomiya M, et al. Microbiology of Bartholin's gland abscess in Japan. *J Clin Microbiol.* 2005;43:4258–4261.

[16] Wechter ME, Wu JM, Marzano D, Haefner H. Management of Bartholin duct cysts and abscesses: a systematic review. *Obstet Gynecol Surv.* 2009;64(6):395–404.

[17] Yuce K, Zeyenloglu HB, Bükülmez O, Kisnisci HA. Outpatient management of Bartholin gland abscesses and cysts with silver nitrate. *Aust N Z J Obstet Gynaecol.* 1994;34(1):93–96.

[18] Word Catheter Silicone Bartholin Gland Balloon. Medical Devices for Minimally Invasive Procedures. Cook Medical, 2012. Web. Nov. 8, 2016.

第16章

前庭切除术及处女膜切除术

Vestibulectomy and Hymenectomy Surgery

Natalia C. Llarena   Mark D. Walters   M. Jean Uy-Kroh   **著**

唐天一 **译**

梁华茂 **校**

妇科手术技巧
妇科学

**Operative Techniques in
Gynecologic Surgery**
Gynecology

302

第一节 前庭切除术治疗外阴疼痛

一、总体原则

（一）定义

■ 外阴疼痛是指无明确病因的外阴疼痛持续至少3个月，可能存在潜在的相关因素[1]。外阴疼痛可进一步根据疼痛范围分为广泛性、局限性（前庭疼痛或阴蒂疼痛）及混合性。根据诱发因素可分为刺激性、自发性或混合性。前庭疼痛是一种局限性的外阴疼痛，是指前庭部位的不适感。患者多描述疼痛性质为烧灼感或针刺感，激发疼痛的诱因可能是性接触、衣物摩擦、手指压迫或使用棉条。前庭疼痛可以是原发性或继发性的，发作的性质可以是间歇的、持续的、立即出现或延迟出现的（表 16-1）。

表 16-1　外阴疼痛的特点

分布	局部（前庭痛、阴蒂痛、一侧外阴痛）
	全部（全部外阴）
	混合性
诱因	刺激性（直接接触，如性接触、卫生棉条置入）
	自发性（无特殊诱因）
	混合性
起病形式	原发性
	继发性
发作模式	间歇性
	持续性
	长期存在
	即刻发生
	延迟发生

■ 既往称此病为"前庭炎"，因该疾病与炎症反应无关，因此，该命名有误且已停止使用。

■ 外阴疼痛的病因目前尚不明确，但此病可受多种因素影响，可能与中央及周围神经系统病变、神经增生、骨骼肌肉系统及内分泌系统异常相关[2]。此外，患有外阴疼痛的病人合并有其他慢性疼痛疾病，如纤维肌痛症、肠易激综合征、颞下颌关节紊乱和间质性膀胱炎等的比率亦升高[3,4]。

（二）鉴别诊断

■ 外阴感染（如念珠菌、疱疹）。

■ 外阴炎性疾病（如剥脱性阴道炎、扁平苔藓、硬化性苔藓、免疫性大疱性疾病、外阴严重萎缩等）。

■ 外阴恶性肿瘤（如 Paget 病、鳞状细胞癌）。

■ 神经系统疾病（如带状疱疹、脊神经受压）。

（三）非手术治疗

■ 前庭切除术是治疗局限性、激发性前庭疼痛最有效的治疗方法，但此方法仅用于采取创伤更小的治疗方法无效的患者。不建议对广泛性、非激发性外阴疼痛进行手术治疗。外阴疼痛有一些非手术疗法，但对其有效性尚缺乏随机对照研究[2,5]。外阴和前庭疼痛的药物治疗包括局部应用利多卡因（睡前使用 5% 利多卡因软膏，共 7 周）及雌激素乳膏[5]。此外，亦可考虑局部应用加巴喷丁软膏。尽管局部应用糖皮质激素无效，但对某些患者局部注射布比卡因（0.25%）可缓解症状[4]。常用口服药包括阿米替林和加巴喷丁。此外，生物反馈治疗和盆底物理治疗常可使患者获益[2]。

二、影像学检查与其他诊断方法

（一）病史

■ 外阴疼痛通常无可见的临床表现，因此，进行详尽的病史采集和体格检查以除外其他导致疼痛的病因非常重要。

➢ 详细的病史采集有助于了解疾病主要特点，

以给予适当治疗。调查问卷有助于全面收集病史，包括疼痛的部位、诱因、持续时间、性质、发作时间以及疼痛程度、诱发和缓解因素，以及既往采用的治疗手段（表 16-1）。

➤ 询问疼痛对患者性欲、生活质量、两性关系等的影响，及其治疗目标。

➤ 指向鉴别诊断的症状包括异常阴道出血或排液、外阴瘙痒、肠蠕动时的疼痛，或提示阴部神经痛的神经系统症状 [6]。

➤ 既往的萎缩性或炎症性皮肤病病史可能提示外阴症状是由皮肤病所导致的。还需记录所有外阴阴道创伤（包括产伤）及反复发作的外阴霉菌感染。

➤ 性生活史，包括性交疼痛，以及性虐待和性创伤的病史。

➤ 外阴清洁卫生用品，包括使用肥皂及其他可能导致不适的女性用品，以及穿着内衣的材质等。

（二）体格检查

■ 对于饱受前庭疼痛折磨的患者来说，即便是对会阴区域的视诊也会刺激其产生恐惧情绪。因此与患者建立良好关系有助于成功进行体格检查。患者可以通过使用放大镜、镜子等参与体格检查，了解自身情况，并确定疼痛最剧烈的部位。此方法亦能缓解患者焦虑，使其对所进行的体格检查有一定的掌控权。

➤ 在不进行任何触诊的情况下，首先进行详尽的视诊，从阴阜至肛门，寻找有无导致外阴不适的感染灶、炎症表现或恶性肿瘤等。注意任何存在的皮损、斑块、红斑、裂痕、结节、溃疡，以及结构异常如小阴唇缺失、阴蒂头内翻和粘连等 [6]。需要注意的是，双侧前庭大腺和前庭腺导管口处的环形红斑通常是正常的，可能与外阴疼痛的诊断无关 [7]。

➤ 若治疗难以缓解症状，或诊断不明确，或怀疑存在恶性病变，应考虑行阴道镜检查，并

对外阴皮肤进行活检。此外，在传统检查中常规应用的醋白试验，对于前庭疼痛极少有诊断价值，却经常使患者疼痛加重或导致患者极度不适，因此应尽量避免。

➤ 当患者外阴疼痛的同时并发生殖器疣或囊肿时，需明确并发疾病未导致外阴疼痛。

➤ 棉签试验可用以确定疼痛区域。首先在患者的非生殖器区域如大腿内侧皮肤，测试患者对棉签的触感，确定棉签的触碰是柔软、无痛的。向患者解释接下来要进行一系列棉签触诊，每次触诊后均请患者描述其感受。随后，用蘸湿的棉签首先触诊 Hart 线的外侧，之后是内侧。触诊前庭的 1 点钟和 11 点钟位置，接近尿道旁腺开口处；然后是 4 点钟和 8 点钟位置，接近巴氏腺开口处。最后触诊前庭 6 点钟处。画出患者疼痛的范围，并在病历中进行记录，以帮助长期观察患者疼痛情况 [2]。

➤ 一指伸入阴道内，轻柔触诊附近的肛提肌，检查有无肌肉紧张和触痛。

■ 外阴疼痛无法通过实验室检查或影像学检查进行诊断，但可进行阴道涂片、阴道 pH 检查、厌氧菌、酵母菌培养，以及疱疹病毒检查有助排除萎缩性、炎症性或感染性阴道炎。

三、术前准备

■ 阴道痉挛是肛提肌的痉挛，可导致性交疼痛和插入式性交困难。阴道痉挛的频繁发生与外阴疼痛相关。但是，有数据表明，这部分存在阴道痉挛的患者手术效果相对较差 [2, 8]。盆底物理治疗、扩张器及扳机点局部注射可能令这部分患者获益。

■ 术前应考虑进行性功能咨询，此咨询有助于减轻阴道痉挛，并被证实在手术后能够改善预后 [8]。

■ 在手术室进行麻醉之前，需要用棉签再次对患者前庭黏膜的疼痛区域进行确定，并标记为目标切除点。

四、手术治疗

- 前庭切除术（图 16-1）适用于非手术治疗无效的局限性、激发性外阴疼痛。一般来说，手术对继发性局部疼痛的效果比原发性疼痛更好。但目前尚无以临床证据为基础的指南以指导治疗决策，主要是因为外阴疼痛的病因不明，且药物和手术治疗仍处于研究阶段[5]。在所有治疗方法中，手术治疗证据最为充足，且被证实效果显著高于药物治疗。但仍需进一步的随机临床对照研究来对比不同术式及其效果，以使我们了解如何更好地治疗患者及其疼痛。

- 为确保前庭切除术的成功，选择患者非常重要。对于混合性外阴疼痛或存在反复发作性阴道痉挛的患者，因手术成功率相对较低，因此，选择手术需要谨慎[2, 8]。

（一）方法

- 目前前庭疼痛的手术有多种术式，包括局部切除、前庭全切、前庭部分切除＋阴道皮瓣移植，以及会阴成形术[2, 5, 8]。局部切除手术需要定位并切除导致疼痛的前庭组织，包括处女膜缘处的组织，而不处理阴道。前庭的全切和部分切除则需定位、切除疼痛部位的前庭黏膜，并用阴道末段的组织覆盖切除的部位。在前庭全切术中，切除范围通常自尿道周围区域开始，至阴唇系带处为止。但部分病例中，自阴唇系带向上做部分小阴唇切除亦有一定效果。最后，会阴成形术包括前庭切除，并将切除范围扩大至会阴。前庭成形术由于不切除疼痛的组织，仅去除其神经，因此，治疗常是无效的。前庭部分切除＋阴道皮瓣移植在各文献中描述最为详尽，也是最常采用的术式。下面将详述此术式。

（二）体位

- 使用活动腿架将患者置于膀胱截石位，暴露前庭和会阴。注意避免下肢过伸或过屈。

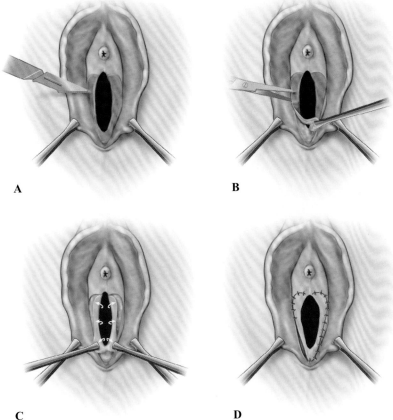

A

B

C

D

◀图 16-1 全前庭切除术的四个步骤

A. 切开前庭，形成阴道皮瓣；B. 切除前庭组织；C. 拉出阴道皮瓣；D. 间断缝合固定阴道皮瓣

五、手术步骤与技巧

部分前庭切除伴阴道皮瓣术（技术图 16-2）

1. 辨认解剖学标志，确定患者的疼痛区域及拟切除的范围

- 前庭是指处女膜环至 Hart 线之间的部分。Hart 线位于小阴唇的内缘，是前庭的外侧缘。其前方前庭以阴蒂系带为界，在后方则为阴唇系带（技术图 16-1）。前庭包含前庭大腺、尿道旁腺及前庭小腺。

- 切除的前后范围取决于术前患者的疼痛范围，但通常是从尿道周围尿道旁腺开口至阴唇系带。

- 放置拉钩暴露术野（技术图 16-2）。

2. 前庭切口

- 在做切口之前，需在前庭皮下局部注射 0.5% 利多卡因和 1：200 000 的肾上腺素，分离组织并帮助止血（技术图 16-2）。

- 用 10 号刀片在前庭标记组织处切一 U 形切口（技术图 16-3），切口外界沿 Hart 线，即前庭的外侧缘，内界位于处女膜缘近端。在尿道旁操作要务必小心，以免损伤尿道。

- 需触诊前庭大腺有无结节或囊肿，若存在囊肿

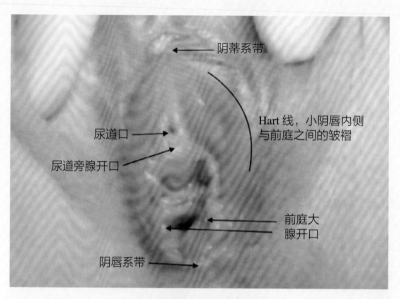

阴蒂系带

尿道口

尿道旁腺开口

Hart 线，小阴唇内侧
与前庭之间的皱褶

前庭大
腺开口

阴唇系带

▲ 技术图 16-1　前庭解剖

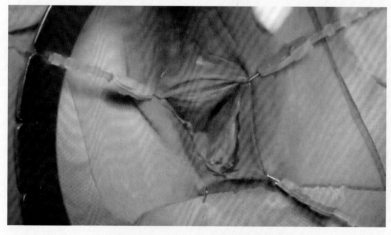

▲ 技术图 16-2　牵引拉钩辅助暴露

或结节，则需同时切除前庭大腺。

3. 阴道皮瓣

■ 将阴道后壁上皮自下方组织分离，形成阴道皮瓣。可使用 Allis 钳和眼科剪操作，避免损伤直肠。

4. 切除前庭

■ 切除前庭处的 U 形区域，包括皮肤、处女膜及前庭小腺（技术图 16-4）。

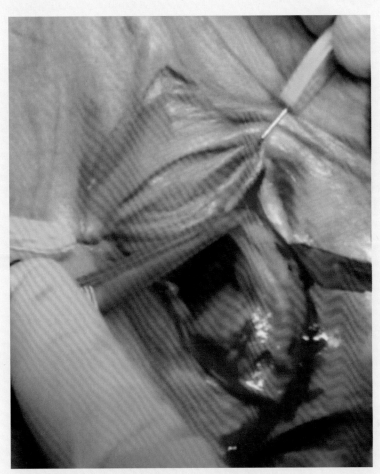

▲ 技术图 16-3　前庭切口

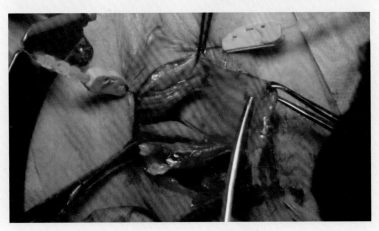

▲ 技术图 16-4　切除前庭

5. 转阴道皮瓣

向远端牵拉皮瓣，覆盖切除部位，但注意必须小心操作，以避免对切除部位造成过大张力

（技术图 16-5）。

■ 严密止血，以避免血肿和伤口裂开。

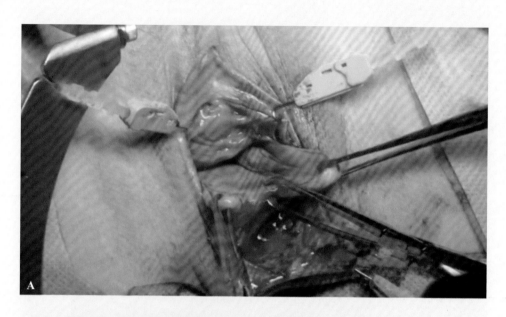

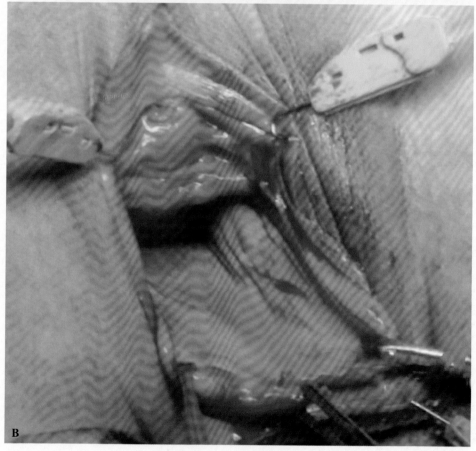

▲ 技术图 16-5　外拉固定阴道皮瓣

6. 关闭伤口

■ 缝合两层关闭切口（技术图 16-6）。首先，使用 3-0 号可吸收线对深层组织进行 U 形间断缝合，使阴道壁与前庭切除创口之间更好对合。其后，使用 4-0 号可吸收线再次间断缝合阴道上皮与会阴皮肤。

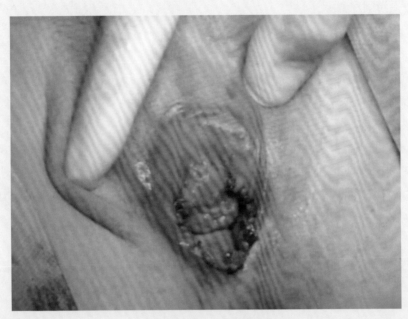

▲ 技术图 16-6　关闭切口

六、经验与教训

○ 标记切除范围可在手术室或门诊进行。在手术室，患者麻醉之前，标记患者前庭黏膜疼痛的区域，以便切除。根据疼痛范围决定切除范围的上下界。若这一步骤在门诊进行，则需将切除范围记录于病历中。

✗ 若切除部分已经延至尿道旁腺开口处，则需避免尿道损伤。同样，切口绝不可过度延长至肛门处，以避免出现慢性肛裂或肛门括约肌无力等症状。

○ 在切除前庭之前，在皮下和真皮下注射利多卡因和肾上腺素有助于分离组织并止血。

✗ 注意将阴道皮瓣牵拉至切口边缘时，避免产生过大张力。若张力过大，则可能导致术后前庭部位缩窄和性交痛。

○ 确保缝合伤口前已严密止血。可采用电凝或缝扎止血。止血不充分可导致血肿形成或伤口裂开。

七、术后护理

■ 前庭切除术可作为门诊手术进行。

■ 在术后需立即给予患者镇痛剂，可选择非甾体抗炎药，必需时也可选用阿片类制剂。术中在阴唇局部和切口边缘注射布比卡因和肾上腺素有助于减轻疼痛和术后出血。坐浴和冰袋也可帮助镇痛。

■ 应向患者提供大便软化剂，并建议食用高纤维食物，避免便秘。

- 阴道扩张器有助于减少前庭狭窄以及疼痛。可在术后数周疼痛减轻后开始，并在门诊复查后使用。
- 应建议患者禁同房 6～8 周，或在术后复查确定伤口愈合良好后再同房。

八、预后

- 对前庭切除术进行的一项前瞻性研究表明，术后外阴疼痛缓解率 61%～83%[5]。这些研究对手术成功的定义各不相同。部分研究将阳性定义为症状完全缓解，而其他研究则认为"症状明显缓解"[8] 即可判定为成功。
- 一项前瞻性研究对比了行前庭切除术与未治疗或未手术治疗的患者，结果发现 79% 的手术患者疼痛明显改善，而仅有 48% 非手术治疗的患

者和 12% 未治疗的患者有疼痛缓解[9]。与之相似，一项随机对照研究对比了前庭切除术和行为认知疗法及生物反馈疗法的作用，发现手术治疗组有 68% 的完全缓解或明显缓解率，而行为认知疗法组为 39%，生物反馈疗法组为 36%[10]。

- 有研究表明，最多 15% 的女性在术后出现小的并发症，如瘙痒、血肿、局部感染、前庭大腺导管狭窄，这之中约 17% 患者需要进一步手术[11]。

九、并发症

- 手术并发症通常较轻，包括失血、伤口感染或裂开、前庭大腺囊肿形成、疼痛未减轻、阴道狭窄、阴道痉挛。

第二节　处女膜切除术治疗处女膜闭锁

一、总体原则

（一）定义

- 处女膜是窦阴道球和泌尿生殖窦融合的残余。在正常的胚胎发育过程中，阴道终板的前壁开放，使阴道与会阴相通[12]。处女膜闭锁是在胚胎发育时期阴道出口成形失败。其他处女膜畸形包括开口过小、筛状开口以及存在隔膜。
- 在新生儿阶段，由于母体雌激素的作用，处女膜闭锁的婴儿可能会出现阴道黏液蓄积，可表现为阴道口处隆起的肿物。多数情况下此肿物无症状，可自行消退。
- 在青春期，患者的经血会积聚在闭锁的处女膜之后，导致子宫积血和阴道积血。可表现为在阴道口处的紫蓝色隆起、周期性腹痛、腹部肿物、便秘，或尿道梗阻。

（二）鉴别诊断

- 阴道横隔。
- 阴道远端闭锁。
- 阴道发育不全。
- 处女膜囊肿。
- 阴唇粘连。

二、影像学检查与其他诊断方法

- 处女膜闭锁在体格检查时非常明显。此疾病偶尔在新生儿期或幼儿期得以诊断，但多数诊断时间都在青春期后，患者出现闭经、腹痛，或经血潴留导致的腹部包块。建议在幼儿期由儿科医师对生殖器进行检查，以确定适当的时机治疗处女膜闭锁，避免初潮后可能导致的一系列症状。
- 比较少见的情况下，处女膜闭锁在产前的超声检查时诊断。超声可以发现由阴道黏液蓄积导

致的膀胱出口处梗阻[13]。

■ 若在体格检查时发现了处女膜闭锁，需要进一步行经腹部或经外阴超声评估是否有阴道积血，并除外其他更复杂的畸形，如阴道横隔或苗勒管发育障碍。若发现存在苗勒管畸形，则推荐进一步行盆腔 MRI 和双肾超声。

■ 我们推荐诊断后将患者转诊至儿童妇科学专家，或有治疗处女膜闭锁和苗勒管畸形经验的妇科专家处进一步治疗。

三、手术治疗

（一）体位

■ 应使用活动腿架将患者置于膀胱截石位，暴露前庭和会阴。需注意避免下肢过伸或过屈。

■ 使用拉钩拉开阴唇，以充分暴露术野。

（二）手术时机

■ 处女膜切开术，或处女膜切除术的目标，是将闭锁的处女膜成功打开，令经血和分泌物正常流出，可正常性生活，同时避免阴道口瘢痕过度增生或狭窄。手术步骤与技巧将在下面介绍。

■ 在缺乏术前影像学检查除外需其他手术处理的苗勒管畸形（如阴道闭锁或阴道横隔）之前不应进行手术。

■ 不推荐对阴道积血进行穿刺，因存在感染及引流不畅的风险。

■ 处女膜闭锁可在诊断时，包括婴儿期和幼儿期即刻进行处理，然而，若幼儿无症状，也可将手术推迟至青春期开始，月经初潮之前。将手术时机选在初潮前非常重要，这样可避免阴道

积血和子宫积血导致的一系列症状。

四、手术步骤与技巧

处女膜切除术

1. 处女膜切口

■ 自 10 点钟至 4 点钟位置及 2 点钟至 8 点钟位置，从前向后做十字形切口。相较于垂直切口，十字形切口损伤尿道和直肠的风险较低。

2. 切除处女膜组织

■ 锐性切除十字形切口下的四片三角状处女膜瓣。在切除整个处女膜时，尽量切到阴道上皮边缘，这样有利于切缘无张力缝合，减少瘢痕增生。

3. 冲洗阴道

■ 生理盐水冲洗阴道。

4. 关闭伤口

■ 使用 3–0 号可吸收缝线间断缝合切除的处女膜瓣边缘以止血。避免连续套索缝合整个创缘，这会导致瘢痕组织增生及阴道口狭窄。

■ 术后可在阴道口局部使用 2% 利多卡因凝胶止痛。

五、术后护理

■ 处女膜切除术可作为门诊手术。

■ 术后需予患者非甾体抗炎药镇痛，可在阴道口处应用利多卡因凝胶。坐浴也可帮助缓解疼痛。

■ 若存在阴道积血和阴道积液，需告知患者术后阴道出血排液持续数日是正常现象。

■ 在术后，开始性生活前，可考虑应用阴道扩张器。

参考文献

[1] Bornstein J, Goldstein A, Coady D. ISSVD, ISSWSH and IPPS Consensus Terminology and Classification of Persistent Vulvar Pain and Vulvodynia. *J Sec Med.* 2016;13(4):607–612.

[2] Haefner HK, Collins ME, Davis GD, et al. The vulvodynia guideline. *J Low Genit Tract Dis.* 2005;9(1):40–51.

[3] Lamvu G, Nguyen RH, Burrows LJ, et al. The evidence-based vulvodynia assessment project. A national registry for the study of vulvodynia. *J Reprod Med.* 2015;60(5–6):223–235.

[4] Reed BD, Harlow SD, Sen A, Edwards RM, Chen D, Haefner HK. Relationship between vulvodynia and chronic comorbid pain conditions. *Obst Gynecol.* 2012;120(1):145–151.

[5] Landry T, Bergeron S, Dupuis MJ, Desrochers G. The treatment of provoked vestibulodynia: a critical review. *Clin J Pain.* 2008;24(2): 155–171.

[6] Sadownik LA. Etiology, diagnosis, and clinical management of vulvodynia. *Int J Womens Health.* 2014;6:437–449.

[7] Haefner HK. Report of the international society for the study of vulvovaginal disease terminology and classification of

vulvodynia. *J Low Genit Tract Dis.* 2007;11(1):48–49.

[8] Haefner HK. Critique of new gynecologic surgical procedures: surgery for vulvar vestibulitis. *Clin Obstet Gynecol.* 2000;43(3):689–700.

[9] Granot M, Zimmer EZ, Friedman M, Lowenstein L, Yarnitsky D. Association between quantitative sensory testing, treatment choice, and subsequent pain reduction in vulvar vestibulitis syndrome. *J Pain.* 2004;5(4):226–232.

[10] Bergeron S, Binik YM, Khalife S, et al. A randomized comparison of group cognitive–behavioral therapy, surface electromyographic biofeedback, and vestibulectomy in the treatment of dyspareunia resulting from vulvar vestibulitis. *Pain.* 2001;91(3):297–306.

[11] Schneider D, Yaron M, Bukovsky I, Soffer Y, Halperin R. Outcome of surgical treatment for superficial dyspareunia from vulvar vestibulitis. *J Reprod Med.* 2001;46(3):227–231.

[12] Miller RJ, Breech LL. Surgical correciton of vaginal anomalies. *Clin Obstet Gynecol.* 2008;51(2):223–236.

[13] Bajaj M, Becker M, Jakka SR, Rajalingam UP. Imperforate hymen: a not so benign condition. *J Paediatr Child Health.* 2006;42(2006): 745–747.

第八篇

宫腔镜检查、宫腔镜手术及子宫内膜消融术

Hysteroscopy, Uterine Sterilization, and Ablation Procedures

第 17 章

宫腔镜检查术
Diagnostic Hysteroscopy

Linda D. Bradley 著

刘东明 译

梁华茂 校

妇科手术技巧
妇科学
**Operative Techniques in
Gynecologic Surgery**
Gynecology

一、总体原则

（一）定义

- 宫腔镜是一种可以全面观察到阴道、宫颈内膜、宫腔和输卵管口的微创操作技术。
- 宫腔镜既是一种检查方式，也是一种治疗手段。
- 直径小的宫腔镜非常适合在门诊使用，而且诊断性宫腔镜在日间手术中心和手术室中也可以使用。

（二）解剖学因素

- 宫腔镜检查适合在门诊使用。
- 以下解剖因素可能会影响门诊宫腔镜检查的实施：
  - 超重及肥胖患者难以舒适地将双腿置于腿架上。
  - 膝部支架可能更适合肥胖患者或下肢活动受限的患者。
  - 下肢活动受限影响患者手术体位的舒适性。
  - 肥胖女性患者的阴道可能更长。硬性宫腔镜的长度可能不足以到达子宫颈，而软性宫腔镜由于较长，更适合在肥胖患者中使用。
  - 在门诊，宫颈狭窄使得宫腔镜难以进入宫颈。
  - 以下群体宫颈狭窄的风险更高：绝经女性（自然或医源性）、有既往 LEEP 术或宫颈锥切术史者、未生育女性、有既往剖宫产史者。
  - 月经出血过多可能会影响宫腔镜视野。
    - 简单的宫腔镜检查不需要液体膨宫系统，因此在不能调整宫腔内压的情况下，宫腔镜视野可能会受到影响。
    - 无法调整宫腔内压时，过多的组织碎片、凝血块及大量出血会掩盖阳性发现。
  - 对于双合诊检查子宫大小超过 14～18 孕周的患者，膨宫将难以进行。

二、影像学检查与其他诊断方法

- 宫腔镜检查常用于评估：异常子宫出血、绝经后阴道出血、超声或核磁检查难以确定的异常发现、术后评估、子宫畸形。
- 异常子宫出血的药物治疗和一些诊断方法（如子宫内膜活检）可能优于宫腔镜检查。
  - 异常子宫出血药物治疗失败时，应考虑到患者可能患有子宫局灶性病变，包括子宫内膜息肉、黏膜下肌瘤、子宫内膜增生或子宫内膜癌等。
  - 如果多种药物或激素治疗不能解决异常出血时，则应考虑宫腔镜检查。
- 对于已放置左炔诺孕酮宫内节育器治疗月经过多（未进行子宫内膜评估）的患者，或者宫内节育器脱落的患者，应考虑行宫腔镜检查。子宫内病变可能是节育器脱落的原因。在更换另一个宫内节育器之前，快速宫腔镜检查可以确认宫腔内的结构有无异常。
- 经阴道超声检查（transvaginal ultrasound sonogram，TVUS）有助于评估育龄期及绝经患者的子宫内膜。
  - 在育龄期异常子宫出血的患者中，TVUS 可能会漏掉 1/6 的宫腔内病变。
  - 如果不能常规使用宫腔镜检查，则理想情况下建议使用盐水灌注超声成像（saline infusion sonogram，SIS）。因为与 TVUS 相比，SIS 在评估宫腔方面具有更高的灵敏度。
  - 如果无法进行 SIS，超声提示子宫内膜正常但持续异常出血的患者将从宫腔镜检查中受益。
  - 子宫内膜活检阴性且子宫内膜厚度 ≤4mm，但仍持续出血的绝经患者，在没有条件进行 SIS 的情况下应进行宫腔镜检查。
    - 在更年期患者中，子宫内膜厚度 ≤4mm 不太可能与子宫内膜恶性肿瘤有关，但超声影像中，子宫内膜息肉与子宫内膜回声一致，容易产生假阴性结果。
  - 宫腔内积血的患者在引流积血后也可从宫腔镜检查中受益。
- 在 SIS 结果不明的情况下，宫腔镜检查有助于评估子宫内膜。
- 盆腔平扫或增强 MRI 对发现黏膜下肌瘤很敏

感，但也难以发现子宫内膜息肉和宫颈息肉。因此，无法用核磁结果解释的异常子宫出血患者，应当考虑宫腔镜检查。

三、术前准备

- 所有育龄期女性患者在手术当天需要进行尿妊娠试验检查。
- 在理想情况下，宫腔镜检查应安排在有排卵患者的子宫内膜增殖期。子宫内膜在增殖早期很薄，可以减少假阳性结果。
- 淋漓出血且无排卵的育龄期患者可以考虑进行子宫内膜活检和短期孕激素治疗以止血。一旦停止孕激素治疗，患者将发生撤退性出血。撤退出血后即可安排宫腔镜检查。使用该方法可以改善宫腔镜视野。
- 绝经患者可随时安排宫腔镜检查。
- 宫腔镜检查前不需要常规行宫颈分泌物培养排除性传播疾病，但也需要根据患者具体情况而定。
- 门诊宫腔镜检查不需要任何特殊实验室检查（尿液妊娠试验除外）。血常规检查（包括血小板计数）及 TSH 检查对诊断异常子宫出血有益，但宫腔镜检查前并不需要这些检查。
- 如果宫腔镜检查是在可移动手术中心或手术室中进行，则需遵循外科术前常规检查程序。

四、手术治疗

（一）门诊宫腔镜检查的适应证

- 围绝经期和绝经后异常出血。
- 经阴道超声提示子宫内膜增厚。
- MRI，SIS 及 TVUS 难以确定的子宫内膜异常改变。
- 对药物治疗无效。
- 不孕症评估。
- 术后评估，如子宫肌瘤剔除术、刮宫术或宫腔内手术。
- 妊娠组织残留。
- 异物的定位（IUD、缝合线、环扎线移位）。

- 异常白带。
- 子宫肌瘤栓塞术后子宫内膜的评估。
- 绝育术。
- 宫颈管病变。
- 子宫内膜息肉。
- 使用他莫昔芬的患者子宫内膜的评估。
- 黏膜下肌瘤。
- 苗勒管发育异常（如子宫纵隔）。
- 剖宫产瘢痕的评估。
- 子宫穿孔后确定穿孔是否已愈合。
- 宫腔异物定位，明确是否在宫内移位或已排出宫腔。

（二）禁忌证

- 正常妊娠。
- 宫颈癌。
- 已确诊的子宫内膜癌。
- 急性盆腔炎。
- 急性子宫内膜炎。
- 未治疗的性传播疾病。
- 患者对门诊手术有恐惧情绪者。
- 可能会影响宫腔镜视野的大量阴道出血及凝血块。

（三）体位

- 仰卧位，双腿置于腿架上。
- 上肢可置于身体两侧或交叉放于腹部。
- 患者臀部应置于手术床的尾端。

（四）方法

- 宫腔镜检查可以在门诊无麻醉下进行。
- 在不能进行门诊手术的情况下或根据患者的选择，宫腔镜检查可以在日间手术中心进行。
- 对于以下情况，宫腔镜检查适合在标准手术室进行。
  - 不适合在门诊手术的高风险患者。
  - 阴道出血多的患者。
  - 血流动力学不稳定的患者。
  - 不能在门诊耐受阴道操作的患者。

五、手术步骤与技巧

（一）术前准备

- 核对患者信息和所实施的手术。
- 确认育龄期患者的尿妊娠试验为阴性。
- 确认患者没有活动性疱疹感染史。
- 确定患者的末次月经时间。
  - ➢ 理想情况下，在育龄期患者中，应在子宫内膜增殖早期进行宫腔镜检查。
- 向患者介绍手术步骤，并回答患者的疑问。

（二）术前进行宫颈视诊和双合诊检查

- 患者仰卧，双腿置于腿架上。
- 臀部应位于手术台的末端。
- 将吸水垫放在患者下方以吸收膨宫液，可放置一个靠近手术台的小托盘用于收集流出的液体。
- 提供加热垫并将其放在患者腹部上。
- 电动手术台有助于改变高度，并在发生血管迷走反射时将患者置于头低臀高位。
- 确定子宫大小，位置，确认无宫颈举痛。
- 暴露子宫颈，确认无脓性分泌物。

（三）阴道软镜检查

- 阴道软镜检查（vaginoscopy）是一种新兴技术，无须使用阴道窥器即可将宫腔镜置入子宫颈。对于某些特殊患者，此方法可以减轻疼痛和不适感。
- 不使用阴道窥器和宫颈钳。
- 宫腔镜置入阴道下部，膨宫液充满阴道，阴道膨胀不会引起疼痛。宫腔镜前进到阴道后穹窿，稍回退，将宫腔镜引导至宫颈外口。
- 一旦观察到子宫颈，就将宫腔镜推入子宫颈管，然后进入子宫腔。

（四）传统宫腔镜

- 将阴道窥器置于阴道内，消毒液消毒宫颈。
- 如果宫颈口松弛，可在直接观察下置入宫腔镜，而无须扩张或放置宫颈钳。
- 如果子宫颈狭窄，可进行如下操作。
  - ➢ 用无创单齿宫颈钳钳夹宫颈。
  - ➢ 使用扩宫棒轻轻地探查宫颈管。
- 将光纤、摄像头、膨宫导管连接到宫腔镜。
- 调节白平衡。
- 用无菌生理盐水或 CO_2 作为膨宫介质。

（五）宫腔镜检查的膨宫介质的选择

- 生理盐水或乳酸林格液可用于诊断性宫腔镜。
  - ➢ 对于小直径宫腔镜，不需要膨宫机，因为操作过程非常短暂，通常不到 5min。
  - ➢ 无菌管可以连接到宫腔镜上，并使用 60ml 无菌注射器手动注入液体。
- 宫腔镜 CO_2 可通过宫腔镜气泵机吹入。
  - ➢ 流速需小于 100ml/min。
  - ➢ 切勿使用腹腔镜气泵机注气。

（六）直视下置入宫腔镜

- 将宫腔镜置入宫颈，然后缓慢向前推进（技术图 17-1）。

（七）检查宫颈和宫腔

- 检查宫颈管。
- 识别所有宫腔解剖标志，包括子宫下段、输卵管口、宫底、宫腔和宫颈内膜的全貌（技术图 17-2 至技术图 17-4）。
- 描述所有可见病变，包括大小和位置（技术图 17-5 至技术图 17-13）。
- 在手术过程中，间歇性地排空膨宫液。
- 如果有活动性出血，可以注入生理盐水并抽吸带血的液体。
- 丢弃管路中的带血液体，并重新注入新鲜的生理盐水。
- 一边后撤宫腔镜，一边再次检查宫腔和宫颈管。
- 将所有检查结果记录在电子病历中。

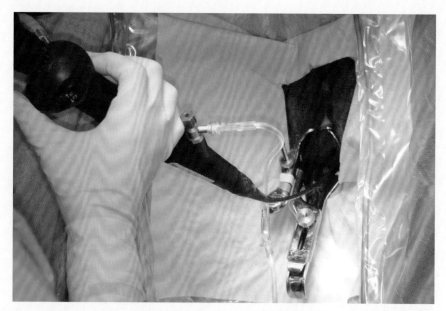

▲ 技术图 17-1　置入宫腔镜

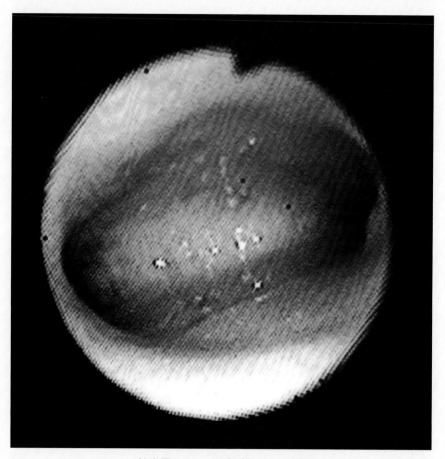

▲ 技术图 17-2　子宫腔标志：全景观

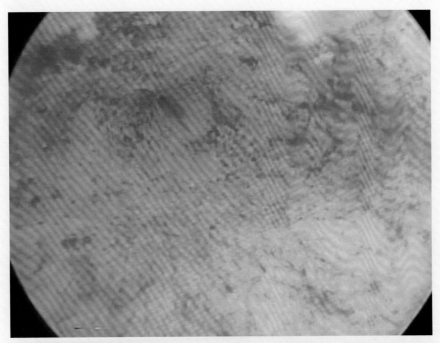

▲ 技术图 17-3　子宫腔标志：输卵管开口

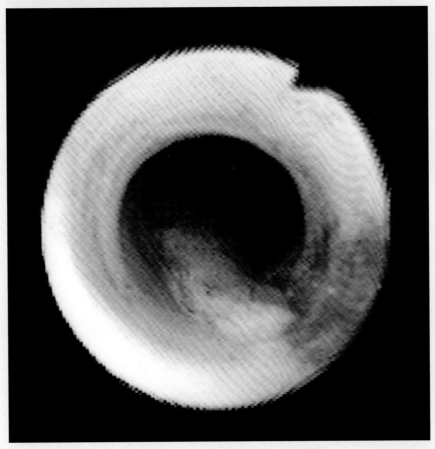

▲ 技术图 17-4　子宫腔标志：宫颈内口

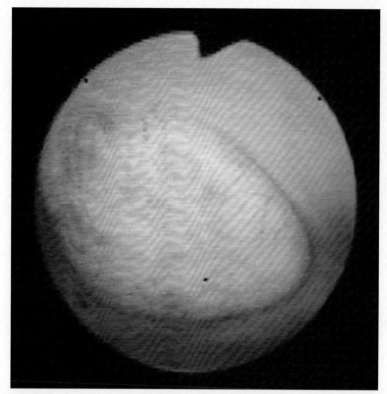

▲ 技术图 17-5　宫腔内纤维瘤

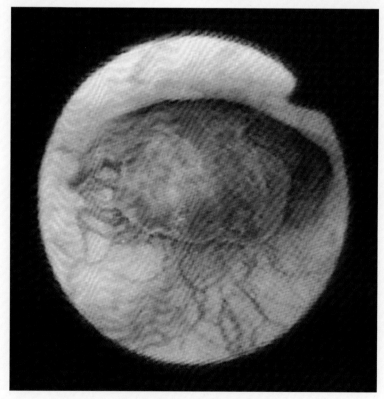

▲ 技术图 17-6　宫颈管出血性息肉

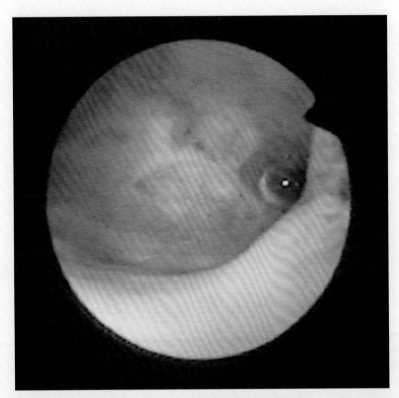

▲ 技术图 17-7　切除肌瘤后的子宫内膜

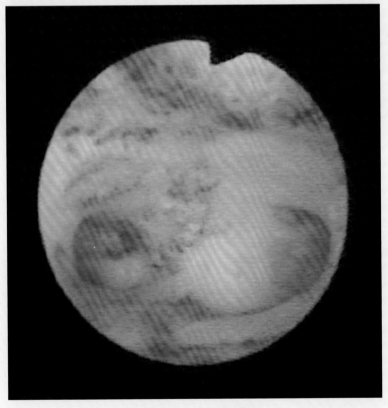

▲ 技术图 17-8　宫底粘连

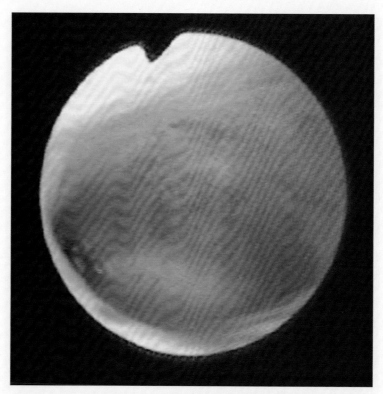

▲ 技术图 17-9　从子宫下段看宫底的正常解剖

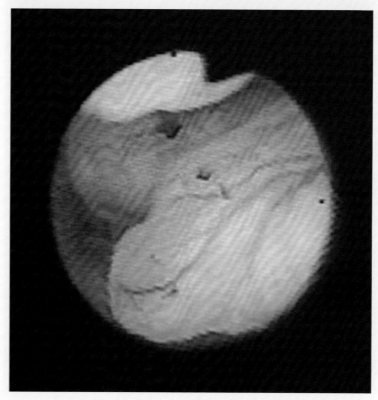

▲ 技术图 17-10　子宫内膜息肉及表面的血管

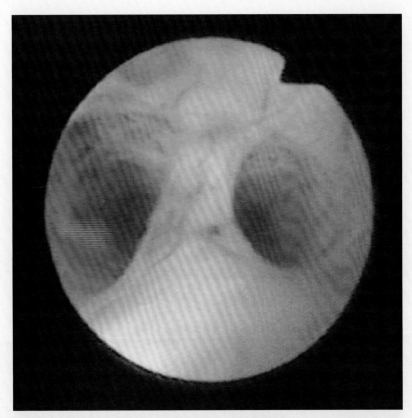

▲ 技术图 17-11 宫颈管粘连

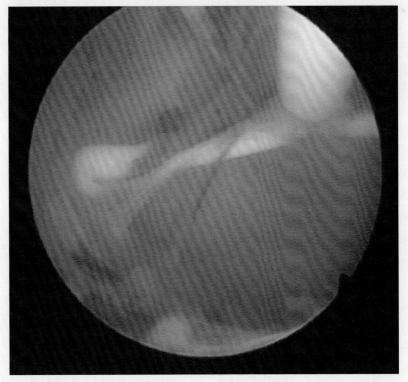

▲ 技术图 17-12 宫腔内曼月乐环

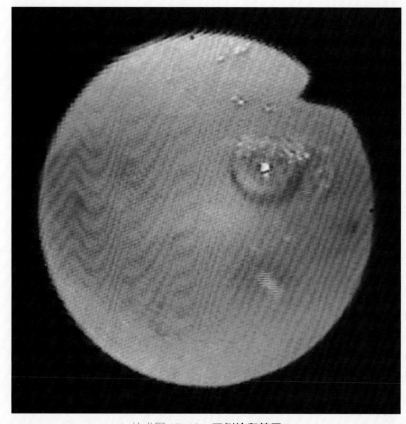

▲ 技术图 17-13　双侧输卵管开口

六、经验与教训

○ 有规律排卵的患者应在子宫内膜增殖早期进行宫腔镜检查。

✖ 处于分泌期时行宫腔镜检查可能出现更多假阳性结果，也存在早孕的可能。

○ 即便子宫内膜活检未见异常，但经过药物治疗仍持续异常出血，仍建议宫腔镜检查。

✖ 可能漏诊宫腔内病变。

○ 如果患者出现术后疼痛，发热或阴道排液，需对其进行评估。

✖ 仅通过电话进行术前访视可能会遗漏早期盆腔感染患者。

○ 对门诊医务人员进行培训，告知其门诊宫腔镜检查的好处及安全性。

✖ 不熟悉的门诊医务人员会向患者传达不切实际的期望和恐惧。

○ 有备用的急救设备并进行急救演习。

✖ 如果护理人员和医生不了解心肺复苏的基本步骤，遭遇紧急情况时门诊将陷入混乱。

七、术后护理

- 如果不使用麻醉，患者甚至可以自行开车回家。
- 大多数患者在术后数小时内会有轻度痉挛痛。
- 阴道点滴状出血或阴道排液可能会持续若干天。
- 可以在术后 24h 使用非甾体抗炎药或对乙酰氨基酚。
- 患者可以恢复所有活动，但在术后 48 ～ 72h 应避免性交。
- 患者可以淋浴或洗澡。
- 告知患者如果出现持续腹痛、阴道出血增多、发热或分泌物异味应及时就诊。
- 安排随访以根据肉眼发现、内膜活检结果或对药物治疗的反应来商讨后续处理方案。
- 如果患者因疼痛、发热和持续阴道流血就诊，应进行妇科检查，并根据临床情况行进一步检查。

八、预后

- 诊断性宫腔镜检查有助于评估宫颈管内膜、宫腔和输卵管口。
- 诊断性宫腔镜检查有助于将需要进行治疗性宫腔镜手术的患者筛选出来。
  - ➤ 使用宫腔镜检查可以为下次预估手术时间、宫腔镜手术类型、术前预期手术设备、术前补液输液、评估手术风险和并发症提供参考。
- 理想情况下，诊断性宫腔镜检查应在门诊完成，因其可通过对需要进行宫腔镜手术的患者进行分流来降低成本。
- 患者对小直径门诊宫腔镜检查的耐受性良好。

九、并发症

- 一项涉及 82 家医院的 13 600 台手术的多中心研究发现并发症发生率低至 0.13%。
- 子宫穿孔。
- 盆腔感染。
- 宫颈裂伤。
- 出血。
- 液体吸收过多。
- 空气或 CO_2 栓塞。

第18章

宫腔镜子宫肌瘤切除术、息肉切除术、妊娠残留物取出术

Hysteroscopic Myomectomy and Polypectomy, and Removal of Retained Products of Conception

Linda D. Bradley　著

李泽丽　译

姚　颖　校

妇科手术技巧
妇科学

Operative Techniques in
Gynecologic Surgery
Gynecology

326

一、总体原则

（一）定义

■ 子宫平滑肌瘤，又称为子宫纤维瘤、子宫肌瘤、纤维肌瘤，是一种良性增生的，边界清楚、由假包膜包裹的包含平滑肌和结缔组织的良性肿瘤，是子宫最常见的良性肿瘤。子宫肌瘤可生长在宫体和宫颈，包括宫颈内、宫腔内、黏膜下、肌壁间、穿透肌壁的肌瘤及向外生长的（可能带蒂的）浆膜下肌瘤及经宫颈脱出的肌瘤。患者肌瘤的大小、数量及位置可能与不同的临床症状和月经紊乱有关。子宫肌瘤的发病机制目前仍未完全阐明。

■ 子宫内膜息肉是子宫内膜的良性生长，在女性的各年龄段均很常见，大部分患者无临床症状。子宫内膜息肉通常是单发的，可生长在子宫腔各处或输卵管开口附近，也可生长在子宫颈内口或者外口。它们通常无蒂或带蒂，也可通过宫颈外口脱出。在育龄期妇女中，息肉中同时存在子宫内膜增生（单纯性增生，复杂性增生不伴非典型增生或复杂增生伴非典型增生）或恶性肿瘤的概率接近 1.7%。然而，在 60 岁以上有绝经后出血症状的女性当中，癌前病变的风险增加了 8.3 倍。绝经期有症状的息肉有 5% 的恶变风险。子宫内膜息肉的发病机制目前仍不清楚，但服用他莫昔芬、超重 / 肥胖、高血压、糖尿病和激素替代治疗的女性患病风险增加。

■ 妊娠物残留可见于流产、终止妊娠（孕早中期）、生化妊娠流产、不全流产、稽留流产、经阴道分娩盲法刮宫后的产后出血、手取胎盘、剖宫产及妊娠合并苗勒管畸形。

➢ 大部分患者通过期待治疗，成功率可达 81%。

➢ 但 20% 的患者可能出现持续出血、痉挛性疼痛、白带异常、发热、腹痛、月经淋漓不尽，或经阴道超声检查结果提示宫腔残留（均质或不均质回声灶，或宫腔积液伴子宫内膜强回声病灶，且彩色多普勒超声显示高排低阻血流频谱）。

➢ 在过度刮宫后怀孕的女性中，再次妊娠出现胎盘异常的风险增加，患者易出现胎盘粘连 / 胎盘植入 / 穿透性胎盘植入。

● 这些女性病史中有盲刮及负压吸引操作史。然而，由于子宫内膜基底层的广泛受损，周围健康的、正常的、有活力的子宫内膜组织也可能发生改变，从而导致 Asherman 综合征（轻度、中度、重度）或月经过少。

（二）鉴别诊断

■ 子宫内膜息肉。

■ 腺肌瘤样息肉。

■ 子宫平滑肌肉瘤。

■ 子宫内膜间质肿瘤。

■ 恶性潜能未定的间质肿瘤。

■ 妊娠残留钙化。

■ 宫腔内血块。

■ 宫腔内平滑肌瘤。

■ 非典型平滑肌瘤。

■ 腺肌瘤。

（三）解剖学因素

■ FIGO 分类系统有助于判断子宫肌瘤与子宫内膜的关系以及深入子宫肌层的程度。

■ 宫腔镜一般仅限于切除 FIGO 0 型和 1 型的子宫肌瘤。经验丰富的宫腔镜手术专家可以切除小的 FIGO 2 型子宫肌瘤（图 18-1）。

➢ 0 型：完全位于子宫腔内，未长入肌层，带蒂，宽或窄基底（图 18-2）。

➢ 1 型：肌壁间部分＜ 50%，宫腔镜下可见肌瘤表面与子宫壁的夹角＞ 90°（图 18-3）。

➢ 2 型：肌壁间部分＞ 50%，宫腔镜下可见肌瘤表面与子宫壁的夹角＜ 90°（图 18-4）。

● 尽管部分 2 型肌瘤可在宫腔镜下切除，但需要由有经验的术者操作。更普遍的做法是通过腹腔镜 / 机器人或开腹切除。

● 通过超声或平扫和增强 MRI 检查确定肌瘤外缘到浆膜层的距离是非常重要的，以此判断宫腔镜下切除是否可行。

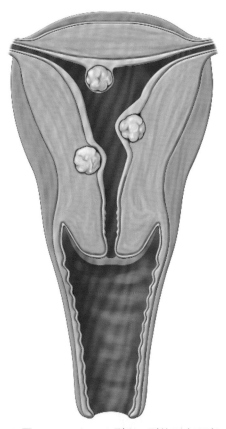

▲ 图 18-1　FIGO 0 型和 1 型的子宫肌瘤

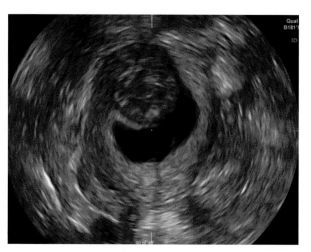

▲ 图 18-3　盐水灌注超声造影显示的 FIGO 1 型肌瘤

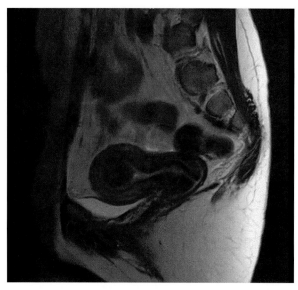

▲ 图 18-2　MRI 显示边界清楚的 0 型子宫肌瘤

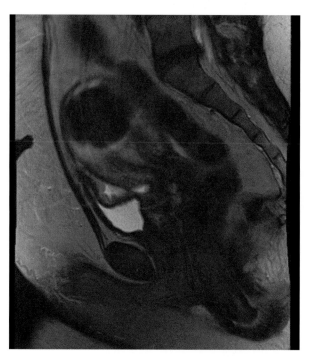

▲ 图 18-4　MRI 显示的 FIGO 2 型肌瘤

- 宫腔镜子宫肌瘤切除术术中和术后肌层会发生重构。最好避免宫腔镜下切除距离浆膜缘 1.0cm 以内的肌瘤，以降低子宫穿孔的风险。
- 宫腔镜子宫肌瘤切除术中的液体吸收受手术时长、宫腔压力、肌瘤大小、切除数量、肌层受

累深度及术中肌层静脉窦破裂、经输卵管反流的量多少的影响。

➢ 子宫肌层有较多的静脉窦，当切除或粉碎肌瘤时，它们会开放，术中所用液体会通过静脉吸收。因此，1 型和 2 型的肌瘤术中液体吸收的风险增加。

➢ 过量的液体吸收处理原则与所用膨宫液种类相关（等渗或非等渗液）。

- 肌瘤大小、肌层受累深度、宫腔内肌瘤的数量

和位置，以及手术经验，决定了通过宫腔镜将肌瘤一次完全切除的可行性和安全性。

■ 由于过量的液体吸收，部分肌瘤切除不能一次完成手术而需要再次手术。

> 通过专家术前评估，知情同意书中需写明不能完成宫腔镜手术或需要二次手术的可能性。

■ 子宫肌瘤越大，切除的组织也越多，这会影响手术时长、膨宫液用量、能否完成宫腔镜电切术及手术并发症的风险。

> 宫腔镜切除组织量的计算公式如下。

● $4/dr^3$

  ◆ $1cm = 1/2cm^3$ 组织

  ◆ $2cm = 4cm^3$ 组织

  ◆ $3cm = 14cm^3$ 组织

  ◆ $4cm = 33cm^3$ 组织

■ 宫腔镜电切术需要注意的解剖和手术因素如下。

> 出血、血块和子宫内膜组织碎片的影响。

> 子宫内膜（特别是分泌期或过度增殖的子宫内膜）。

> 宫腔内气泡。

> 组织或"碎屑"的处理。

> 镜下识别假包膜和正常子宫肌束的能力。

> 子宫腔内定位以及判断肌瘤切除深度。

> 随着手术进行子宫腔内压力降低，子宫壁塌陷。

> 液体吸收。

> 子宫穿孔。

> 膨宫效果。

> 剖宫产瘢痕。

> 子宫大小。

> 子宫位置，如后倾、后屈、轴位、偏位、固定位。

> 宫颈。

● 宫颈穿孔。

● 宫颈狭窄。

  ◆ 在宫颈狭窄的女性中多次置入和取出宫腔镜，可能会导致宫颈裂伤、假道形成或子宫穿孔。

● 宫颈管腔曲折。

● 宫颈裂伤。

● 宫颈假道形成。

● 宫腔镜多次置入后，宫颈可能会扩张得更大，使子宫内压力和膨宫更难维持。

  ◆ 可能需要额外采用宫颈钳闭合扩张的宫颈。

■ 可以用单极或双极宫腔电切镜进行宫腔镜子宫肌瘤切除术（图18-5和图18-6）。

■ 宫腔镜粉碎器应用日渐增多，其使用生理盐水作为膨宫介质，更多用于0型肌瘤（图18-7，图18-8）。

> 利用宫腔镜粉碎器完全切除0型和1型的宫底肌瘤和子宫内膜息肉较为困难。

> 困难的原因是肌瘤或息肉在宫底部飘动，而粉碎器不易确认是否已到达宫底既定位置。

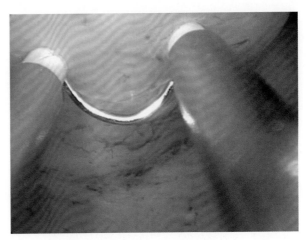

▲ 图18-5 单极电切镜

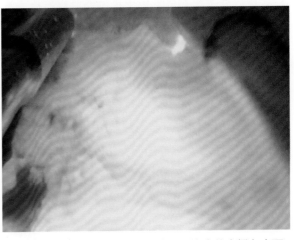

▲ 图18-6 双极电切镜；注意能源产生的金橙色光环

329

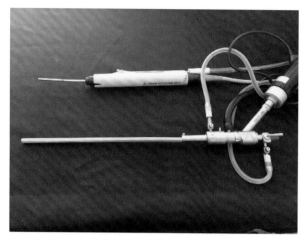

▲ 图 18-7　宫腔镜粉碎器设备（Smith & Nephew 公司）

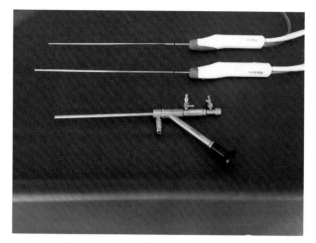

▲ 图 18-8　宫腔镜粉碎器设备（Hologic）

间歇性子宫减压可能有利于完全切除肌瘤。

- 手术技能和经验的增加可以帮助切除更深的肌瘤。

- 理想情况下，宫腔镜电切和粉碎设备都应准备，因为肌瘤解剖位置的不同，手术设备和膨宫液的选择也会不同。

（四）非手术治疗

- 女性人群中子宫肌瘤的患病率为 20% ~ 80%。子宫肌瘤发生的风险受年龄、种族、家族史和孕产次的影响。

  - ➢ 大多数子宫肌瘤患者是无症状的。

  - ➢ 无症状患者不应进行手术，除非肌瘤位置与不孕明确相关或影响不孕的治疗，如体外受精（in vitro fertilization，IVF）。

- 反复妊娠丢失和早产患者最好向产科医生或生殖与不孕症专科医生咨询，以判断手术切除是否能改善妊娠结局。

- 治疗月经过多的药物包括氨甲环酸（针对有排卵型月经过多而没有血栓栓塞危险因素的妇女）、小剂量口服避孕药或非甾体类药物。

- 已知患有宫腔内肌瘤的妇女不应放置含黄体酮的宫内避孕装置，因其与宫内节育器脱落、放置位置不准确、错位及子宫穿孔的风险增加相关。

- 有宫腔内肌瘤或子宫内膜息肉的患者也可能合并无排卵型月经周期。此类患者亦应考虑针对

无排卵的药物治疗。

- 期待疗法。

- 子宫内膜息肉和子宫肌瘤不同，因为子宫内膜息肉是附着于子宫内膜、子宫颈内口或外口的软组织。

- 单发息肉更加常见，但也可以是多发的。

- 可能同时合并其他宫腔内病变，包括子宫肌瘤、子宫内膜增生以及恶性肿瘤。

- 如果没有症状且在无意中发现，通常不需要处理。

- 子宫内膜息肉合并不孕的患者应在宫腔镜下切除息肉。

- 服用他莫昔芬时发生的子宫内膜息肉，同时伴有异常子宫出血或白带异常的患者应积极切除息肉。

- 应采用直视下的宫腔镜手术以提高完全切除子宫内膜息肉的概率。

  - ➢ 盲法刮除子宫内膜息肉如诊断性刮宫术（D&C）可导致息肉不全切除或息肉残留。

  - ➢ 不全切除可导致症状复发或持续存在。

- 子宫内膜息肉可以用宫腔镜电切环切除或宫腔镜粉碎器粉碎，不应行电凝处理，因后者无法进行组织取样。

- 总之，宫腔镜息肉切除术的风险与宫腔镜切除子宫肌瘤的风险相同。

  - ➢ 应遵循和宫腔镜子宫肌瘤切除术一样的手术

原则和注意事项。

- ➤ 子宫内膜息肉不累及子宫肌层，因此宫腔镜下切除或粉碎息肉应局限于子宫内膜。
- 无症状子宫内膜息肉经阴道超声无意中发现时，可以在短期（6～12个月内）通过复查经阴道超声进行随访。
  - ➤ 如果没有盆腔痛、白带异常、阴道少量出血或月经过多等临床症状，可不再继续行影像学检查。
  - ➤ 如果子宫内膜回声增强，推荐宫腔镜下切除。
- 部分子宫内膜息肉会随着时间而消退。

二、影像学检查与其他诊断方法

- 对怀疑有宫腔内肌瘤、子宫内膜息肉或妊娠物残留的患者进行宫腔评估应包括以下几个方面。
  - ➤ 门诊宫腔镜检查。
  - ➤ 门诊或日间手术中心进行的诊断性宫腔镜检查。
  - ➤ 经阴道超声（transvaginal ultrasound, TVUS）。
  - ➤ 二维经阴道盐水灌注超声造影（saline infusion sonography, SIS）。
  - ➤ 三维经阴道盐水灌注超声造影。
  - ➤ 盆腔磁共振平扫检查（子宫内膜息肉和宫腔残留无须盆腔MRI进行初步评估，除非怀疑胎盘粘连或植入）。
- 诊断性宫腔镜检查可判断是否存在0型、1型和某些2型的肌瘤（图18-9）。
  - ➤ 1型和2型肌瘤可根据宫腔镜下观察到的肌

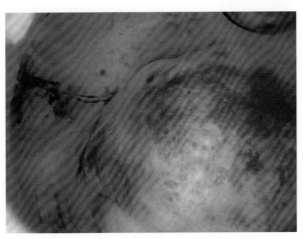

▲ 图 18-9　宫腔镜检查显示宫底肌瘤

瘤与相邻子宫内膜的夹角判断。

- ➤ 但是如果宫腔镜无法确定整个肌瘤的大小和深入肌层的深度，则需要其他影像学检查。
  - 如果肌层受累深度不确定，进行二维或三维SIS检查。
  - 三维SIS冠状位图像在确定肌瘤深入肌层深度方面非常有用。
- ➤ 当二维和三维SIS检查不满意或不能进行时，平扫和增强盆腔MRI有助于确定肌瘤界限。
- ➤ 子宫内膜息肉在诊断性宫腔镜、二维和三维SIS检查中显示较清晰。
- 双合诊检查肌瘤大于12～14孕周子宫大小，或SIS检查显示膨宫受限，以及不能耐受盆腔检查时，可考虑行平扫和增强盆腔MRI检查。
  - ➤ 当存在子宫腺肌症的症状和体征时，可考虑MRI检查。
    - 临床检查发现子宫球形增大，有触痛。
    - 明显痛经。
    - 痛经和月经不规则。
  - ➤ 无性生活女性和不能耐受盆腔检查和经阴道超声的患者也可考虑MRI检查。
  - ➤ 盆腔MRI对以下膨宫困难患者有益。
    - 宫颈松弛。
    - 较大宫腔内病变。
    - 子宫内膜消融术史。
    - 子宫腺肌症。
    - 子宫大于12～14孕周大小。
  - ➤ 大量出血影响对子宫内膜的观察，导致假阳性结果增加。
  - ➤ 不建议将MRI用于子宫内膜息肉的评估。尽管子宫肌瘤行MRI检查时可以发现子宫内膜息肉，但MRI的费用较高，敏感性较低，因此不够实用。
- 虽然TVUS有助于确定子宫肌瘤的存在，但较难确定肌瘤的位置和深度。因此，我们推荐二维和三维SIS检查以更准确地描述肌瘤特征（图18-10和图18-11）。
  - ➤ 二维和三维SIS检查有助于确定肌瘤的情况，

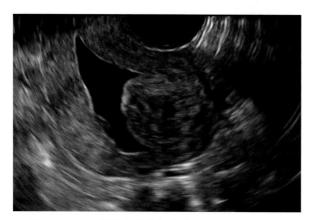

▲ 图 18-10　二维盐水灌注超声造影，矢状位，FIGO 1 型肌瘤

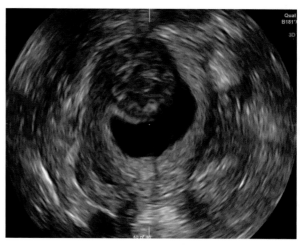

▲ 图 18-11　三维盐水灌注超声造影，FIGO 2 型肌瘤

包括大小、数量、位置、深入肌层的程度。

➤ 与 TVUS 相比，SIS 在子宫内膜病变中敏感性和特异性更高。

➤ 对于 TVUS 结果不确定的患者，可行 SIS 检查。

➤ 二维和三维 SIS 检查对子宫内膜息肉的成像较好。

■ 术前准确判定宫腔内肌瘤、子宫内膜息肉和宫腔残留的情况可增加手术知情同意的有效性，更好地估计手术时长、需要具备的手术技巧、不能完成宫腔镜电切 / 粉碎手术的可能性、并发症可能性、所需的宫腔镜设备及膨宫液（图 18-12）。

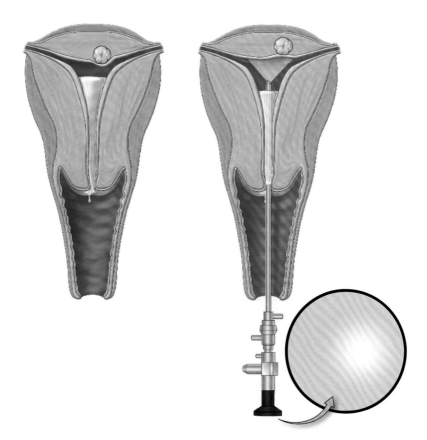

▲ 图 18-12　膨宫液或 CO_2 使宫腔膨胀时，可使病灶变平、消失，通常被称为"隐身术"

三、术前准备

- 这里讨论的术前注意事项和原则适用于宫腔镜下子宫肌瘤切除术、息肉切除术和宫腔残留的治疗。
- 宫腔镜手术需要持续灌注液体以膨宫，并在术中提供清晰的视野。液体吸收量和手术时长将取决于术中的病理情况。
- 术前应评估肺、心脏和肾脏的功能。
- 尽管大部分宫腔镜手术术中出血很少，但在术前有充足的铁储备仍然很重要。在有症状的患者中，可通过口服或静脉补铁实现上述目标。
- 如果患者有活动性盆腔炎性疾病、急性子宫内膜炎、活动性疱疹感染或子宫积脓，则不应进行宫腔镜手术。
- 由输卵管卵巢脓肿、盆腔炎性疾病或急性子宫内膜炎引起的发热患者不应进行宫腔镜手术。
- 需排除宫内活胎。
- 在条件允许的情况下应在子宫内膜增殖期进行宫腔镜手术，术野较清晰。
- 有活动性出血的妇女也可进行宫腔镜手术。
  - 术中使用灌流装置冲洗出血、血块和子宫内膜碎片，并使子宫膨胀。
  - 有活动性出血的患者可通过改变宫腔内压力，压迫子宫内膜层/子宫肌层的小动脉，使术野清晰。
  - 宫颈内注射稀释的血管加压素可减少活动性出血。
- 宫腔镜手术前可考虑使用米索前列醇，因其可以获得以下效果。
  - 促进宫颈扩张。
  - 降低宫颈裂伤的风险。
  - 降低假道形成的风险。
  - 降低子宫穿孔的风险。
  - 增强子宫肌层收缩。
    - 米索前列醇诱发的子宫肌层收缩可能导致1型子宫肌瘤变成0型，或促进深部子宫肌瘤的完全切除，因为肌瘤会被推入子宫腔内。

- 0型子宫肌瘤偶尔可通过宫颈外口脱出，可行经阴道肌瘤切除术。
  - 将20U血管加压素混合在200 ml生理盐水中，在宫颈11点钟、2点钟、4点钟和8点钟位置，向宫颈间质内（深度1cm）各注入5ml。
    - 在宫颈内注射前，与麻醉师确认患者的血流动力学情况稳定。
    - 抽取稀释的血管加压素并将其缓慢注入宫颈间质。回抽有血时不要注射。
    - 在注射过程中密切监测生命体征，因为血管加压素可能导致心动过缓、心律失常、高血压和死亡。
    - 告知麻醉师所用的血管加压素总量。
- 术前在门诊行盆腔检查，并观察宫颈情况。这能帮助手术医师预测术中暴露和扩张宫颈可能面临的困难。
  - 除了应用米索前列醇促进宫颈成熟外，对于宫颈扩张有潜在困难的患者，手术医师还可以通过经腹超声监测以增加操作安全性。
- 下列情况可能会存在宫颈狭窄。
  - 巴氏涂片检查有困难。
  - 阴道顶端粘连。
  - 宫颈展平，紧贴阴道穹窿。
  - 之前做过宫颈环形电切术或宫颈锥切术。
  - 未产妇。
  - 绝经伴有阴道萎缩。
  - 剖宫产术史。
- 宫腔镜术前2d考虑口服米索前列醇或阴道给药以促进宫颈扩张。
  - 术前2d开医嘱，手术前一晚临睡前口服米索前列醇400μg或阴道给药。
    - 米索前列醇的副作用可能包括恶心、子宫痉挛、盆腔痛、阴道出血、腹泻或发热。
    - 患者可以服用非甾体抗炎药来减轻这些副作用。
- 以前用过海藻棒进行宫颈扩张，但由于需要增加一次门诊检查来放置，现在已经不太实用。并且，海藻棒不适用于宫颈明显狭窄的患者。

- 为了成功扩张宫颈管，有时可能需要表浅的或"迷你"的环形电切环切除一部分宫颈外口。
  - 术前预计宫颈扩张有困难的患者应准备好辅助设备，如环形电切仪和一次性电切环。
  - 预计宫颈狭窄时，应准备环形电切术的知情同意。
- 预计宫颈明显狭窄时，可考虑术中通过经腹超声进行引导，可以减少假道形成和子宫穿孔的风险。
  - 膀胱充盈时，利用经腹超声探头在矢状位观察，可在连续置入宫颈扩张器时持续监护。
  - 经腹超声监测应一直持续至完成宫颈连续扩张。
- 术中遇到宫颈管弯曲或明显狭窄时，软性宫腔镜往往能有一定帮助。
  - 大多数软性宫腔镜直径小于 3.5mm，与硬性宫腔镜相比，发生子宫穿孔的风险较小。
  - 小的软性宫腔镜的优点在于更容易进入弯曲的宫颈管。
  - 宫颈扩张困难时，使用软性宫腔镜有助于了解需要扩张段宫颈管的触感。
  - 一旦软性宫腔镜显示出宫颈管，手术医师就可以通过宫颈扩宫棒的触感逐步扩张宫颈。
- 宫颈只需扩张至手术宫腔镜所需大小。过度扩张可能会导致液体漏出，影响膨宫效果。

四、手术治疗

- 宫腔内肌瘤的手术指征如下。
  - 异常子宫出血。
  - 绝经后出血。
  - 激素替代治疗、他莫昔芬治疗或激素避孕过程中异常出血。
  - 白带异常。
  - 痛经。
  - 性交后出血。
  - 子宫肌瘤栓塞术后异常子宫出血。
  - 生育障碍，如不孕、反复妊娠丢失、早产、合并苗勒管畸形的子宫肌瘤患者。

- 有症状的子宫内膜息肉的手术指征如下。
  - 异常子宫出血。
  - 月经间期出血。
  - 激素替代治疗、他莫昔芬治疗或激素避孕过程中异常出血。
  - 性交后出血。
  - 白带异常。
  - 可能合并其他子宫内膜病变，如宫腔内肌瘤、肌壁间肌瘤、子宫内膜增生、子宫内膜癌。
  - 体外受精与不孕症治疗。
  - 绝经后出血。
  - 子宫内膜息肉合并 Lynch 综合征或 Cowden 综合征家族史。
  - 异常子宫出血合并子宫内膜息肉，且药物治疗无效。
- 完全切除 0 型和（或）1 型肌瘤，是月经失调、不孕症、渴望保留生育力或将进行体外受精的妇女行宫腔镜子宫肌瘤切除术的目标。
- 对于所有宫腔镜手术来说，一个重要的注意事项和临床要点是术中间歇性子宫减压。
  - 间歇性子宫减压增加了完全切除肌瘤的可能性，并通过识别假包膜和促进子宫肌层收缩降低了宫腔镜下切除不完全的风险。
  - 方法是间歇性降低宫腔镜输液泵的压力，使其低于平均动脉压（mean arterial pressure，MAP），又将其提高到最大值，这就产生了子宫肌层的"溜溜球"效应，增强了子宫肌层的收缩力，能有效地将肌瘤从肌壁间推入子宫腔。
    - 当肌瘤被切至与宫腔齐平，但尚未完全切除时，该技巧将非常有用。在完全切除肌瘤前行间歇性子宫减压术，肌瘤可进一步膨出导致"变大"或"再生长"，这将使切除/粉碎肌瘤得以继续。
    - 另一种适用于 1 型和 2 型肌瘤的技巧是等待观察。完全撤出宫腔镜 2～5min，让子宫减压和重构。然后放回宫腔镜，并以最低的子宫内压力膨胀子宫，以充分显像。重新放回宫腔镜后，有时可以使肌瘤的宫腔内部分暴露更多。继续切除或粉碎组织，直到整个肌瘤被切除。

- 术中子宫减压的技巧对于子宫内膜息肉同样有效。
  - 子宫内膜息肉贴附于子宫内膜。随着子宫内压力增加，息肉可能消失，因其可以变得与子宫内膜齐平，从而形成"宫腔镜阴性显像"。
  - 周期性降低子宫内压力有助于宫腔镜对子宫内膜息肉的观察，并增加子宫内膜息肉完全切除的概率。
- 对于渴望生育的患者保留子宫手术的目标是恢复正常子宫宫腔且无术后粘连。因此，应避免在与子宫肌瘤、子宫内膜息肉或宫腔残留无关的正常子宫内膜区域使用电能。
  - 如有"对吻征"病灶，或宫腔内病变相毗邻，建议病变切除后宫腔留置一根儿童用 Foley 尿管，球囊注入 3～10ml 灭菌用水。
  - 使用导尿管可防止子宫壁相互贴合，可能降低宫腔粘连的风险。
    - 术后 10d 取出宫腔内导尿管。
    - 考虑服用结合雌激素 30d，序贯应用黄体酮后停药。
- 避免切除深度超过假包膜，以减少宫腔镜电切术并发症。
  - 识别肌瘤的旋涡状外观，切除时仅限于肌瘤瘤体。
  - 识别肌瘤下粉色柔软肉质的肌层，不要破坏该组织界限。
  - 识别子宫肌层的静脉窦。一旦静脉窦破裂，液体吸收就会迅速增加。在膨宫液差值达到上限前安全、快速地完成子宫肌瘤切除术。
- 使用每一袋液体时，请护士告诉你正挂着的液体种类，这将防止无意中注入不合适的膨宫液导致医源性并发症。
  - 理想状态下在手术室中只留下适用的膨宫液类型，因为不同液体的包装袋外观非常相近。
  - 如果手术室护士换岗，做好登记非常重要。告

知护士液体监测的重要性，如何处理地板上的液体，以及此病例允许的最大液体灌注差值。
  - 护士应该通过吸引器抽吸收集地板上的宫腔镜液体，并进行收集测量。
  - 护士不应将毯子或毛巾放在地板上来吸收漏出的液体，因为这会导致灌流液差值计算不准确。
- 必须密切观测宫腔镜灌流液差值以减少术中和术后并发症。
- 与麻醉师沟通宫腔镜术中使用的膨宫液种类。
  - 离子液。
  - 非离子液。
  - 要经常与麻醉师沟通灌流液差值。
  - 理论上，如果液体大量吸收且预计会达到差值上限，术中应尽可能减少静脉输液。
- 在所有宫腔镜手术中，都应使用宫腔镜连续管理系统，以不断监测灌流差值。
  - 理想的液体管理系统可听到警报，并在达到预设的灌流液差值上限时停止灌流程序。
  - 理想的液体管理系统能手动改变宫腔压力，以便手术医师术中能轻松地进行间歇性子宫减压。
- 发现子宫穿孔时，无论是否使用电能，均应停止宫腔镜手术。
- 如果在不使用能量的情况下发生子宫底部穿孔，可观察。
- 如果发生侧壁、前壁或后壁穿孔，建议腹腔镜检查膀胱和直肠。
- 在整个手术过程中，团队所有成员之间的沟通对于提高患者的安全性至关重要。
  - 麻醉师应特别注意以下几点。
    - 呼气末 CO_2。
    - 肺呼吸音。
    - "磨轮样"杂音。
    - 心律失常的监护。
    - 血氧饱和度下降。
    - 持续评估液体超负荷的征象。
  - 建立静脉穿刺通路是必要的。在宫腔镜手术

中，手臂不需要包裹起来。

> 在可能需要化验、静脉注射呋塞米或在发生手术并发症或液体超负荷时需要测量血气的患者中，需要快速建立静脉通路。

> 护士在宫腔镜检查中对患者的安全起着不可或缺的作用。

● 密切监测灌流液差值。

● 确定地板上是否有液体。如果有，应该用吸引器收集，然后倒入流出液体装置中。

● 不应该在地板上放毯子或毛巾吸收流出的液体，因为它会影响灌流液差值计算的准确性。

（一）体位

■ 宫腔镜检查时患者应采取平卧膀胱截石位。

■ 宫腔镜检查时，双臂可以伸开或放于身体两侧。紧急情况下，必须能迅速进行手臂操作（如输液等）（图 18-13）。

■ 宫腔镜手术中，禁止头低足高位，以降低空气栓塞的风险。

■ 麻醉诱导前穿好抗栓弹力袜。

■ 双膝应置于 Allen 脚蹬上并垫上泡沫衬垫，以避免神经损伤。

■ 臀部应该尽量靠近手术台末端。

（二）方法

■ 宫腔镜子宫肌瘤切除术和宫腔镜息肉切除术可采用传统的电切宫腔镜。

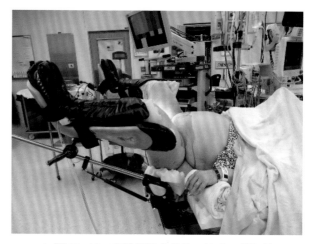

▲ 图 18-13　宫腔镜检查体位，注意双臂摆放

> 目前可用的有单极和双极电切装置。

> 根据肌瘤或子宫内膜息肉的位置，可以选择不同角度的环形电极。

> 环形电极可用于直视下切除宫腔内带蒂肌瘤，且效果较好。窄蒂大肌瘤可以横断，并用 Lehey 钳抓住肌瘤，通过宫颈取出。

> 单极和双极滚筒形电针可用于脱水或汽化大的宫腔内肌瘤。

● 一旦肌瘤变小，可以用电切环切除剩余部分进行病理学检查。

● 汽化电针不应用于子宫内膜息肉，因为需要进行病理检查以排除合并子宫内膜增生或恶性肿瘤。

五、手术步骤与技巧

（一）团队讨论

■ 术前讨论确认患者情况和手术步骤是必要的。

> 要特别确保所有宫腔镜设备和辅助部件可用，并处于正常工作状态。

> 手术全程使用宫腔镜液体泵。

> 育龄期妇女确认妊娠试验结果为阴性。

■ 不需要常规预防性使用抗生素。

■ 请麻醉师参与团队讨论以下事项。

> 讨论计划的手术时长，使用的膨宫液种类及术中可能吸收的膨宫液量。

> 请麻醉医师注意术中灌流液差值的情况。

> 如果有液体超负荷或氧合下降的迹象，请通知手术医师。

（二）麻醉下检查

■ 患者处于充分麻醉状态后，就可以观察宫颈和阴道情况，并进行双合诊和直肠检查。

■ 要注意阴道长度（特别是超重或肥胖的妇女）、

子宫活动度及子宫的位置和大小。可能需要加长加重的阴道窥器或拉钩或加长的宫腔镜以进入宫腔。

（三）通用宫腔镜手术技巧

1. 手术消毒
■ 手术野消毒，范围包括阴阜、外阴、阴道、宫颈、大腿中部和臀部。

2. 铺无菌巾
■ 一块带有漏斗型接水袋的无菌巾放在患者臀部下面，以便安全地收集所有液体。
■ 无菌巾也用于覆盖大腿和腹部（技术图 18-1）。

3. 暴露子宫颈
■ 用加重或双叶阴道窥器观察子宫颈。
■ 当准备进行宫腔镜电切或粉碎肌瘤时，撤出阴道窥器。

4. 扩张宫颈
■ 单齿宫颈钳钳夹宫颈，用扩宫棒扩张宫颈至合适大小以通过宫腔镜，避免过度扩张，以减少术中膨宫液从宫颈漏出的风险。
■ 如宫颈过度扩张，可在 11 点钟和 7 点钟及 1 点钟和 5 点钟位置，用两个单齿宫颈钳钳夹以闭合宫颈。
■ 如果宫颈扩张有困难，则在经腹超声引导下扩张。

5. 组装宫腔镜、套管，并连接液体监测装置
■ 组装所有宫腔镜设备。
■ 使用硬性宫腔镜时，选择 12° 或 30° 的宫腔镜。
➢ 当病变位于宫角附近时，宽角度镜可能有帮助。
➢ 所有宫腔镜粉碎器的镜头都是 0°。
■ 在光缆连接到宫腔镜之前，不要打开宫腔镜光源。
➢ 这样能降低在手术室点燃手术铺巾并引起火灾的风险。
➢ 防止患者的皮肤灼伤。
➢ 尽量避免医师或助手烧伤。
➢ 连接摄像头并调节白平衡。
■ 连接宫腔镜液体管道，并清除所有气泡。
➢ 准备管道以减少空气栓塞的风险。
• 管道可能有 200ml 的无效腔，如果不排空，

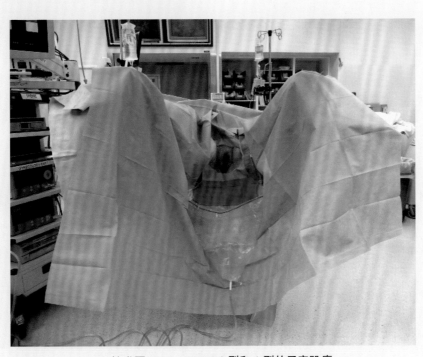

▲ 技术图 18-1　FIGO 0 型和 1 型的子宫肌瘤

空气可能会进入血管内间隙。

- 冲洗管道，以消除气泡，使视野清晰。

- 将漏斗状收集袋连接到液体收集罐。

- 放置连接到液体监测系统的辅助液体吸收垫或真空吸引泵，以便计算出漏到地面上的液体量。

  - 不要用毯子、毛巾或铺巾收集地面上液体。
    - 这会导致灌流液差值计算不准确。
    - 有时液体会流出聚集到麻醉师所在之处，需要提醒他们如果在其工作区发现液体需通知术者。不应在液体上放毛巾或毯子；而应连接吸引泵收集液体。

➤ 将管路连接至宫腔镜液体监测装置，以准确计算输入量和差值。

➤ 确定患者平均动脉压后，设置子宫内压力。

- 子宫内压力必须大于平均动脉压，以压迫子宫肌层血管。

- 如果视野模糊且手术医师确认没有发生子宫穿孔，则增加子宫内压力，直到视野清晰。

➤ 大多数宫腔镜输液泵提供的子宫内压力选项范围较广泛，为 30 ～ 150mmHg（技术图 18-2）。许多宫腔镜手术是在子宫内压力 70 ～ 80mmHg 下进行的。

- 当清晰度较低时，应增加子宫内压力。

  - 关闭宫腔镜的流出阀门也会增加宫腔内压力。

  - 流出阀门的周期性开闭是提高显像清晰度的一个重要技巧。

  - 完全撤出宫腔镜，排出子宫内碎片、凝血块及组织，有助于清除子宫内的血性液体。将宫腔镜置回，用液体再次膨宫。

  - "解决污染的办法是稀释。"这句古老的外科俗语在出血过多时可作为一个重要提示。

- 下列情况可能需要更高的宫腔压力。

  - 清除碎片、气泡和血块。

- 清除已切除组织。

- 如果有活动性出血或患者处于经期。

- 子宫壁塌陷时。

- 子宫增大或宫腔内病变较大。

- 不用害怕使用更高的子宫内压力来保持视野清晰，术者可以在手术全程持续监测灌流液差值。

- 认识到子宫内压力在手术中是可以随时改变的，这样有利于提高视野清晰度，同时避免"宫腔镜阴性探查"，以免影响 1 型和 2 型肌瘤和子宫内膜息肉的完全切除。

- 1 型和 2 型肌瘤患者还可以通过将子宫内压力从预设值调到最低值，快速且频繁地进行子宫减压，以提高切除成功率。

  - 这种方法可在子宫肌层内产生一种"溜溜球"效应，有助于将肌瘤从假包膜中推入子宫内膜，从而使肌瘤得以切除或粉碎。

➤ 预先设定灌流液差值范围。

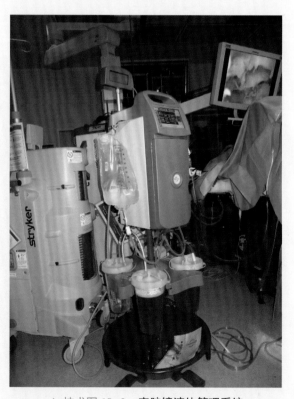

▲ 技术图 18-2　宫腔镜液体管理系统

- 需要依据患者的危险因素、临床病史和并发症决定。
- 患有心脏、肺或肾脏疾病的患者可能需要一个较低的设定值。
- 根据使用的能源类型选择膨宫介质。
  - 离子液体，如生理盐水（双极或粉碎装置）、乳酸林格液（双极或粉碎装置）。
  - 非离子液体（单极装置），如 1.5% 甘氨酸、3% 山梨醇、5% 甘露醇。
- 不要超过预先设定的液体上限值。

6. 将电源线连接到电刀底座上

- 选择默认设置（双极系统）。
- 选择单极切割电流。
  - 通常，60W 的切割电流就足够了；是否需要增加瓦特数取决于以下几点。
    - 组织密度。
    - 肌瘤钙化。
    - 肌瘤坚硬度。

7. 置入宫腔镜

- 始终在直视下将宫腔镜置入宫颈管。
  - 寻找"黑洞"，确保安全直接地将宫腔镜置入子宫颈和子宫腔内。
  - 如果只看到白色组织，取出宫腔镜并重新定位。只看到白色组织表示过于接近宫颈、宫底或子宫内膜处。
    - 继续推进宫腔镜时，仍然只看到"白色"组织会增加子宫或宫颈穿孔的风险。
  - 一旦进入宫腔，识别以下解剖标志。
    - 识别输卵管开口。
    - 识别宫底。
    - 识别宫腔下段。
    - 识别可疑的宫腔内病变。
  - 检查整个子宫腔和子宫颈内膜，以确定是否有任何意外发现。
  - 如果没有找到解剖标志，很可能是形成了假道。

- 看不到相应的解剖标志时，不要推进宫腔镜，因为会增加子宫穿孔的风险。
- 慢慢移出宫腔镜，寻找"黑洞"。在看到"黑洞"后将宫腔镜重新定位到正确的解剖位置上。

8. 切除手术的注意事项

- 在切除子宫肌瘤、行宫腔残留取出术，或患者在手术当日有明显出血时，可考虑宫颈注射稀释的血管加压素。
- 一般单发的子宫内膜息肉手术时长较短，不需要使用血管加压素，但也要根据患者情况进行个体化用药。
- 配制血管加压素。
  - 将 20U（1 安瓿）的血管加压素混合于 200ml 生理盐水中。
  - 在宫颈 11 点钟、2 点钟、4 点钟和 7 点钟位置各注入 5ml，并等待 5 ～ 10min 再开始切除或粉碎。针头置入宫颈间质 1.0 ～ 1.5cm 深（技术图 18-3）。
  - 注射前告知麻醉师，并确定患者的生命体征平稳且既往无心律失常或异常生命体征。
  - 在未控制的高血压、冠状动脉疾病或既往存在心律失常的患者中慎用或禁用。
  - 宫腔镜肌瘤切除术中宫颈内注射血管加压素的益处如下。
    - 减少宫腔镜膨宫液的吸收。
    - 减少出血。
    - 缩短手术时间。
    - 有助于软化宫颈狭窄患者的宫颈。
    - 增加子宫肌层收缩力。

（四）宫腔镜电切术的手术原则和注意事项

1. 手术原则

- 永远在朝向术者的方向开始电切。
- 将电切环置于病变后方，朝向术者的方向激活电极（技术图 18-4，技术图 18-5）。

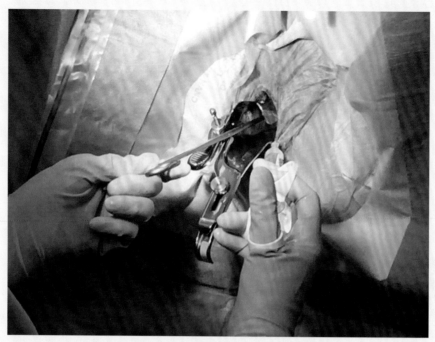

▲ 技术图 18-3　宫颈注射稀释的血管加压素

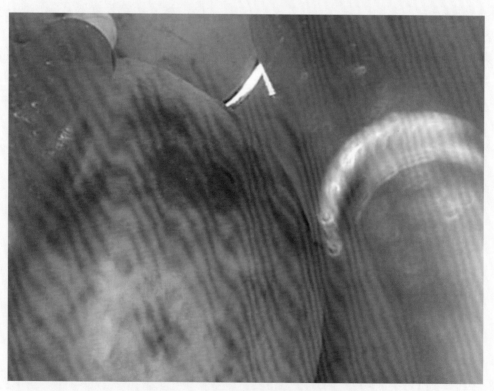

▲ 技术图 18-4　将电切环置于病变后方激活电极

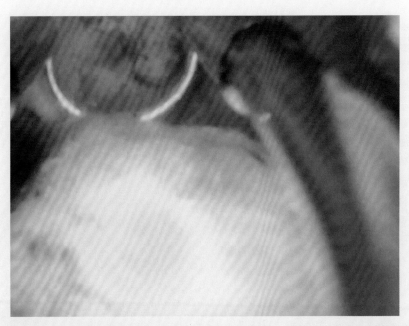

▲ 技术图 18-5　激活双极电极，注意电切环在病变后方，在拉向术者方向时激活电极

- 可用电切环进行长距离切割，以便取出更大的组织碎片。
  - 当使用双极能量时，电切环必须与病变接触才能激活回路并切割组织。
  - 当双极电切镜与组织直接接触时，常会出现"橙色光环"。

- 在整个过程中定期检查子宫的解剖标志，包括宫底和输卵管开口。
  - 一旦肌瘤被切开，它常显现出白色或红色(肌瘤变性)的纤维表面。
  - 子宫肌层肌束呈粉红色，且有纵向的白色沟壑(技术图 18-6 和技术图 18-7)。持续切除

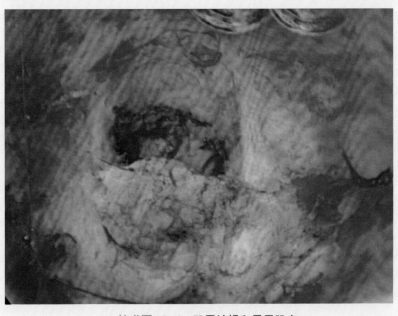

▲ 技术图 18-6　肌层缺损和暴露肌束

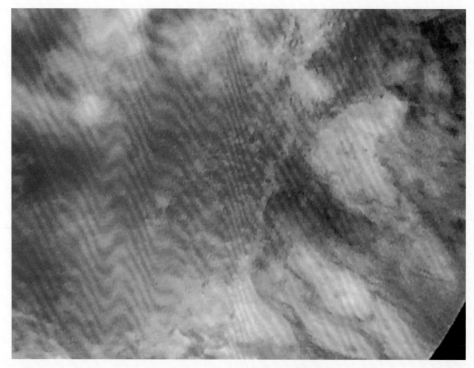

▲ 技术图 18-7　肌瘤切除后肌层状态

直到到达假包膜。监测液体吸收量，因为当子宫肌层受损时，液体吸收量会迅速增加。

■ 持续切除肌瘤和子宫内膜息肉，直到视野受限。

2. 电切镜取出组织的方法

■ 当视野不清晰时，停止切除，取出组织碎片。

➢ 在宫腔镜直视下取出碎片比用息肉钳或肌瘤抓钳盲取更安全。

➢ 宫腔镜固定好后，推进电切环并夹住尽可能多的漂浮组织碎片。

● 将电切环从远端开始将碎片拢向宫腔镜。

● 持住电切环（以防止碎片漂走），并取出整个宫腔镜。

● 从电切环的末端取出组织碎片。

➢ 将宫腔镜放回原位，并重复这一技巧，直到视野不再受阻且能继续切除。

➢ 继续切除直到所有的组织碎片被取出。

➢ 也可以选择用息肉钳或 Corson 肌瘤抓钳取出组织碎片。这是一个盲操作，必须要注意避免子宫穿孔。

➢ 另一种取出组织碎片的方法是从操作鞘中撤出电切环，并带动组织碎片穿过该通道，使组织碎片从宫腔镜的内鞘中滑出。

➢ 最后一种方法是缓慢地撤出整个宫腔镜，使组织碎片通过扩张的宫颈冲出。

➢ 避免使用刮除法取出组织碎片，因为会增加子宫内膜出血并使视野受阻。

➢ 手术结束时，检查手术铺巾和漏斗袋，以收集漏出的组织碎片。

➢ 子宫内膜息肉和宫腔残留起源于子宫内膜，宫腔镜电切不应累及子宫肌层（尤其是渴望生育的患者）。

● 电切子宫内膜息肉，直至与子宫内膜持平。

● 利用间歇性子宫减压来确认肌瘤被完全取出。

➢ 取出宫腔残留的技巧与切除子宫内膜息肉的一样。

● 取出宫腔残留可以不用电能。

● 残留物是坏死的、易碎的蜕膜组织。

- 像刮宫一样使用电切环刮除残留组织，除非组织粘连，否则不用电能。
- 宫腔内不要残留组织碎片，因为它们会导致持续性白带异常，出血，且有可能发生化生和骨化，且无法进行病理学检查。

（五）宫腔镜粉碎术

- 可通过宫腔镜粉碎装置进行宫腔镜肌瘤切除术、息肉切除术和宫腔残留取出术。
  - 目前，有两种基于吸引技术的机械性粉碎装置，可在不需要能量的情况下机械性切除子宫肌瘤。
  - 装置包括以下几种。
    - 2005 年批准的 Truclear ™宫腔镜粉碎器（Smith & Nephew，Andover，MA）。
    - 2009 年批准的 MyoSure ™组织切除系统（Hologic，Bedford，MA）。
    - 组织切除是通过以抽吸和旋切为基础的机械能量完成的。
    - 组织收集在标本袋内，并可用于病理学检查。
  - 目前，还有射频粉碎器 Symphion ™（Boston Scientific 公司）（技术图 18-8）。
    - 组织切除以吸引技术为基础，术中可以应用射频能量。
    - 定向射频能量可以与 Symphion 一起用于烧灼出血组织。
  - 一般情况下，宫腔镜手术出血量很少。
  - 目前的 3 种装置均采用生理盐水作为膨宫介质。
  - 所有的膨宫介质都需要严密监测灌流液差值。
- 宫腔镜粉碎装置能机械地清除宫腔内病变。
  - 非常适合 0 型和小的（＜ 3cm）1 型肌瘤。
  - 非常适合子宫内膜息肉。
  - 非常适合宫腔残留。
  - 非常适合直视下诊断性刮宫术。
  - 全部采用 0° 宫腔镜镜头。
  - 宫底病变用宫腔镜粉碎器处理较困难，因为粉碎器在宫底不好定位操作。
    - 为了提高粉碎器切除宫底病变的成功率，需

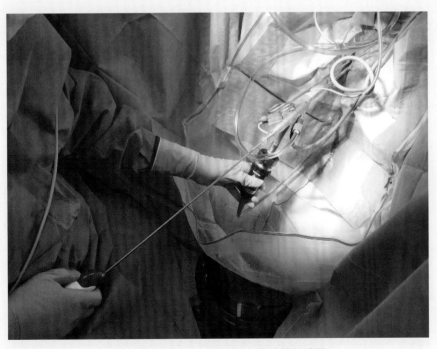

▲ 技术图 18-8　**Symphion** 宫腔镜粉碎器

要间歇性子宫减压。

- 盲刮宫底经常漏刮，且与子宫穿孔、病变切除不全、病变残留有关。

- 如果粉碎器切除宫底病变不完全，可以转换为环状电极电切镜切除。宫底病变通常首选环状电极电切镜。

■ 将粉碎器开口对准肌瘤、子宫内膜息肉或宫腔残留组织（技术图 18-9）。

➤ 保持持续接触和压迫病变，以机械性切除组织。

➤ 利用刀片反复旋切粉碎组织（技术图 18-10和技术图 18-11）。

■ 通过间歇性子宫减压促进病灶完全切除。

（六）其他注意事项

1. 子宫减压是必要的

■ 当宫腔镜电切术完成后，撤出手术宫腔镜并等待 3～5min 以促进子宫减压。这个技巧在 1 型和 2 型肌瘤的患者中尤其有用。

➤ 重新置入宫腔镜确定宫腔内是否还有需要切除的肌瘤。如果是，则继续切除（只要没超过液体上限）直到所有肌瘤被切除。

➤ 如果观察到子宫内膜息肉残留，则如上方法继续切除。

2. 到达灌流液差值上限时应注意

■ 如果因为达到预设的灌流液差值上限、大出血或麻醉问题导致切除不完全，应在手术记录中说明，切除和残留的百分比是多少。

■ 除病理检查外，还要记录病理标本的重量。随着手术技术的提高，更大的病灶也逐渐可以切除。同时，随着手术技巧提高以及切除肌瘤体积的增加，手术医师也将能够决定他们宫腔镜手术切除病变大小的上限。

3. 术后注意事项

■ 有生育要求的女性，如对侧肌壁同时行肌瘤剔除，则在术后有宫腔粘连的风险。

➤ 术后可以在宫腔内放置小号导尿管，以降低宫腔内粘连的风险。

➤ 手术结束后，宫腔内放置小号 Foley 尿管并在球囊注入 5～10ml 生理盐水。

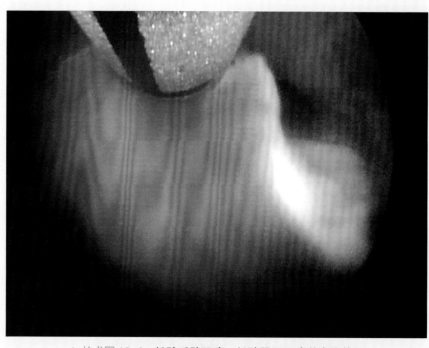

▲ 技术图 18-9　粉碎后壁肌瘤，粉碎器沿肌瘤游离缘旋切

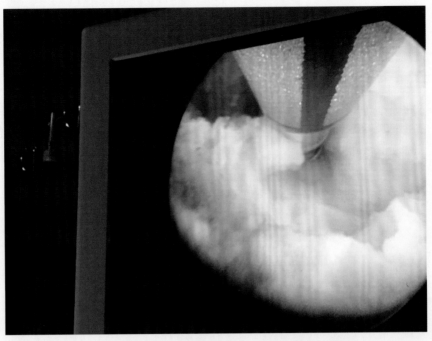

▲ 技术图 18-10 宫腔镜粉碎术，以粉碎器逐步旋切

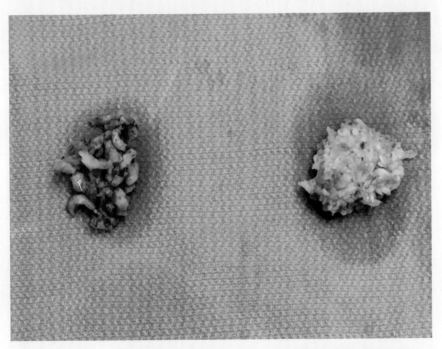

▲ 技术图 18-11 电切镜切除的肌瘤组织（左），粉碎器切除的肌瘤组织（右）

- 术后 7～10d 在门诊移除。
- 条件允许的话，在移除导尿管后进行门诊宫腔镜检查，以确认肌瘤完全切除且没有粘连。如果存在粘连，大部分较薄，可以用宫腔镜前端进行松解粘连。
- 根据患者个体情况不同，在术后 6～8 周进行最后一次宫腔镜检查，以确认子宫解剖关系恢复正常，患者月经恢复正常。

➢ 术后 30d 持续口服 1.25mg 结合雌激素，每天 2 次。对于有生育要求的女性，随后 12d 加用醋酸甲羟孕酮，口服，每天 5mg，以诱导撤退性出血，可能有助于降低宫腔粘连的风险。

（七）完成宫腔镜手术

■ 手术完成后，重置阴道窥器，取下宫颈钳，观察出血情况。等待 3 ～ 5min，以确定是否还有出血或大的血块涌出，并检查宫颈有无裂伤。

■ 宫腔镜肌瘤切除、息肉切除或宫腔残留取出术后立即出血非常罕见。切除深部肌层可能导致出血增加。如果发现出血增加，遵循以下指导原则。

➢ 通知麻醉师出血量。

➢ 宫腔内放置 Foley 尿管，球囊内需可注入 10 ～ 30ml 无菌水。部分 Foley 尿管有硬导丝，以便置入宫腔，尤其是对于子宫大于 10 ～ 12 孕周的女性更为适用。

➢ 如果持续出血较多而术者确信没有发生子宫穿孔，可再次宫颈注射血管加压素（如上文所述）。

➢ 如果持续出血，在宫腔内放置 Foley 尿管并注入无菌水，直至遇到阻力。

● 记录注入液体量。

● 将导尿管连接到尿袋上测量失血量。

● 观察 4 ～ 6h，术者重新评估患者情况。

● 一旦出血停止，子宫内导尿管就可以放出液体并撤除。

● 监测患者，并视情况安排出院。

（八）息肉切除术

宫腔镜息肉切除术技巧

■ 用电切环或粉碎器进行宫腔镜息肉切除的技巧与切除肌瘤的类似。遵循与宫腔镜子宫肌瘤切除术同样的指导原则。

➢ 重要的是，息肉必须完全切除，以恢复宫腔正常解剖、治疗不孕、恢复正常月经并取得完整病理。应避免息肉残留。

● 任何在子宫内膜腔内漂浮的组织都应该用电切环或粉碎器完全取出，以便进行病理检查。

➢ 如果手术医师更喜欢用宫腔镜观察，然后钳夹息肉取出或进行盲刮，那么在上述操作后应重新行宫腔镜检查并确认息肉已完全取出。

● 盲操作发生子宫穿孔的风险更高。

● 切除息肉最理想的方法是全程在直视下操作。

■ 研究表明，与传统的电切环相比，在训练中医生更容易掌握用宫腔镜粉碎器治疗子宫内病变。

➢ 学习曲线更短。

➢ 宫腔镜粉碎器可以避免反复置入宫腔镜。

● 手术时长更短。

（九）妊娠残留物取出术

采用与宫腔镜肌瘤切除术及息肉切除术相同的体位与手术原则

■ 择期清除宫腔残留的技巧与宫腔镜肌瘤切除术和息肉切除术的类似。

■ 宫腔镜治疗宫腔残留，需要用手术镜的电切环无损伤地刮除胎盘残留部位的子宫内膜，注意不用电切。

➢ 建议使用配备电切环的标准 22 ～ 26F 的连续灌流双极系统。

➢ 使用连续灌流宫腔镜液体管理系统。

➢ 将环形电极当作刮匙进行选择性直接"刮宫"。不需要使用电能，除非胎盘碎片粘连非常紧密。

➢ 在子宫复旧不全的产后患者中，需要格外小心。

● 在子宫恢复至 12 ～ 14 孕周大小的情况下，可进行产后宫腔残留清除术。

● 在产后立即进行宫腔镜宫腔残留清除术是不可行的，因为宫颈口松，子宫质地太软，且子宫增大难以膨宫。

- 与超声引导下用金属刮匙刮宫相比，宫腔镜刮除和粉碎发生宫腔粘连的概率更低。

■ 已有报道宫腔镜粉碎术亦可用于清除宫腔残留。

➤ 一项总结了著者经验的详细研究表明，分娩后行宫腔镜粉碎术后的出血天数是 1 ~ 46 周，中位数为 10 周。

➤ 残余组织直径范围为 0.8 ~ 9.7cm，中位数为 2.0cm。

➤ 手术时长为 10 ~ 60min，中位数为 10min。

➤ 首次宫腔镜粉碎术的完全切除率为 94.3%，85.7% 未出现任何不良反应。

➤ 2% 的病例因为达到灌流液差值上限而不能完全切除。

➤ 2% 的患者术中发生穿孔，2% 的患者随访时发现有残留需要二次手术。

➤ 与电切环"冷刮除"相比，宫腔镜粉碎切除的好处是多方面的，包括以下几个方面。

- 术中宫腔镜的置入次数少，因此子宫穿孔的可能性较小。

- 如果有穿孔，腹膜结构没有热损伤风险，因

为该装置是以吸力为基础的。然而，仍有可能对腹腔内的结构造成机械性损伤。

➤ 持续可视的情况下，易于清除宫腔内血凝块以及残留胎盘组织。

➤ 使用生理盐水可以降低电解质紊乱的风险，仍需要监测液体量来降低液体超负荷的风险。

➤ 如果宫颈口松弛，可以考虑用 Gimpelson 双齿宫颈钳或两个单齿宫颈钳夹闭宫颈。

➤ 吸出组织送病理检查。

➤ 理论上讲，因为只处理宫腔残留，因此，Asherman 综合征的风险降低了。

➤ 鼓励宫腔镜粉碎术后数周行常规门诊宫腔镜检查以评估子宫内膜情况，排除宫腔粘连。如果及早发现，在门诊直视下松解粘连通常较为容易。

➤ 理论上讲，宫腔镜宫腔残留清除术术中和术后出血的风险可能增加。

➤ 本文著者在进行宫腔镜宫腔残留粉碎术或切除术前，向宫颈注射稀释的血管加压素溶液（如前所述）。

六、经验与教训

○ 术前评估包括宫腔镜检查、生理盐水灌注超声造影或 MRI，以准确判断子宫肌瘤的 FIGO 分型。肌瘤分型和妇科医生的手术技术决定了宫腔镜电切术或粉碎术是否可行。

✗ 如果不了解子宫肌瘤的大小、数量和位置，可能导致手术技术/入路或宫腔镜方法选择不当。并非所有宫腔内及 1 型或 2 型的肌瘤都适合采取宫腔镜入路。

○ 术前进行充分的知情同意。

✗ 当出现并发症或宫腔镜切除不完全时，如果术前知情同意不充分，会导致患者的不满或不信任。如果需要多次手术来完成宫腔镜手术，就会增加患者花费并需要额外的恢复时间。

○ 麻醉下进行双合诊。

✗ 有剖宫产史，或患有严重的子宫内膜异位症、广泛的盆腔炎性疾病、附件病变，或多发肌瘤导致的子宫增大均可导致难以评估子宫的解剖位置异常。这些因素可能影响宫颈扩张。如无提前预估，将导致子宫穿孔的风险增加。

○ 仅在直视下置入宫腔镜。

✖ 盲插宫腔镜会增加子宫穿孔的风险。宫颈扩张路径的偏移可能与宫颈迂曲有关，需要谨慎的置入技巧才能进入子宫腔。

⭕ 避免过度扩张宫颈。

✖ 不清楚所选宫腔镜的直径会导致宫颈过度扩张，以至于难以维持膨宫效果。

⭕ 严密监测液体出入量。

✖ 不遵循 AAGL 指南推荐的宫腔镜指征可能导致手术并发症和死亡率增加。液体超负荷（离子和非离子液体）时可能发生肺、心、喉头和脑水肿。使用非离子液体时，可出现严重的电解质紊乱、癫痫、高血氨症、暂时性失明、意识模糊、谵妄，甚至死亡。

⭕ 手术视野必须始终清晰。

✖ 当视野受阻时，需要快速判断以下情况。

- 膨宫液袋是否与流入管道正确连接。
- 膨宫液袋是否流空。
- 流入管道是否堵塞（弯折）。
- 流出或流入阀门是否关闭。
- 液体泵是否开启。
- 是否发生了子宫穿孔。

⭕ 组织碎片可使视野受阻。

✖ 当妨碍宫腔镜显像时，取出组织碎片。取出组织碎片的技巧如下。

- 直接用环形电极抓取。
- 置入息肉或肌瘤抓钳盲取组织碎片。
- 通过缓慢撤出宫腔镜带出碎片并经宫颈排出。

⭕ 手术首选宫腔镜组织粉碎器，以减少组织碎片堆积。

七、术后护理

■ 大部分宫腔镜手术是在门诊手术室进行的。有严重并发症的患者可能需要住院治疗，包括需要不间断抗凝，需要术后监测的严重肺脏、肾脏或心脏疾病。

■ 宫腔镜切除肌瘤、子宫内膜息肉和宫腔残留术后感染的发病率较低。术后不常规使用抗生素。

■ 由于大部分手术患者可以在术后 2～4h 出院，妇科医生必须对不符合出院标准的患者进行严密的评估和监测，并亲自再次评估，以排除以下并发症。

➢ 疼痛加重。

➢ 出血增加。

➢ 生命体征不稳定。

■ 发生子宫穿孔、非预期的大量失血、液体超负荷和不能迅速纠正的电解质紊乱、术后疼痛剧烈、术中和术后生命体征不稳定，或肺、心脏或肾脏失代偿时，可能需要计划外的住院治疗。

■ 告知患者及家属术中所有的意外事件及如何评估。

■ 手术结束后立即完成手术记录。

■ 手术记录应包括以下几个重要方面。

➢ 手术时长。

➢ 手术是否按计划完成。

- 如果没有，为什么？

- 完成了计划的百分比？
➢ 所用液体种类和灌流液差值。
➢ 尿量（如果测量了的话）。
➢ 术中是否使用了呋塞米；如果使用了，用量是多少，给药原因是什么？
➢ 估计术中出血量。
➢ 术中静脉输液量。
➢ 并发症。
  - 如何发现并发症？
  - 患者发生并发症后手术应如何进行？
  - 对所有并发症的随访措施有哪些？
- 如果患者被收入院，医务人员都应有交接患者记录，并详细讨论术后的管理方案。

八、预后

- 大部分进行宫腔镜子宫肌瘤切除术、息肉切除术和宫腔残留取出术的妇女可以在 48 ～ 72h 恢复工作和活动。
- 术后禁性生活 1 周，其余的所有活动均可立即恢复。
- 宫腔内病变完全切除后，子宫解剖正常的妇女可恢复正常月经，解决白带问题，术后粘连的风险也较低。
- 患有 0 型和 1 型肌瘤的有生育要求的患者可以经阴道分娩，除非有其他产科剖宫产指征。
- 肌瘤切除术后复发与以下因素有关，如年龄、术后妊娠、最初治疗的肌瘤数量。
- 子宫肌瘤术后 5 ～ 10 年总体复发的风险为 20%，但与患者年龄密切相关。
➢ 绝经期妇女行宫腔镜下完全切除术后复发率最低，其次是围绝经期妇女，最后是育龄期妇女。

➢ 如果肌瘤确实复发，需要重新评估，并且只治疗有症状的复发患者。
- 如果患者主要症状是月经异常，无其他明显症状，应对此类子宫增大的患者行宫腔镜肌瘤切除术。术后往往能解决出血问题。
- 子宫内膜息肉的复发率＜ 5%。
- 宫腔镜下行子宫肌瘤切除术、息肉切除术以及宫腔残留取出术，术后可恢复正常月经和保持生育力。

九、并发症

- 一项涉及 13 600 例手术的前瞻性多中心试验研究表明，宫腔镜手术并发症发生率较低，为 0.95%。
- 最常见的并发症是由于钝性扩张或热能引起的穿孔。
- 其他少见的并发症包括子宫肌瘤切除不完全、宫颈裂伤、假道形成、液体超负荷、稀释性低钠血症、低渗透压、感染、术后粘连、体位性神经损伤、深静脉血栓形成和死亡。
- 麻醉并发症。
- 子宫相关，如穿孔、宫颈扩张失败。
- 膨宫介质相关，如液体超负荷、电解质失衡。
- 电灼伤。
- 气体栓塞。
- 穿孔。
- 出血。
- 感染。

　　宫腔镜的临床注意事项见表 18-1。

表 18-1 宫腔镜临床注意事项

设备，规格	能源/作用机制	膨宫介质	灌流液差值上限	并发症处理
电切镜（硬镜，规格22～31F）	单极（切除组织或使组织脱水）在60～120W的功率下使用单极电切镜	1.5%甘氨酸、3%山梨醇、5%甘露醇	1500ml 但是，在达到1000ml时应暂停手术并监测电解质。如果显示低钠血症则立即停止手术。在没有肾脏或心脏病的健康患者中最大值是1500ml	通知麻醉团队，严格控制出入量，急查钠浓度，静脉注射20mg呋塞米。放置导尿管。如发生严重低钠血症，需重症监护医师介入。监测有无肺水肿。监测有无意识模糊、上运动神经元紊乱、躁动或癫痫发作的迹象。如果存在，急查血氨水平。未识别的低钠血症可能与死亡和脑桥中央髓鞘溶解有关
宫腔镜粉碎装置（组织取出装置）Smith-Nephew Hologic Symphion	使用旋转叶片切除组织，吸引管道取出组织碎片 Symphion系统采用无叶片切除技术，利用射频能量，并拥有专用的自给式循环液体管理和子宫内压力监测系统	生理盐水、乳酸林格液	在没有肾脏或心脏并发症的患者中生理盐水的最大值是2500ml	液体超负荷，包括肺水肿，充血性心力衰竭，喉头水肿，死亡 静脉注射20mg呋塞米输液量
汽化电极（如Vaportrobe、Force FX和GynePro Perforated滚筒形电极）可用于单极或双极宫腔镜	工作功率较高（120～220W，与60～120W的单极电切镜相比）	单极汽化电极：1.5%甘氨酸、3%山梨醇、5%甘露醇 双极汽化电极：生理盐水或乳酸林格液	见上	见上
宫腔镜双极电切镜	双极能量并使用控制器上的默认设置	生理盐水、乳酸林格液	在没有肾脏或心脏并发症的患者中生理盐水的最大值是2500ml	液体超负荷，包括肺水肿，充血性心力衰竭，喉头水肿，死亡 静脉注射20mg呋塞米并放置导尿管输液量

参考文献

[1] Cooper NA, Smith P, Khan KS, Clark TJ. Does cervical preparation before outpatient hysteroscopy reduce women's pain experience? *BJOG.* 2011; 118(11):1292–1301.

[2] Golan A, Dishi M, Shalev A, Keidar R, Ginath S, Sagiv R. Operative hysteroscopy to remove retained products of conception: novel treatment of an old problem. *J Minim Invasive Gynecol.* 2011;18:100–103.

[3] Haber K, Hawkins E, Levie M, Chudnoff S. Hysteroscopic morcellation: review of the manufacturer and user facility device experience (MAUDE) database. *J Minim Invasive Gynecol.* 2015;22:110–114.

[4] Hamerlynck TW, Blikkendaal MD, Schoot BC, Hansted MF, Jansen W. An alternative approach for removal of placental remnants: hysteroscopic morcellation. *J Minim Invasive Gynecol.* 2013;20(6):796–802.

[5] Loffer FD, Bradley LD, Brill AI, Brooks PG, Cooper JM. Hysteroscopic fluid monitoring guidelines. *J Am Assoc Gynecol Laparosc.* 2000;7:438–442.

[6] Munro MG. Complications of hysteroscopic and uterine resectoscopic surgery. *Obstet Gynecol Clin N Am.* 2010;37:399–425.

[7] Pampalona JR, Bastos M, Moreno GM, et al. A Comparison of hysteroscopic mechanical tissue removal with bipolar electrical resection for the management of endometrial polyps in an ambulatory care setting: preliminary results. *J Minim Invasive Gynecol.* 2015;22:439–445.

[8] Polena V, Mergui JL, Perrot N, Poncelet C, Barranger E, Uzan S. Longterm results of hysteroscopic myomectomy in 235 patients. *Eur J Obstet Gynecol Reprod Biol.* 2007;130:232–237.

[9] Smith PP, Middleton LJ, Connor M, Clark TJ. Hysteroscopic morcellation compared with electrical resection of endometrial polyps: a randomized controlled trial. *Obstet Gynecol.* 2014;123:745–751.

[10] van Dongen H, Emanuel MH, Wolterbeek R, Trimbos JB, Jansen W. Hysteroscopic morcellator for removal of intrauterine polyps and myomas: a randomized controlled pilot study among residents in training. *J Minim Invasive Gynecol.* 2008;115:466–471.

[11] Widrich T, Bradley LD, Mitchinson AR, Collins, R. Comparison of saline infusion sonography with office hysteroscopy for the evaluation of the endometrium. *Am J Obstet Gynecol.* 1996;174:1327–1334.

第19章

子宫内膜消融术

Ablation Procedures

Linda D. Bradley   Jonathan D. Emery   著

高　妍　译

梁华茂　校

妇科手术技巧
妇科学

Operative Techniques in Gynecologic Surgery
Gynecology

一、总体原则

（一）定义

- 子宫内膜消融术是一种微创妇科手术，它破坏子宫内膜、子宫内膜基底层、螺旋小动脉和浅层子宫肌层。能量作用于子宫内膜，导致宫腔和子宫内膜的组织坏死、挛缩、瘢痕形成和纤维化。子宫内膜的解剖改变导致月经改变，可能包括闭经、月经过少，亦可月经如常。这一手术仅用于已完成生育且既往有过严重月经期出血的女性。

- 子宫内膜消融技术在近20年中不断发展。手动操作和经宫腔镜子宫内膜消融术（resectoscopic endometrial ablation，REA）包括滚球消融电极凝固子宫内膜，环形电极切除子宫内膜，后者又被称为经宫颈子宫内膜切除术（transcervical resection of the endometrium，TCRE）。这些第一代消融技术装置需要掌握液体控制技术和专业的宫腔镜操作技能。目前常用的是单极和双极宫腔镜下消融装置。随着自动子宫内膜消融技术逐步发展，对宫腔镜检查的操作技术要求进一步降低，因此该手术可以在诊室于局麻下进行。这些技术称为非电切镜子宫内膜消融术（nonresectoscopic endometrial ablation，NREA）。

  - 目前的非电切镜子宫内膜消融术（NREA）包括水热消融（宫腔镜下子宫腔内自由循环的热盐水）、冷冻消融（利用子宫内膜冷冻探头和经腹超声引导）、双极射频、微波和Minerva（使用电离氩气密封的硅膜阵列射频双极电流）。

（二）鉴别诊断

异常子宫出血可归因于多种因素。

1. 解剖因素

- 子宫腺肌病。
- 子宫内膜息肉。
- 宫颈管息肉和宫颈息肉。
- 平滑肌瘤。
- 子宫内膜炎。
- 剖宫产憩室。
- 子宫内膜增生。
- 子宫内膜癌。
- 子宫肉瘤。
- 子宫内膜间质肉瘤。
- 子宫血管病变（动静脉畸形）。

2. 血液系统因素

- 血管性假血友病（vWD）。
- 血小板功能障碍。
- 特发性血小板减少症。
- 罕见血液病。

3. 内分泌失调

- 下丘脑垂体功能紊乱。
- 多囊卵巢综合征。
- 泌乳素分泌异常。
- 肥胖与超重。
- 甲状腺功能不全，如甲状腺功能减退、甲状腺功能亢进。
- 肾上腺功能障碍。

4. 药物不良反应

5. 饮食失调（包括厌食症或暴食症）

6. 慢性病和全身性疾病

- 肝脏疾病。
- 肾功能不全。
- 心脏病。
- 肺部疾病。
- 自身免疫疾病。

7. 异物

- 宫内节育器。
- 缝线。
- 其他宫腔异物。

（三）解剖学因素

- 子宫内膜消融术是排卵型月经过多，但子宫大小正常、无生殖道畸形、宫腔形态正常（无黏膜下肌瘤或子宫内膜息肉）、子宫内膜活检阴性、排除子宫内膜增生，且针对已完成生育患者的一种治疗选择。

■ 术前需行宫腔镜或生理盐水灌注超声检查子宫腔，以排除宫腔内病变，如子宫内膜息肉、0型或 1 型平滑肌瘤、子宫内膜增生或恶性肿瘤，以及子宫腺肌病（图 19-1）。

■ 对于月经过多患者，在没有宫腔内病变的情况下，应首选药物治疗（图 19-2）。如果禁忌使用药物治疗或左炔诺孕酮宫内节育器、治疗失败或患者拒绝药物治疗，则子宫内膜消融或微创子宫切除术可以作为治疗的选择。

■ 子宫内膜消融治疗失败而需要额外治疗的情况更多见于年龄＜ 40 岁、合并输卵管结扎、宫腔较大和子宫腺肌病的女性。

➤ 子宫切除的风险随着年龄段的降低而增加，年龄≤ 40 岁的女性子宫切除风险超过 40%。

➤ 小于 45 岁的女性后续行子宫切除术的可能性是年龄超过 45 岁女性的 2.1 倍。在子宫内膜消融后的前 8 年中，子宫切除的风险相应增加。

➤ 子宫内膜消融术的类型（第一代或 NREA 消融法）、开展方式（住院或门诊）和子宫肌瘤均非切除子宫的预测因素。

（四）非手术治疗

■ 由于异常子宫出血原因多样，应以患者为中心询问病史，进行体格检查，以便针对最有可能的病因进行治疗。患者的临床叙述、影像学结果、对未来生育的渴望、生活质量和个人偏好将决定其月经量多的治疗选择。

■ 针对出血原因必须进行详细的鉴别诊断，以给

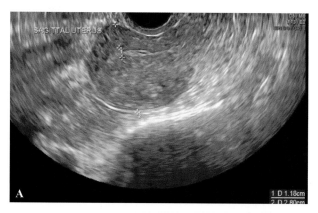
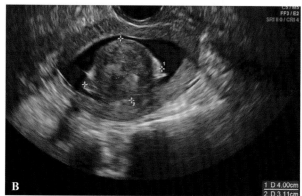
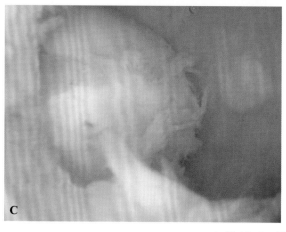
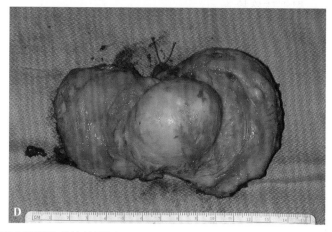

▲ 图 19-1　子宫内膜消融术的禁忌证

A. 经阴道超声提示子宫腺肌症是子宫内膜消融术的禁忌证；B. 术前影像学检查提示该患者存在子宫内膜消融术禁忌，冠状位盐水灌注超声（Saline-infusion sonography，SIS）显示 4cm 黏膜下肌瘤；C. 禁忌证，子宫内膜消融术前必须切除宫腔内肌瘤；D. 因宫腔内大肌瘤导致子宫内膜消融失败

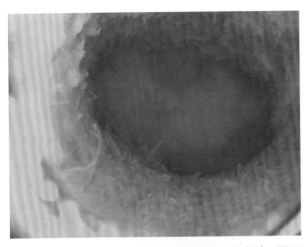

▲ 图 19-2 最理想的实施子宫内膜消融术的宫腔，即无宫腔内赘生物

予适当的临床干预，提高疗效。

■ 超重或肥胖的患者罹患多囊卵巢综合征、月经失调、子宫内膜增生、子宫内膜癌、糖尿病和高血压的风险更大。对于高危患者群体，可能需要进行额外的实验室检测，包括空腹血糖或糖化血红蛋白、血脂测定和子宫内膜活检。

■ 对于异常子宫出血的女性，应以患者为中心获取病史。

➢ 影响生活质量的因素须予以考虑，包括月经量多对工作的影响、社交尴尬、性生活、身体形象、卫生用品的成本、疼痛及对日常生活的影响。

➢ 根据体格检查和盆腔检查、临床病史、生活质量指标、家族史和异常子宫出血持续时间选择针对性的实验室检查评估。

■ 实验室检查应个体化，可包括以下几个方面。

➢ 血细胞及血小板计数。

➢ 促甲状腺激素（TSH）。

➢ 催乳素。

➢ 雄激素检测。

➢ 血管性血友病检测。

➢ 血生化指标。

➢ 妊娠试验。

■ 患者月经量过多而周期规律可能是排卵性月经过多。对于有避孕要求的女性，如无危险

因素，可选择激素避孕或左炔诺孕酮宫内节育器。

■ 对于无肺栓塞、深静脉血栓形成、心肌梗死或卒中病史的排卵型异常子宫出血的患者，可选择如下治疗。

➢ 氨甲环酸。

➢ 左炔诺孕酮宫内节育器。

➢ 从月经第 5 天开始口服黄体酮，持续 21d。

➢ 联合口服或阴道避孕（雌激素和黄体酮）。

➢ 仅黄体酮。

➢ 注射用醋酸甲羟孕酮。

➢ 无已知血小板障碍性疾病的女性月经期可应用非甾体抗炎药。

■ 如果根据详细病史问询考虑为无排卵性异常子宫出血，则可以选择激素治疗（不包括已知禁忌证的患者）。

➢ 口服避孕药（对于希望避免月经来潮的患者，可考虑持续的激素抑制）。

➢ 左炔诺孕酮宫内节育器。

➢ 周期口服孕激素治疗（如甲羟孕酮、醋酸炔诺酮、甲地孕酮）。

➢ 注射用醋酸甲羟孕酮。

➢ 无已知血小板障碍性疾病的女性月经期应用非甾体抗炎药。

➢ 氨甲环酸未被批准用于无排卵性异常子宫出血。

➢ 使用促性腺激素释放激素（GnRH）激动药进行短期治疗（不超过 6 个月）。

二、影像学检查与其他诊断方法

■ 在进行宫腔镜消融或 NREA 前，需适当完善影像学检查以评估子宫、宫腔及子宫内膜。

■ 可供选择的检查如下。

➢ 经阴道超声（TVUS）。

● 虽然常规阴道超声成像普遍可用，但与 SIS 相比，它在检测育龄期的宫腔病变方面较不敏感。

● 实际上，育龄期患者中，仅行经阴道超声检

查提示子宫内膜回声"正常"，仍有 1/6 的可能性漏诊宫腔病变。

- ➤ 盐水灌注超声（SIS）。
- ➤ 三维盐水灌注超声。
  - 推荐应用 SIS 评估月经异常。由于盐水灌注提供了一个声学窗口，可提高对宫腔内病变的检出，并评估子宫肌瘤与子宫内膜、肌层、浆膜层的关系。
  - 国际妇产科联合会（FIGO）通用术语和诊断标准有助于指导妇科医师进行子宫内膜切除或宫腔镜子宫肌瘤切除术。结合 SIS 评估异常子宫出血非常有意义。存在子宫内膜息肉或黏膜下肌瘤的患者不应行子宫内膜消融术。
  - FIGO 分类系统有助于筛选出适宜的患者进行宫腔镜子宫肌瘤切除，有助于术前与患者沟通，并改善手术效果。
  - FIGO 分类系统有助于识别出具有子宫内膜消融术解剖学禁忌证的患者。
- ➤ 诊断性宫腔镜检查。
  - 在门诊进行宫腔镜检查更具成本效益。
  - 细的软宫腔镜或硬宫腔镜能很好地显示子宫内膜及宫腔。
  - 如果其他影像学表现模棱两可、不明确或不确定，那么门诊宫腔镜可用于进一步评估。
- 需要行子宫内膜活检以排除子宫内膜增生和子宫内膜癌。

三、术前准备

- 对于排卵型月经过多，特别是药物失败的女性，子宫内膜消融术是替代子宫切除术的一种治疗方法。它也适用于自觉月经过多且宫腔大小正常的女性。拟行子宫内膜消融术的女性必须完成生育。
- 患者应知晓手术的预期结果不是永久性闭经，因为术后发生闭经的女性不到 50%。在术前降低患者的预期是必不可少的。如果患者要求或期望闭经，应建议其接受微创全子宫切除术。

- 由于子宫内膜消融术后的子宫内膜难以评估，在子宫内膜增生风险较高的女性（包括未生育、肥胖、无排卵病史、糖尿病、他莫昔芬治疗或有遗传性非息肉病性结直肠癌家族史的女性）中需慎用。应详细讨论风险/获益情况，并将其纳入知情同意书中。
- 手术当天进行尿（或血）妊娠试验。
- 理想情况下，手术时机应选择在子宫内膜增殖早期（此时内膜较薄）或应用激素避孕药（除外诺舒或曼月乐）进行内膜准备后。
- 子宫内膜活检结果除外子宫内膜增生（包括单纯或复杂）、子宫内膜不典型增生或子宫内膜癌。
- 血细胞及血小板计数、促甲状腺激素检查，如果有血友病病史，还应行血管性血友病检查。
- 宫颈刮片结果阴性。
- 可通过诊断宫腔镜或生理盐水超声检查排除宫腔内存在 0 型或 1 型子宫肌瘤和子宫内膜息肉。
- 必须排除苗勒管结构异常。
- 子宫内膜消融术中不应同时进行腹腔镜下绝育术，因为术后 3 个月无法进行子宫输卵管碘油造影。如果同时需要绝育和子宫内膜消融，应首先进行腹腔镜下绝育术，术后 3 个月子宫输卵管碘油造影，如果证实输卵管已封闭，则可进行子宫内膜消融术。
- 子宫内膜消融术不适用于绝经后出血的女性。
- 子宫内膜消融术不适用于产后出血的女性。
- 同时存在盆腔炎、子宫内膜炎、性传播疾病、疑似腹部或盆腔恶性肿瘤为手术禁忌证。

四、手术治疗

- 子宫内膜消融术可分为 3 种类型，即滚球/滚筒子宫内膜消融术（rollerball/rollerbarrel endometrial ablation）、经宫颈子宫内膜切除术（transcervical resection of the endometrium，TCRE）和非宫腔镜子宫内膜消融技术（nonhysteroscopic endometrial ablation technology）（图 19-3）。

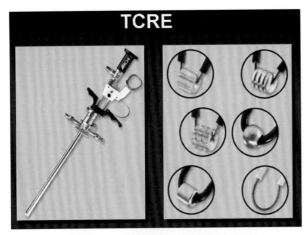

▲ 图 19-3　经宫颈子宫内膜切除的器械

既往子宫内膜消融术是经宫腔镜下应用单极或双极技术进行的。后来非宫腔镜技术出现，包括热球消融（1997 年获得 FDA 批准），冷冻消融（2001 年获得 FDA 批准）、加热流体（2001 年获得 FDA 批准）、双极射频消融（2001 年获得 FDA 批准）、微波消融（2003 年获得 FDA 批准），和使用电离氩气密封的硅膜阵列射频双极电流（2015 年获得美国 FDA 批准）。除加热流体消融外，上述设备操作过程中均不需要宫腔镜辅助。

宫腔镜辅助内膜消融技术自 20 世纪 80 年代末以来应用至今。但由于非宫腔镜装置使用方便，缩短了学习曲线，不需要流体管理系统，手术时间比传统宫腔镜消融技术要短。因此，目前非宫腔镜手术装置的使用已超过宫腔镜下子宫内膜切除技术。

非宫腔镜设备已被用于门诊及日间手术中心。

（一）体位

子宫内膜消融术可在门诊或日间手术中心完成。

麻醉满意后，对患者进行体位固定，将腿放置在腿架上或将腿摆放为膀胱截石位。臀部应在手术台的边缘，以利于安放阴道拉钩或窥器。

手术过程中应始终保持手术台平置，以减少术中空气或液体栓塞的风险。

➤ 如果子宫位置高于心脏（头低足高位），则可能发生空气或液体栓塞。

如果治疗时间较长，建议使用抗血栓袜或下肢泵加压装置。

宜采用适当的无菌接水装置。

➤ 第一代子宫内膜消融术需要流体介质，因此，需要患者臀部下方放置接水装置来盛接多余的液体并进行测量。

（二）方法

子宫内膜消融可通过多种技术完成。

➤ 宫腔镜下切除技术。

● 滚球或滚筒子宫内膜消融术（图 19-4）。

● 经阴道宫腔镜下子宫内膜切除术（TCRE）。

● 非宫腔镜辅助的子宫内膜消融术包括双极射频消融（Novasure）、流体加热消融、冷冻消融、微波、Minerva。

本章不叙述每种非宫腔镜内膜消融装置的具体用法。每种装置的原理均为使用特定形式的能量以均匀的方式全面消融子宫内膜。

➤ 妇科医师应充分了解每种器械的使用指征。

➤ 理想情况下，妇产科医师应在手术前使用模拟器进行试操作。

➤ 最初的数例操作应在上级医师的指导下完成。

外科医师可采用宫腔镜引导下子宫内膜消融术治疗有轻微解剖异常的宫腔（如弓形子宫、凹陷的输卵管开口、较大的宫腔等）。此外，应用宫腔镜可切除术前未检测到的宫腔病变。

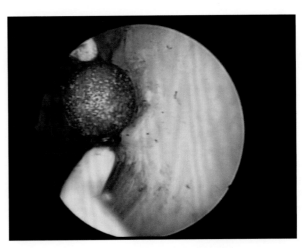

▲ 图 19-4　滚球子宫内膜消融术

- 子宫内膜消融术的辅助设备包括滚球、滚筒或电切环。
  - 滚球和滚筒用于子宫内膜的消融（图 19-5）。
  - 滚球和滚筒操作不产生子宫内膜组织碎片，而是消融子宫内膜组织和基底层。
  - 电切环用以切除子宫内膜，可切除子宫内膜和子宫肌层的浅表部分。术中获得的组织样本有助于子宫腺肌病的诊断，以及评估子宫内膜病理（图 19-6 和图 19-7）。
- 双极和单极技术广泛应用于子宫内膜消融。单极子宫内膜消融和子宫浅肌层切除时，切割电流能量应设定在 60～80W。当使用单极电流时，应使用低渗性膨宫介质。双极仪器则以生理盐水作为膨宫介质。
- 宫腔镜手术中强制使用宫腔镜液体管理系统。

液体管理系统提高了患者的安全性，因为它通过瞬时液体差额反馈来降低液体超负荷的风险，比如发生子宫穿孔（快速流体损失）时，可以自动阻断流体流入，并可以调节宫内压力。

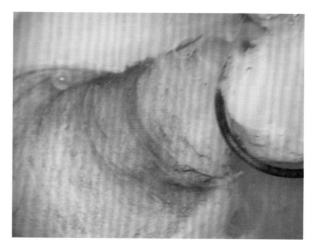

▲ 图 19-6　子宫内膜切除术

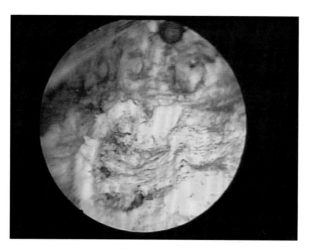

▲ 图 19-5　滚球子宫后壁内膜消融完成

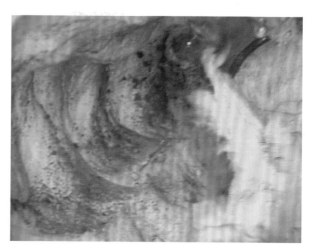

▲ 图 19-7　子宫后壁内膜切除完成

五、手术步骤与技巧

（一）放置电极板

- 当患者麻醉满意后，固定适宜体位。如使用单极电流，则需放置电极板。

（二）麻醉后检查

- 手术前必须行双合诊检查，以确定子宫位置和大小。

（三）手术准备

- 阴道及会阴消毒。
- 无菌治疗巾覆盖。
- 在患者臀部下方放置一个带漏斗的无菌袋，以收集所有宫腔镜液体。
- 确认液体收集袋固定牢固，尽量减少液体泄漏到地板上。

（四）液体管理系统设置

- 首先，根据患者心、肺和肾脏状况设定允许的液体超量阈值。
- 对于肾、肺和心脏功能正常的患者，如果低渗溶液（1.5% 甘氨酸或 3% 山梨醇）液体超过 1500ml 或等渗溶液（生理盐水）超过 2500ml，则预设的液体管理系统会停止手术。
- 存在心、肺或肾并发症的女性可能需要设置更低的液体超量阈值。

（五）组装宫腔镜

- 组装宫腔镜，包括电切系统、光源、膨宫机和管路。将流出管连接到流体管理系统以计算液体负荷。
- 置入宫腔镜之前，打开流入通道并尽可能排出所有气泡，以降低空气栓塞的风险。

（六）能量设置

- 当使用单极装置时，将电切割能量设置为 60 ～ 80W，电凝能量设置为 60 ～ 80W。
- 使用双极设备时采用默认设置。

（七）开始程序

- 适当大小的两叶窥器（或阴道重锤拉钩）置入阴道，暴露宫颈。
- 宫颈钳钳夹宫颈，如果子宫后位后倾，则将宫颈钳夹于后唇。
- 使用扩宫棒，宫颈逐步扩张以适应手术宫腔镜的直径。不要过度扩张子宫颈，否则可能会导致液体漏出，影响膨宫，使术中宫腔视野暴露困难。

（八）设置宫腔压力

- 根据患者的平均动脉压（MAP）设置宫腔压力。麻醉师可提供此信息。
- 通常在 70 ～ 125mmHg。宫腔压力设定不是一成不变的。术中可酌情调整。
- 宫腔内压力的调整有助于改善手术的视野，并

受出血、子宫扩张和宫腔内病变的影响。手术需在可见区域内操作。不要顾虑增加宫腔内压力。

- 需要谨记，完成手术所用的液体的差值比总计用了多少液体意义更大。

（九）置入宫腔镜

- 在流入阀打开的情况下，将宫腔镜直接置入宫颈口。在推进宫腔镜的同时寻找"黑洞"。当术者仅看到白色时，意味着宫腔镜离宫颈、宫底或子宫内膜组织太近。
- 一旦进入子宫腔，需确认所有宫腔内标志物，包括输卵管开口、宫底、前后壁、侧壁及宫颈内口。如果没有明确识别出上述标志物，可能进入了错误的通道，此时不可进行子宫内膜消融术。
- 手术过程中，通过调控进出水阀门，以保持视野清晰，驱赶气泡、组织碎片和出血。有时经过上述操作后视野仍不清楚，需撤出宫腔镜重新置入。
- 开始子宫内膜消融前，标记子宫下段处的子宫内膜组织，以划定消融术的范围。

  ➢ 不应消融宫颈内口处的内膜。标定子宫内膜消融的终点指的是用滚球于子宫下段做标记，以此标定消融的终点（技术图 19-1）。

  ➢ 子宫内膜消融术从每个输卵管开口开始，然后滚球逐渐电凝，越过宫底；或结合"点彩"的技术，即逐步连接自宫底至输卵管开口处各个微小的滚球电凝点，以便实现彻底的全面消融。

  ➢ 将滚球放在后壁上，缓慢地将滚球移动到子宫下段消融终点的标记处。

  • 然后滚动侧壁，最后滚动前壁。宫颈内口处内膜不可消融。

  • 始终将滚球保持在视线之内，而且仅在宫腔镜后撤时激活能量。这些措施有利于降低损伤风险。

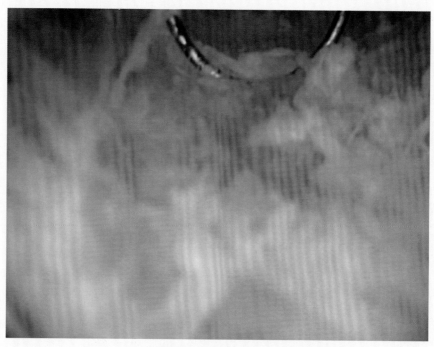

▲ 技术图 19-1　标记子宫下段防止烧灼宫颈管和宫腔积血

- 连续的子宫内膜消融，在每一次消融过程中都会产生组织干燥并皱起。
- 滚球电凝时，每一次需与前一次电凝稍有重叠，以减少未经消融的子宫内膜，以此固定模式电凝子宫内膜，深度为 5～6mm。

■ 同样技术亦适用于使用环状电极进行子宫内膜消融术（EMR）。需间断应用宫腔镜移除此方法产生的漂浮的组织碎片，以保证视野清晰。

■ 在完成手术时，应在手术记录中记录四项指标，包括膨宫液的类型、使用总量、液体差值、估计失血量以及并发症。如果进行子宫内膜切除术，则取出所有组织碎片进行组织病理学检查。

（十）完成操作

■ 评估术野无明显出血后取出所有手术器械，撤出阴道拉钩。清点并核对手术病理标本。窥器暴露阴道各壁，检查阴道内无异物残留。患者恢复平卧位。

（十一）术中注意事项

■ 在整个手术过程中，要注意监测液体负荷、生命体征和失血量。

■ 手术结束时如患者出血过多，应重新评估子宫穿孔、宫颈裂伤或子宫肌层出血等情况。保持患者于麻醉状态，告知麻醉师、巡回护士和器械护士目前的情况及可能的下一步处理方案。

➤ 于宫颈的 11 点钟、2 点钟、4 点钟和 7 点钟位置注射 5ml 垂体后叶素稀释溶液（20U 垂体后叶素与 200ml 生理盐水混合）这将有助于减少子宫内膜 - 肌层交界面出血。如果出血在 5min 内没有明显减少，则应考虑以下因素。

- 再次置入宫腔镜，膨宫，快速探查宫腔。如果膨宫液灌注迅速，液体差值巨大而膨宫困难，或可见肠管或大网膜，则考虑子宫穿孔可能。

- 如果血流动力学不稳定或可疑肠管损伤，需要腹腔镜或开腹探查手术。

- 告知麻醉师和护理团队上述情况及进一步处理。必要时肛肠外科或普通外科台上会诊评估肠管损伤情况。必要时联系血库予以输血。

- 如果患者血流动力学不稳定或可疑肠管损伤，则准备腹腔镜检查。如果证实子宫穿孔，那么应评估全部肠管是否存在烧伤、穿孔、肠系膜出血，以及其他腹腔脏器是否存在损伤。如果子宫穿孔处出血，则应缝合止血。
- 如果没有证据表明子宫穿孔或大量活动性出血，则无论是否应用垂体后叶素，均建议放

置宫腔内球囊压迫子宫肌层界面。选择水囊可膨胀至 10～30ml 的 Foley 导尿管，球囊内灌注生理盐水直至感到阻力。记录球囊内注入的液体量。如果患者在麻醉苏醒后非常不舒服，一次抽吸出数毫升液体，并保持 2～4h。然后，减少初始体积的一半，留置 1～2h。如果没有额外出血，则彻底拔除。术后持续记录阴道出血量，观察血流动力学状态并动态监测血细胞计数。

六、经验与教训

- ⭕ 治疗仅针对子宫内膜。
- ❌ 避免处理宫颈，仅处理至子宫下段为止，以减少宫腔积血的发生。
- ⭕ 全面的术前影像学检查，包括盐水灌注超声、宫腔镜或磁共振成像。
- ❌ 不要仅依据子宫内膜活检而不行影像学检查。需结合两者以除外宫腔病变，如子宫内膜息肉、黏膜下肌瘤、子宫内膜增生或子宫内膜癌。
- ⭕ 向有终身避孕要求的患者提供咨询。
- ❌ 告知患者，子宫内膜消融术不是一种避孕方法，因为不乏子宫内膜消融术后 10 年再妊娠的报道。子宫内膜消融术后的妊娠可能很复杂，并与早产、产后出血、妊娠物残留、异位妊娠及胎儿死亡有关。
- ⭕ 即使没有月经，对于患者在治疗后数月或数年后出现疼痛的情况仍需仔细评估。
- ❌ 患者可能发展为宫腔积血、宫颈狭窄、子宫内膜异位症或宫角积血，并出现慢性或周期性疼痛。应用盆腔影像学检查包括经阴道超声或 MRI 等进行评估。宫腔内灌注液体行超声检查可能会破坏子宫内的粘连并使血液流出。
- ⭕ 子宫内膜消融术后复发月经量过多，应给予保守治疗或微创下全子宫切除术。
- ❌ 避免重复子宫内膜消融，这一项不再被纳入美国 FDA 批准的指征。现有报道提示，再次子宫内膜消融术后患者可出现严重并发症，包括子宫穿孔、出血、液体超负荷及生殖道灼伤等。

七、术后护理

- 患者应进行盆腔休息，包括避免性交、盆浴，避免使用阴道棉条 1 周。
- 一般来说，子宫内膜消融术后患者休息 2～3d 即可正常工作。
- 术后数周内出现透明、浆液性的白带是常见现象。如果术后上述症状持续超过 4 周，建议门

诊行妇科超声检查，因为子宫内膜可能会出现薄膜状粘连，阻止血液流出或渗出。

- 大多数患者术后 2～7d 需要非甾体抗炎药治疗。
- 手术 1～3d 后需用麻醉镇痛药物的极少。
- 患者出现低热、阴道分泌物异味或盆腔疼痛加剧等情况随时门诊就诊。
- 如果需要，继续避孕直至绝经。
- 如果出现异常子宫出血或绝经后出血，则必须

重新评估。

八、预后

- 疗效因患者初次手术的年龄及手术后时间长短而各异。
- 随机临床试验提示，术后闭经患者的比例低于50%。MRI 显示子宫内膜消融术后仍存在子宫内膜组织。
- 许多女性术后痛经症状得以改善。
- 在 40 岁以下行子宫内膜消融术的女性中，长期失败率可达 40%。
  - 失败常见于下述情况，如年龄低于 45 岁、分娩超过 5 次、在输卵管绝育术前手术、痛经病史、术前超声符合子宫腺肌症、肌壁间肌瘤超出 3cm。
- 最常见的子宫内膜消融术后行子宫切除术的指征包括出血、疼痛、疼痛伴阴道出血。子宫内膜消融术后患者行子宫切除术，术中可见包括血肿、肌壁间肌瘤、子宫腺肌症和子宫内膜异位症。

九、并发症

1. 术中并发症

- 子宫穿孔。
- 液体超负荷。
- 肠管、膀胱穿孔或血管损伤。

2. 妊娠相关并发症

- 子宫内膜消融术后可能发生妊娠。子宫内膜消融术不能用来避孕。
- Asherman 综合征。
- 流产。
- 异位妊娠。

- 胎盘并发症包括胎盘粘连、胎盘植入、前置胎盘。
  - 胎儿宫内生长受限。
  - 羊膜带综合征。
  - 胎膜早破。
- 剖宫产率增加。
- 胎儿死亡。
- 产后出血和妊娠组织残留。
- 子宫破裂。
- 出血和妊娠组织残留增加产后子宫切除的风险。

3. 远期并发症

- 子宫内膜消融术后输卵管绝育综合征。
  - 单侧或双侧盆腔疼痛或痉挛痛，伴或不伴出血。
  - 阴道点滴出血。
  - 输卵管肿大，原因可能与宫腔积血在宫角处，发生经血逆流有关。
- 子宫内膜消融术后仍存在子宫内膜组织。
- 慢性盆腔痛。
- 周期性盆腔疼痛。
- 子宫腺肌病。
- 宫角处宫腔积血。
- 输卵管积血（单侧或双侧）。
- 反复出血，需要子宫切除。
- 痛经。
- 宫颈管狭窄。
- 无法通过宫腔镜、子宫内膜活检、经阴道超声、盐水灌注超声或 MRI 评估子宫内膜。
  - 子宫内膜可能诊断不清、不确定或未完全显示。
  - 子宫腺肌病可能无法通过影像学检查发现。
- 子宫内膜消融术后由于医源性粘连而无法取样。
- 怀孕。

参 考 文 献

[1] AlHilli MM, Wall DJ, Brown DL, Weaver AL, Hopkins MR, Famuyide AO. Uterine ultrasound findings after radiofrequency endometrial ablation correlation with symptoms. *Ultrasound Q.* 2012;28(4):261–268.

[2] Copher R, Le Nestour E, Law A, Pocoski J, Zampaglione E. Retrospective analysis of variation in heavy menstrual bleeding treatments by age and underlying cause. *Curr Med Res Opin.* 2013;29(2):127–139.

[3] Corona LE, Swenson CW, Sheetz KH, et al. Use of other treatments before hysterectomy for benign conditions in a statewide hospital collaborative. *Am J Obstet Gynecol.* 2015;212:304:e1–e7.

[4] Daub CA, Sepmeyer JA, Hathuc V, et al. Endometrial ablation: normal imaging appearance and delayed complications. *AJR Am J Roentgenol.* 2015;205(4):451–460.

[5] Gupta J, Kai J, Middleton L, Pattison H, Gray R, Daniels J; ECLIPSE Trial Collaborative Group. Levonorgestrel intrauterine system versus medical therapy for menorrhagia. *N Engl J Med.* 2013;368:128–137.

[6] James AH, Kouides, PA, Abdul-Kadir R, et al. von Willebrand disease and other bleeding disorders in women: consensus on diagnosis and management from an international expert panel. *Am J Obstet Gynecol.* 2009;201:12:e1–e8.

[7] Longinotti MK, Jacobson GF, Hung YY, Learman LA. Probability of hysterectomy after endometrial ablation. *Obstet Gynecol.* 2008;112:1214–1220.

[8] Matteson KA, Clark MA. Questioning our questions: do frequently asked questions adequately cover the aspects of women's lives most affected by abnormal uterine bleeding? Opinions of women with abnormal uterine bleeding participating in focus group discussions. *Women Health.* 2010;50:195–211.

[9] Munro MG, Critchley H, Broder MS, Fraser IS; FIGO Working Group on Menstrual Disorders. FIGO classification system (PALM-COEIN) for causes of abnormal uterine bleeding in nongravid women of reproductive age. *Int J Gynaecol Obstet.* 2011;113:3–13.

[10] Sharp HT, Endometrial ablation: postoperative complications. *Am J Obstet Gynecol.* 2012;207:242–247.

相 关 图 书 推 荐

中国科学技术出版社

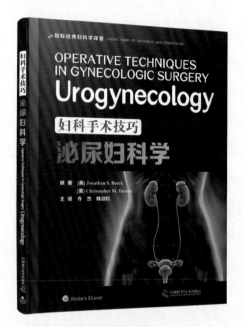 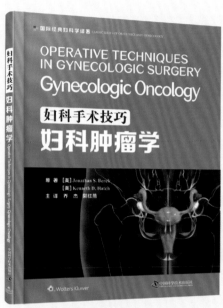 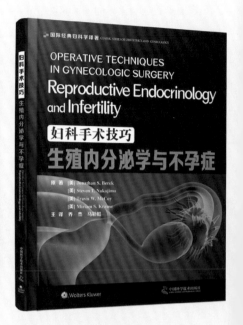

书名：妇科手术技巧：
　　　　泌尿妇科学
主译：乔杰　韩劲松
定价：128.00

书名：妇科手术技巧：
　　　　妇科肿瘤学
主译：乔杰　郭红燕
定价：180.00

书名：妇科手术技巧：
　　　　生殖内分泌学与不孕症
主译：乔杰　马彩虹
定价：148.00

　　妇科手术技巧系列丛书，共 4 个分册，旨在通过清晰、简明的手术图解，为各亚专业的医生阐明各类手术的基本操作步骤。

● 《妇科手术技巧：妇科学》——著者 Tommaso Falcone 教授以擅长妇科良性疾病的手术治疗而闻名。著者采用一系列极具价值的手术图片着重强调了妇科学手术的基本原则。（本书）

● 《妇科手术技巧：生殖内分泌学与不孕症》——著者 Steven Nakajima 教授以擅长生殖医学的操作与手术而闻名。著者细致总结了生殖医学领域的必要操作与手术技巧。

● 《妇科手术技巧：泌尿妇科学》——著者 Christopher Tarnay 教授是国际知名的泌尿妇科学与盆底重建专家。著者系统阐释了女性盆底医学与盆底重建手术的重要原则。

● 《妇科手术技巧：妇科肿瘤学》——著者 Kenneth Hatch 教授是妇科恶性肿瘤外科治疗领域的杰出专家之一。著者对妇科肿瘤的基本手术治疗进行了精细且形象的解析。